科学出版社"十三五"普通高等教育本科规划教材

医用物理学

(新医科版)

主　编　王晨光　计晶晶
副主编　韦相忠　石继飞　刘淑静
主　审　吉　强

科学出版社
北京

内 容 简 介

本书核心内容是按照教育部高等学校大学物理课程教学指导委员会制定的"医药类专业的物理课程教学基本要求"选取的，共分14章，每章都配有一定数量的例题与习题. 全书内容在保证医药类专业物理课程本身的系统性基础上，凸显新形态教材的新颖性和实用性，力求体现出能最大程度地满足新时代人才培养要求的形式和内容.

全书图文均采用双色排版印刷，每章的关键知识点视频、部分的知识拓展内容以及全部的附录等都设置相应的二维码链接，充分利用了新技术和新方法体现教材内容，使纸质空间和数字空间相互交叉融为一体，将叙述变得更加清晰，内容变得更加丰富.

本书可作为普通高等学校医药类各专业的教材，也可供其他相关人员参考使用.

图书在版编目（CIP）数据

医用物理学：新医科版／王晨光，计晶晶主编. —北京：科学出版社，2021.1

科学出版社"十三五"普通高等教育本科规划教材

ISBN 978-7-03-067352-7

Ⅰ. ①医… Ⅱ. ①王…②计… Ⅲ. ①医用物理学-高等学校-教材 Ⅳ. ①R312

中国版本图书馆 CIP 数据核字（2020）第 255400 号

责任编辑：罗　吉　田轶静／责任校对：邹慧卿
责任印制：霍　兵／封面设计：蓝正设计

科学出版社 出版
北京东黄城根北街 16 号
邮政编码：100717
http://www.sciencep.com
三河市春园印刷有限公司印刷
科学出版社发行　各地新华书店经销

*

2021 年 1 月第 一 版　开本：787×1092　1/16
2024 年 7 月第八次印刷　印张：21
字数：551 000

定价：59.00 元
（如有印装质量问题，我社负责调换）

前　言

新时代对我国高等学校本科教育提出了新的要求，为了落实高校立德树人的根本任务，同时顺应高等学校医药类专业大学物理课程新体系的构建，建立与新时代的新医学、新药学发展相匹配的大学物理课程体系，我们于 2019 年暑期开始筹划编写一本符合时代要求的《医用物理学》新形态教材. 经过半年的准备于 2019 年 12 月在汕头召开了第一次编委会，确定了来自全国医药院校长期从事一线医用物理学教学的 16 名骨干教师组成的编写队伍，明确了编写任务.

在新时代和"四新"背景下，教师授课时需要将新内容融入课堂教学中，广大师生也急需适合这一要求的相应教材. "医用物理学"作为医药专业相关的基础课程，更需要一本融入这些新内容的指导性教材，同时也需要必要的教学材料进行相关的教学设计. 基于以上考虑，本书一方面根据教育部高等学校大学物理课程教学指导委员会制定的新版"医药类专业的物理课程教学基本要求"确定内容，其中包含了物理学中的力学、热学、电磁学、光学以及量子力学、相对论等经典章节. 另一方面在内容选取及结构设计上充分体现了物理学科与医药相关学科联系紧密的特点，采用多层次、多视角的展示形式，使读者能够很自然地认识到物理学和自己专业知识内在的必然联系，充分激发学好医用物理学的动力，积蓄专业课程学习潜能，提高科学素养，培养爱国情怀. 具体体现在：每章开头设置了图文并茂、内容丰富的与本章某个知识点相关的应用简介，内容突出专业交叉和相关知识的最新应用等；各章关键知识点都配有微课视频的二维码链接以方便理解；章后配有丰富的知识拓展内容，所选内容都是在医药领域得以广泛应用的、与本章相关的物理学知识. 这些内容以教材纸质部分和二维码线上部分两种方式呈现.

本书编者多为本学科的学科带头人，其中包括历任教育部高等学校大学物理课程教学指导委员会委员三人，其余为医药工作委员会委员. 编者们充分利用线上、线下各种交流研讨的机会并结合多年的教学实践体会，精心编写完成本书. 全书结构紧密、内容经典、语言精练、配套阅读丰富、内容取舍方便，各院校任课教师可以根据实际情况灵活选取，按各自课时安排调整授课内容.

王晨光编写本书绪论和第 1 章，郑海波编写第 2 章，许建梅编写第 3 章，武立坚编写第 4 章，计晶晶编写第 5 章，张燕编写第 6 章，栾江宁编写第 7 章，童家明编写第 8 章，张宇编写第 9 章，陆改玲编写第 10 章，吴艳茹编写第 11 章，韦相忠编写第 12 章，石继飞编写第 13 章，刘淑静编写第 14 章，闫文龙编写附录. 同时由王晨光、计晶晶负责全书统稿，吉强主审.

本书作为普通高校"医用物理学"教材适合高等医药院校五年制和 5+3 临床、5+2 基础、预防、口腔、麻醉、儿科、影像、药学及临床药学、检验、护理、全科医生等专业使用，也可供医药院校其他专业的师生和研究工作者使用. 教材的编写工作得到了各位编者单位领导的关心和支持，同时科学出版社的昌盛分社长和罗吉编辑为组织教材的编写与出版做了大量工作，在此一并表示衷心的感谢.

由于我们的水平和能力有限，书中难免会有不妥之处，恳请使用本书的广大读者提出宝贵意见和建议，以便我们及时纠正.

王晨光

2020 年 4 月

章首彩图

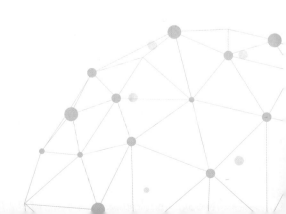

目　　录

本书配有同步学习辅导教材《医用物理学学习指导与题解》，可扫描下方二维码在科学出版社电子商务平台购买.

书名：《医用物理学学习指导与题解》

书号：978-7-03-067787-7

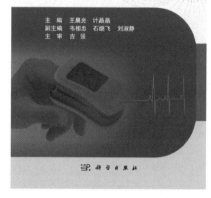

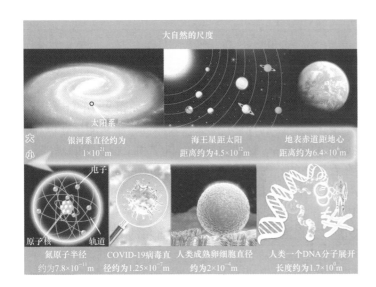

大自然的尺度

太阳系
银河系直径约为
1×10^{21} m

海王星距太阳
距离约为 4.5×10^{12} m

地表赤道距地心
距离约为 6.4×10^6 m

原子核 轨道
氮原子半径
约为 7.8×10^{-11} m

COVID-19病毒直
径约为 1.25×10^{-7} m

人类成熟卵细胞直径
约为 2×10^{-4} m

人类一个DNA分子展开
长度约为 1.7×10^0 m

大 小

1875 年，17 个国家正式签署了"米制公约"，为米制的传播和发展奠定了国际基础，米制成为国际上被最早公认的单位制. 如今，米(m)成为国际单位制(SI)七个基本单位之一，反映了自然界物质的尺度特征. 但是，以米为单位的数值可能会很大或很小，这就需要采用科学计数法来表达这些数字. 当然也可以用换算单位来简化过大或过小的数值，如光年、纳米等. 除长度量纲外，其他量纲也可采用同样的方法来描述相应的物理量.

绪　　论

医学(medical)是处理人体健康定义中人的生理处于良好状态相关问题的一种科学，以治疗、预防生理疾病和提高人的生理机体健康为目的. 狭义的医学只是疾病的治疗和机体有效功能的极限恢复，广义的医学还包括中国养生学和由此衍生的西方营养学.

物理学(physics)是科学的一个分支，是研究最普遍、最基本的物质运动形态的科学，是探索物质运动规律、物质结构及其相互作用的学科. 自然界和人类生活中最常见的机械运动、分子热运动、电磁变化、原子和原子核的运动变化等都属于物理学的研究范畴. 不论是生物学、建筑学、化学、艺术还是医学，物理学的基本原理都与之息息相关.

医用物理学是物理学的重要分支，属于物理学与医学相结合的交叉范畴，它将物理学的原理和方法应用于人类疾病预防、诊断、治疗和保健，通过科学或技术的手段处理人体的各种疾病. 例如，临床医学领域中的激光手术、磁共振成像、X 射线成像、放射性追踪、心导管术、超声波成像、起搏器、光纤引导下的显微手术、超声波牙钻和放射性治疗等都是以物理知识为基础的. 和学习物理学一样，通过学习医用物理学，可以掌握从事生物医学领域研究所必备的最普遍最适用的基本技能，包括逻辑推理、分析解决问题、做简化假设、建立数学模型、采用有效近似以及给出精确定义等.

绪论中将阐述物理学在医学中的应用、医用物理学课程内涵以及学习医用物理学过程中涉及的计数、量纲与单位等基础知识.

一、物理学在医学中的应用

物理现象和物理定律存在于一切自然现象和规律之中. 生命现象是物质世界中的高级运动形态, 尽管生命活动非常复杂, 但它仍遵循物理学的规律. 例如, 人体代谢服从能量守恒和转换定律, 生物电的电性质一定符合电磁学的规律等. 物理学是自然科学和工程技术的基础, 也是医学的基础. 物理学与医学之间存在着悠久的、内在的、不可分割的联系.

物理学的奠基人伽利略是把物理学用于医学的一位先驱者, 他根据摆的等时性制作了脉搏计; 发明了温度计, 使人们对发烧的概念有了准确的认识.

1840 年, 法国医生泊肃叶为研究心脏力和血液循环的关系, 得出著名的泊肃叶公式, 至今仍是解释血液流动的基本理论.

意大利医生伽伐尼首次在蛙肌上发现了生物电, 启迪了人体电生理研究思路. 1886 年, 英国医生沃勒提出心脏电偶极子模型, 1903 年, 荷兰生理学家爱因托芬提出了标准导联三角学说, 1934 年, 美国学者威尔逊提出中心电端的概念, 这些工作为心电图(ECG)记录提供了坚实的理论基础.

光学显微镜的问世, 为生物学和医学提供了有力工具, 使医生能观察到微小的细胞, 发现了很多疾病的致病因子, 从而控制住了许多危害人类健康的传染病和流行病. 1932 年, 德国人鲁斯卡发明了电子显微镜, 用它可以观察物质极为细微的形态结构. 这一技术设备已成为当代生物学、医学、高分子化学、微电子学等科研领域的有力工具. 没有这项发明, 医生要观察到病毒体是不可能的.

1895 年 11 月, 伦琴发现 X 射线, 三个月后 X 射线便被用于协助实施外科手术. 随着 20 世纪计算机技术的发展, 出现了 X 射线计算机断层成像(X-CT)、数字减影血管造影(DSA)、数字 X 射线摄影、X 射线刀等技术, 使 X 射线在医学诊断与治疗方面有了新的突破, 现已成为医学诊断和治疗的重要手段之一.

在 X-CT 的基础上, 人们成功研发磁共振成像(MRI)、单光子发射型计算机断层成像(SPECT)、正电子发射型计算机断层成像(PET)等技术, 这些技术的使用大大提高了医学诊断水平.

综上所述, 物理学与医学的关系归结为两个主要方面: 其一, 物理学是了解生命现象所不可缺少的基础; 其二, 物理学所提供的方法和技术, 为医学研究和医疗实践开辟了许多新的途径. 物理学和医学在发展过程中相互促进, 相互渗透. 物理学的理论和方法是学习和研究各医学分支学科的基础, 它为现代医学提供了准确可靠的检测手段和先进的治疗方法, 大大促进了医学的发展. 物理学在医学方面的应用越来越广泛和深入, 两者的关系也越来越密切. 因此, 开设医用物理学课程, 既是为医学专业后续课程打基础, 更是将来从事现代化医疗卫生和医学科学研究工作的需要.

二、医用物理学课程

学习医用物理学课程之前首先必须明晰课程的内涵, 了解要学习的内容, 明确要学习的目标. 具体要注意以下几个方面.

1. 医用物理学课程的地位、作用和任务

以物理学基础为主干的医用物理学课程，是高等学校医药类各专业学生一门重要的通识性必修基础课. 在该课程中所学习的基本概念、基本理论和基本方法是培养医学学生科学素养的重要组成部分，是一个医药科学工作者所必备的. 医用物理学具有其他课程不可替代的重要作用，肩负着为物理学理论、方法和技术在医学诊断、医学治疗和疾病预防等方面的应用提供基础理论依据的重要使命.

2. 医用物理学课程的特点

首先，医用物理学是注重能力培养的课程. 在医用物理学课程学习中，应注重以下几个方面的能力培养.

(1) 独立获取知识的能力——通过学习医用物理学，逐步掌握科学的学习方法，阅读并理解相当于“医用物理学”同等或较高水平的物理类教材、参考书和科技文献，不断地扩展知识面，增强独立思考的能力，更新知识结构.

(2) 科学的观察和思维能力——学习运用物理学的基本理论和基本观点，通过观察、分析、演绎、归纳、科学抽象、类比联想等方法提高自己发现问题和提出问题的能力，逐步地深入理解所涉及的问题.

(3) 分析问题和解决问题的能力——学会根据物理问题的特征、性质以及实际情况，抓住主要矛盾，进行合理的简化. 学习如何建立相应的物理模型，并用物理语言和数学手段进行描述，运用所学的物理理论和研究方法进行分析、研究.

其次，医用物理学是注重素质培养的课程. 在医用物理学课程学习中，应注重以下几个方面的素质培养.

(1) 求实精神——通过医用物理学课程学习，培养追求真理的勇气，严谨求实的科学态度和刻苦钻研的作风.

(2) 创新意识——通过学习医用物理学的研究方法、医用物理学的发展历史以及相关物理学家的成长经历，树立科学的世界观，激发求知热情、探索精神、创新欲望，以及敢于向旧观念挑战的精神.

(3) 科学美感——通过认识医用物理学所具有的明快简洁、均衡对称、奇异相对、和谐统一等美学特征，培养科学审美观，学会用美学的观点欣赏和发掘科学的内在规律，逐步增强认识和掌握自然科学规律的自主能力. 希望同学们通过学习能充分体会到在获得理解和支配自然界基本规律能力过程中的美的感受.

3. 医用物理学课程的内容

本课程“经典物理学”部分以大学物理课程中的“普通物理学”为基本框架，并结合了与生物医学领域关系密切的部分近代物理学知识. 内容包括力学、热学、电磁学、光学及量子力学、相对论等.

考虑到学时数及篇幅的限制，与系统的大学物理课程相比，本书对各部分内容都做了适当精简，并在知识阐述、案例应用以及例题习题等部分着重突出了与生物医学关系较紧密的内容设计. 在展现上述内容的同时，书中还增设了用以拓展物理知识面和介绍物理学在医药科学技术应用中的新理论、新知识、新技术等内容. 目的在于使学生可以通过这部分内容的学习, 培养专业素质和兴趣, 提高获取知识的能力和动力.

可以相信, 通过对本课程中自然科学知识的学习, 一定会对学生建立健康的世界观和价值追求起到潜移默化的积极作用.

总之, 物理学的基本概念、基本规律和基本研究方法, 以及根据物理学原理设计制造出的各种医疗仪器设备, 已经广泛地应用于所有医学领域的各个学科之中, 推动了各学科领域和技术部门的飞速发展. 医用物理学作为医学院校一门非常重要的基础课程, 不仅能够使学生掌握物理学研究方法, 而且能将这种研究思路应用到医学上. 随着医学科学的发展, 物理学和医学的关系必将更加密切. 物理学的每一个新的发现和进步都将为医学研究和医疗实践提供更先进、更方便和更实用的技术和手段, 具有充实的医用物理学基础知识是未来医务工作者必备的素质条件.

三、物理学中的数据

物理学中经常会涉及一些非常小或非常大的数字, 用传统的十进制计数法来表达这些数字就显得很笨拙. 科学计数法中的数被写为一个 1~10 的数与 10 的整数次幂的乘积形式. 例如, 地球的半径, 在赤道处约为 6380000 m, 被写作 6.38×10^6 m; 氮原子的半径为 0.000000000078 m, 被写作 7.8×10^{-11} m. 使用科学计数法就不必为了确定小数点的位置而写那么多零了. 在科学实验中, 一次测量或一个计算结果必须显示该数值的已知精度. 测量仪器的精度受其标度的最小刻度限制. 例如, 用最小刻度为毫米的米尺测量长度, 测量值可以精确到毫米, 并且可以估计出两刻度线间的十分之一毫米.

用有效数字表示一个物理量的精度, 最基本的方法是写出具有正确位数的有效数字. 有效数字是指所有已知的精确数字再加上一位估计的数字. 如果说我国明长城全长为 6.3×10^6 m, 并不是说 6.3×10^6 m 或 6300 km 是这段距离的准确值, 而是这段距离精确到 100 km 的值. 如果这段距离改为 6.320×10^6 m, 则表明这段距离的值精确到 1 km. 可见, 有效数字越多, 表明精确度越高.

辨认有效数字的规则:

(1) 非零数字均为有效数字.

(2) 写在小数点右侧末位的零是有效数字. 例如, 0.100 N 中小数点右侧末位的两个零是有效数字.

(3) 小数点右侧为了表示小数点位置的零不是有效数字. 例如, 0.001 m 中小数点右侧的两个零不是有效数字.

(4) 小数点左侧的零和它之后紧接着的零都不是有效数字. 例如, 0.15 cm 或 0.015 kg 中的零都不是有效数字, 这两个数值都只有两位有效数字.

(5) 有效数字之间的零都是有效数字.

如果把 1000 cm 这一距离表达成精确到 1 cm、10 cm 还是 100 cm, 就要借助科学计数法来表达了. 例如, 用 1.00×10^3 cm 就可以表达成将其精确到 10 cm.

四、量纲与单位

完整而有效的物理数据应是精确数字与合理物理单位完美的有机结合体. 有物理单位的数据才有生命力, 才能较完整地表示某物理量的多少和属性. 目前国际单位制(SI)是物理学中最常用的. 本书注重 SI 单位的使用, 但由于考虑历史沿革或实用性等, 有时也使用其他单位制. 例如, 在原子物理和核物理中涉及能量单位时, 经常会使用非 SI 单位——电子伏特(eV)而不是用焦耳(J). 国际单位制因提供了一个普遍的标准而受到欢迎, 但世界上还有许多地方仍沿用传统单位. 在我国许多地方还经常使用市制单位, 如尺、寸、市斤、市两; 在美国还习惯使用英制单位, 如英尺、磅. 下面的例子足以说明, 统一单位是何等重要.

1999 年的秋季, 发生了一件令美国国家航空航天局(NASA)懊恼的事件, 那就是一艘价值1.25 亿美元的宇宙探测器在进入火星轨道后烧毁. 制造火箭助推器的公司在提供火箭推力的信息时, 使用的是美国传统单位, 但是 NASA 负责火箭控制的科学家误认为这些数据采用的是米制单位. 这艘探测器在飞行了 1.22 亿英里(mile, 1 mile=1609.344 m)后, 火星气候探测器进入火星大气中的深度多了 15 英里, 引起推进系统过热. 正是单位的不一致导致了这次任务的失败.

在求解计算题时, 如果问题叙述中包含了不同的单位, 那么在开始计算前要统一各个量的单位. 进行加、减运算的各个量必须单位相同. 一般来说, 最好是将所有的量均转换为 SI 单位. 在 SI 单位中, 有 7 个基本单位(表 0-1), 其他单位为导出单位. 导出单位是由基本单位组合而成的.

表 0-1　**SI 基本单位**(2019 年 5 月 20 日)

物理量	单位名称	符号	定义
时间	秒	s	当铯-133 原子处于非扰动基态时两个超精细能级间跃迁对应的辐射频率 Δv_{Cs} 以 Hz (即等于 s^{-1})为单位表达时选取固定数值 9192631770 来定义
长度	米	m	真空中光速 c 以 $m \cdot s^{-1}$ 为单位表达时选取固定数值 299792458 来定义
质量	千克	kg	当普朗克常量 h 以 $J \cdot s$ (即等于 $kg \cdot m^2 \cdot s^{-1}$)为单位表达时选取固定数值 6.62607015 $\times 10^{-34}$ 来定义
电流强度	安培	A	当基本电荷 e 以 C (即 $A \cdot s$)为单位表达时选取固定数值 $1.602176634 \times 10^{-19}$ 来定义
温度	开尔文	K	当玻尔兹曼常量 k 以 $J \cdot K^{-1}$ (即等于 $kg \cdot m^2 \cdot s^{-2} \cdot K^{-1}$)为单位表达时选取固定数值 1.380649×10^{-23} 来定义
物质的量	摩尔	mol	1 mol 包含恰好 $6.02214076 \times 10^{23}$ 个基本单元. 该数字是阿伏伽德罗常量 N_A 以单位 mol^{-1} 表达时的固定数值, 基本单元可以是原子、分子、离子、电子及其他粒子, 或是该等粒子的特定组合
光的强度	坎德拉	cd	当频率为 540×10^{12}Hz 的单色辐射光的发光效能 K_{cd} 以单位 $lm \cdot W^{-1}$ (即等于 $cd \cdot sr \cdot W^{-1}$ 或 $cd \cdot sr \cdot kg^{-1} \cdot m^{-2} \cdot s^3$)表达时选取固定数值 683 来定义

量纲是指物理量固有的、可度量的物理属性, 是物理学中的一个重要概念. 量纲可以定性地表示出导出量与基本量之间的关系, 可以有效地进行单位换算, 可以检查物理公式是否正确, 并且可以推知某些物理规律. 如时间的长短(秒、分、时)、质量的大小(克、千克)、速度的快慢(千米/时、米/秒)等, 都是量纲. 它们都是反映特定物理量或物理现象的度量, 在计算

上我们通常以物理量的单位来表示. 物理量实际上是由量纲所标识的, 其数值会随选择不同的单位而相应地变化. 电压和电流无法比较, 因为它们不属于同一个量纲. 量纲表征的是物理量的性质(类别), 它是客观的; 单位是表征物理量大小或数量的标准, 是人对量纲这一客观性质的主观反映.

通过分析量纲可得到物理现象的某些规律. 例如, 光滑水平面上弹簧振子的运动是一种周期性运动, 可以猜想其周期与物体的质量 m 和弹簧的劲度系数 k 有关, 则其周期 $T=am^{\alpha}k^{\beta}$, a 为待定的没有单位的常数. 已知在同一单位制下, 两物理量当且仅当其数值和单位都相等时才相等, 此时可确定 α、β 的大小. 已知质量 m 的单位是 kg, 劲度系数 k 的单位是 N·m^{-1}, 根据 $F=ma$ 得 1 N=1 kg·m·s^{-2}, 即劲度系数 k 的单位还可以是 kg·s^{-2}, 周期 T 的单位是 s, 所以 $\alpha=-\beta=\dfrac{1}{2}$, $T=am^{\frac{1}{2}}k^{-\frac{1}{2}}=a\sqrt{\dfrac{m}{k}}$.

物理学所涉及的量可以按照其属性分为两类: 一类是物理量的大小与度量时所选用的单位有关, 称为有量纲量, 如常见的长度、时间、质量、速度、加速度、力、动能、功等; 另一类物理量的大小与度量时所选用的单位无关, 可以只用一个确定的数字表示, 则称为量纲为一的量, 如本书涉及的摩擦系数、应变、折射率等.

同学们应注意养成良好的习惯, 无论是在物理学还是在其他学科中, 在记录数据或表示计算结果时一定不要忘记在有量纲量数据后标明单位, 毕竟没有单位的数据是没有意义的.

知识拓展
二维码

单位制的演变

(哈尔滨医科大学　王晨光)

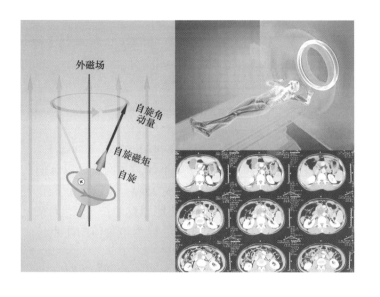

只有一个质子的氢核，虽为微观系统，但我们可将其抽象为一个带正电的高速旋转的刚体球并具有角动量和磁矩. 处于磁场中的氢核会受到与角动量始终垂直的磁力矩作用，角动量会绕磁场方向进动(实际上，根据量子力学理论，磁场中氢核的磁矩有两种可能取向，这里做了简化)，如果在特定方向上射入与进动频率相同的电磁波，系统会吸收该电磁波能量而改变进动状态. 撤掉电磁波后，吸收的能量会以一定的形式释放出来而使系统回到初始状态，此吸收和释放能量的过程就是核磁共振现象. 根据释放能量过程的时间参数可以解读出质子所处的环境信息. 人们据此制作的磁共振成像(MRI)仪器可以探测物体内部某些有用的信息，这一手段已经在临床诊断中得到广泛应用.

第1章

力 学 基 础

在力学研究中，为方便分析，往往把力的作用对象抽象成某种模型：一种是忽略了物体大小和形状的**质点**(particle)，另一种是有一定大小和形状但不会形变的**刚体**(rigid body)，还有一种是可伸缩可形变且移除外力后可恢复原状的**弹性体**(elastic body). 质点力学定律是力学研究的基础；对刚体的研究则是在质点力学基本定律的基础上，着重研究其转动的规律；而研究弹性体的目的是认识外力和形变的关系. 本章内容首先以质点和**质点系**(system of particles)为研究对象，学习力学基本定律，然后阐述刚体转动的运动学和动力学相关知识，最后给出弹性体形变的类型和基本规律.

1.1 力学基本定律

1.1.1 位移、速度、加速度

任何物体都有一定的大小、形状、质量和内部结构. 但是, 如果在我们所研究的问题中, 物体的大小和形状不起作用, 或者所起的作用并不显著而又可以忽略不计, 我们就可以近似地把这个物体看作是一个只有质量而没有大小和形状的理想物体, 即称为质点. 例如, 我们在研究地球和其他星体的引力作用或其围绕太阳公转的运动时, 就可以把地球看作是质点. 而在研究地球本身自转运动时就不能将其看成质点. 我们通常把物体的质心作为该物体的质点位置, 把物体的质量看作是集中在这一点上.

研究质点的运动其实就是研究能够描述质点运动的物理量以及这些量之间的相互作用关系. 例如, 为了描述质点的位置, 可以引入参考系和位置矢量的概念. 为了描述质点在空间位置的变化以及变化的快慢, 可以引入位移、速度和加速度的概念, 并且可以用微分的形式描述位移、速度和加速度之间的相互关系.

物体的机械运动就是指物体间相对位置的变化. 这时, 总要选择另一个物体或保持相互静止的物体系作为参考. 这种被选作参考的物体或物体系称为参考系(reference frame). 参考系的选择可以是任意的, 主要依研究问题的方便而定. 其中, 做匀速直线运动的参考系称为惯性系, 做变速运动的参考系称为非惯性系. 确定参考系后, 要定量描述质点各时刻相对参考系的位置, 还需要在参考系上建立合适的坐标系. 常用的坐标系是直角坐标系.

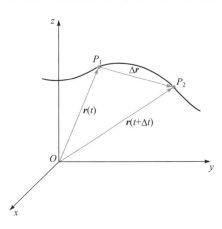

图 1-1 位置矢量与位移

惯性系下, 质点在某一时刻的位置可以用直角坐标系中质点位置的坐标值来表示, 即标量表示. 也可用矢量的方式表示, 称为位置矢量(position vector), 简称位矢或径矢.

图 1-1 中的曲线是一个质点运动轨迹, 设该质点在 t 时刻位于 P_1 处, 经 Δt 时间后, 即 $t+\Delta t$ 时刻移动到 P_2 处. 如图选定坐标系. 其中点 P_1 的位置可以由(x_1, y_1, z_1)三个坐标值来确定, 即用标量表示. 也可以用从原点 O 到点 P_1 作一矢量 $r(t)$ 来表示, 矢量 $r(t)$ 即为点 P_1 的位置矢量.

在时间 Δt 内, 质点的位置变化可用从点 P_1 到点 P_2 的有向线段 $\overrightarrow{P_1P_2}$ 来表示, 即矢量 Δr , Δr 称为该质点运动的位移矢量(displacement vector), 简称位移

$$\Delta r = r(t + \Delta t) - r(t) \tag{1-1}$$

位移和质点实际移动的路程是不同的概念. 位移是表示质点位置改变的矢量, 而质点的路程是质点实际运动的距离, 是标量. 例如, 在图 1-1 中, 位移是指矢量 Δr , 其大小为 $P_1 P_2$ 间线段的长度, 方向是从 P_1 指向 P_2. 而路程则是曲线 $P_1 P_2$ 的长度. 只有当做曲线运动的质点位移无限小时, 位移的大小才与质点的路程相等.

质点的位移 Δr 与相应的移动时间 Δt 的比值, 称为质点在这段时间内的平均速度

(average velocity)，表示该质点从一个位置移动到另一个位置的快慢.

$$\overline{v} = \frac{\Delta r}{\Delta t} \tag{1-2}$$

平均速度是矢量，其方向与位移 Δr 的方向相同.

若要描述质点在某一位置附近位移变化的快慢，就要确定质点在某一时刻 t 的瞬时速度(instantaneous velocity)，应该用时间 Δt 趋近于零时的平均速度来表示，即

$$v = \lim_{\Delta t \to 0} \frac{\Delta r}{\Delta t} = \frac{dr}{dt} \tag{1-3}$$

其中，v 就是质点的瞬时速度，简称速度(velocity). 瞬时速度是矢量，其方向是当 Δt 趋近于零时，位移 Δr 的极限方向，即轨道上质点所在位置沿着运动方向的切线方向. 显然，质点的平均速度只能表示质点位移在空间两位置间变化的平均快慢，而瞬时速度则能够表示质点位移在某个位置或某一时刻变化的快慢.

如果要描述质点从一个位置移动到另一个位置时速度变化的快慢就要引入加速度(acceleration)的概念. 注意，从速度矢量的角度看，这里的"速度变化"包括速度的大小和方向的改变. 与描述质点的速度相同，加速度也有平均加速度(average acceleration)和瞬时加速度(instantaneous acceleration)之分.

如图 1-2 所示，设质点在 Δt 时间内从 P_1 运动到 P_2，对应的速度分别为 $v(t)$ 和 $v(t+\Delta t)$，则

$$\overline{a} = \frac{\Delta v}{\Delta t} = \frac{v_2 - v_1}{\Delta t} = \frac{v(t+\Delta t) - v(t)}{\Delta t} \tag{1-4}$$

此式定义了 P_1、P_2 两点间质点运动的平均加速度，描述的是质点在 Δt 时间内速度的平均变化率. 其中 Δv 为质点在此运动过程中速度的增量，其方向即为平均加速度 $\overline{a}$ 的方向(图 1-2). 为了描述质点在某一时刻速度的变化率，还需引入瞬时加速度的概念.

瞬时加速度定义为

$$a = \lim_{\Delta t \to 0} \frac{\Delta v}{\Delta t} = \frac{dv}{dt} = \frac{d^2 r}{dt^2} \tag{1-5}$$

当 $\Delta t \to 0$ 时，Δv 的方向即为瞬时加速度 a 的方向.

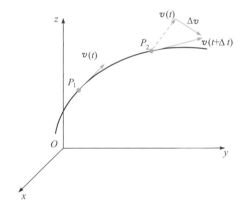

图 1-2　速度的增量

综上所述，描述质点位移、速度和加速度三者的关系可总结为

$$微分形式：\quad v = \frac{dr}{dt} \tag{1-6}$$

$$积分形式：\quad r = \int v dt，\quad v = \int a dt \tag{1-7}$$

利用上述关系可以处理质点任何运动形式的运动学问题.

1.1.2　动量、动量守恒定律

下面我们将研究惯性系下质点的动力学规律. 首先回顾一下牛顿的三个运动定律.

第一定律：任何物体都要保持静止或匀速直线运动的状态，除非有外力作用其上迫使它改变这种状态. 牛顿第一定律说明力是改变物体运动状态的根本原因，是使物体产生加速度的原因，而并非是维持物体运动状态的原因. 牛顿第一定律又被称为惯性定律.

第二定律：物体受到外力作用时，所获得的加速度大小与合外力的大小成正比，并与物体的质量成反比，加速度的方向与合外力的方向相同. 确定了力 F、质量 m 和加速度 a 之间的瞬时关系

$$F=ma \tag{1-8}$$

第三定律：作用在同一直线上的作用力和反作用力，大小相等，方向相反. 即当物体 A 以力 F_1 作用在物体 B 上时，物体 B 也必定同时以力 F_2 作用在物体 A 上；F_1 和 F_2 在同一直线上，大小相等而方向相反. 第三定律揭示了物体间的作用力具有相互作用的本质.

如上所述，牛顿第二定律属于一种瞬时规律，以此为基础还可以得出这样一种联系，即某段时间内力对时间的累积效果与质点的状态量之间的联系.

牛顿第二定律的公式为

$$F = ma = m\frac{\mathrm{d}v}{\mathrm{d}t} = \frac{\mathrm{d}(mv)}{\mathrm{d}t} \tag{1-9}$$

我们把质点的质量 m 和速度 v 的乘积 mv 称为该质点的动量(momentum). 如果用 p 表示质点的动量，则

$$p = mv \tag{1-10}$$

动量 p 是个矢量，它的方向与速度的方向相同. 它的单位由质量和速度的单位决定，在国际单位制中，动量的单位是 $\mathrm{kg \cdot m \cdot s^{-1}}$.

其实牛顿最初提出的第二定律是用动量的形式来描述的，即

$$F = \frac{\mathrm{d}(mv)}{\mathrm{d}t} = \frac{\mathrm{d}p}{\mathrm{d}t} \tag{1-11}$$

这就是说，在任一瞬时，质点动量的时间变化率在数值上等于这一瞬时作用在该质点上的合外力，而动量的时间变化率的方向和合外力的方向相同. 牛顿第二定律给出了质点的加速度与它所受合外力的瞬时关系.

式(1-11)也可改写成

$$F\mathrm{d}t=\mathrm{d}p \tag{1-12}$$

积分得

$$\int_{t_1}^{t_2} F\mathrm{d}t = \int_{p_1}^{p_2} \mathrm{d}p = p_2 - p_1 = mv_2 - mv_1 \tag{1-13}$$

力 F 在 t_1 到 t_2 的一段时间内的积累量，称为力 F 的冲量(impulse)，用 I 表示，即

$$I = \int_{t_1}^{t_2} F\mathrm{d}t = mv_2 - mv_1 \tag{1-14}$$

冲量 I 是矢量，如果力的方向在这段时间内不变，则力的冲量方向与力的方向相同. 冲量的单位由力和时间的单位决定. 在国际单位制中，冲量的单位是牛顿·秒($\mathrm{N \cdot s}$)，这与动量的单位是相同的.

式(1-14)说明，质点在运动过程中所受合外力的冲量等于这个质点动量的增量. 这一结论称为质点的动量定理(theorem of momentum).

动量定理说明了一个质点在所受外力的作用下动量变化的情况. 如果质点不受外力作用, 则其动量应保持恒定. 理论证明, 对于由一组质点组成的质点系, 其内部质点之间相互作用力不会引起它的总动量的改变, 质点系总动量的变化完全由外力的冲量决定. 如果质点系不受外力或所受合外力为零, 则其总动量保持不变. 这就是动量守恒定律(law of conservation of momentum), 即在 $\sum \boldsymbol{F}_i = 0$ 时

$$\sum m_i \boldsymbol{v}_i = 常矢量 \tag{1-15}$$

动量守恒定律是物理学中最普遍的定律之一. 利用它分析问题时, 可只考虑质点系始末状态的动量, 只要质点系不受外力作用, 就可以直接计算质点间的动量转移. 若质点系所受合外力不为零, 但在某一方向上的合外力为零, 则质点系的总动量在该方向上的分量也是守恒的. 在某些情况下, 如在极短的时间内, 质点系内部相互作用的内力比所受外力大得多, 即外力对质点系总动量的变化影响很小, 如爆炸、碰撞等过程, 也可以利用动量守恒定律近似解决.

例 1-1 光滑地面上放置着一个质量为 m 的平板小车, 车上左端站立着一个质量也为 m 的人. 当此人以相对小车的速度 $\boldsymbol{u}$ 向右运动时, 求人对小车和人对地面的速度关系.

解 人和小车组成的质点系水平方向上合外力为零, 满足动量守恒条件. 设右方向为正, 人和小车对地面的速度矢量分别为 v_1 和 v_2. 依题意可知两速度方向相反, 则有

$$m v_1 = -m v_2$$

又知人相对小车的速度为 $\boldsymbol{u}$, 则人对地面的速度

$$v_1 = \boldsymbol{u} + v_2$$

由以上两式求得

$$\boldsymbol{u} = 2 v_1$$

可见, 在质点系的动量守恒表达式中, 所有质点的速度都是针对同一参考系(此题参考系为地面)而言的.

1.1.3 功和能、能量守恒定律

前面我们研究了力对时间的累积效果(冲量)与质点的状态量(动量)之间的关系. 下面我们还是要从牛顿第二定律出发, 得出作用在质点上的力对空间累积效果的相关规律.

如图 1-3 所示, 质点在合外力 $\boldsymbol{F}$ 的作用下由 A 点移动到 B 点, 为了表示力 $\boldsymbol{F}$ 在这个过程中对质点位移的累积效果, 可用 $\boldsymbol{F}$ 与质点无限小位移进行点乘, 即 $\boldsymbol{F} \cdot \mathrm{d}\boldsymbol{r}$. 已知牛顿第二定律 $\boldsymbol{F} = \dfrac{\mathrm{d}(m\boldsymbol{v})}{\mathrm{d}t}$, 可得

$$\boldsymbol{F} \cdot \mathrm{d}\boldsymbol{r} = \frac{\mathrm{d}(m\boldsymbol{v})}{\mathrm{d}t} \cdot \mathrm{d}\boldsymbol{r} = m\boldsymbol{v} \cdot \mathrm{d}\boldsymbol{v} \tag{1-16}$$

积分以获得力的累积效果得

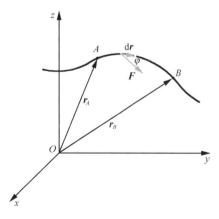

图 1-3 力的空间累积效果

$$\int_{r_A}^{r_B} \boldsymbol{F} \cdot \mathrm{d}\boldsymbol{r} = m \int_{v_A}^{v_B} \boldsymbol{v} \cdot \mathrm{d}\boldsymbol{v} \tag{1-17}$$

又由微分公式 $\mathrm{d}(v^2) = 2v \cdot \mathrm{d}v$，则 $v \cdot \mathrm{d}v = \frac{1}{2}\mathrm{d}(v^2)$，代入式(1-17)得

$$\int_{r_A}^{r_B} \boldsymbol{F} \cdot \mathrm{d}\boldsymbol{r} = \frac{1}{2}\int_{v_A}^{v_B} m\mathrm{d}v^2 = \frac{1}{2}mv_B^2 - \frac{1}{2}mv_A^2 \tag{1-18}$$

其中，$A = \int_{r_A}^{r_B} \boldsymbol{F} \cdot \mathrm{d}\boldsymbol{r}$，称质点从 A 点移动到 B 点，力 $\boldsymbol{F}$ 对其所做的功(work). 又令 $E_k = \frac{1}{2}mv^2$，称为质点的动能(kinetic energy)，则有关系式

$$A = E_{kB} - E_{kA} \tag{1-19}$$

上式可描述为合外力对质点所做的功等于质点动能的增量，这一结论称为动能定理(theorem of kinetic energy).

这里的功是力在质点运动过程中对质点空间变化的累积效应. 功的定义是：力在位移方向的分量与位移大小的乘积. 设力 $\boldsymbol{F}$ 与位移 $\mathrm{d}\boldsymbol{r}$ 之间的夹角为 φ，则力 $\boldsymbol{F}$ 做的功 $\mathrm{d}A$ 为

$$\mathrm{d}A = \boldsymbol{F} \cdot \mathrm{d}\boldsymbol{r} = F\mathrm{d}r\cos\varphi \tag{1-20}$$

功只有大小没有方向，是个标量. 在国际单位制中，功的单位是焦耳(J)，$1\,\mathrm{J} = 1\,\mathrm{N} \cdot \mathrm{m}$. 力在单位时间内所做的功称为功率(power)，其国际单位是瓦特(W)，$1\,\mathrm{W} = 1\,\mathrm{J} \cdot \mathrm{s}^{-1}$.

总地来说，质点的动量和动能都是描述质点的某种状态属性的. 若改变动量属性需要的是力作用于质点在时间上的累积效果，而要改变质点的动能属性需要的是力作用于质点在空间上的累积效果.

质点在做机械运动的过程中，其能量状态除了可以用动能描述外还可以用势能(potential energy)来描述. 处在高处的重物具有能量，称为重力势能；处于弹性形变状态的物体也具有能量，称为弹性势能. 总之，凡是质点能量的大小取决于各质点之间的相互作用或相对位置，这种能量就称为势能. 和动能一样，要改变势能的大小也要通过外力对质点做功来实现. 但是，并非所有质点间的相互作用力都能改变势能. 当质点在某种力 $\boldsymbol{F}$ 的作用下从初位置 A 沿任意路径移动到末位置 B 时，如果力 $\boldsymbol{F}$ 所做的功只与该质点的始末位置有关，而与质点所经过的路径无关，这种力就称为保守力(conservative force)，否则称为非保守力. 重力、弹性力、万有引力及静电场力都是保守力，而摩擦力属于非保守力.

设质点 m 在重力作用下从 A 点沿任一路径运动到 B 点，A 点和 B 点对地面的高度分别为 h_A 和 h_B(设 $h_A > h_B$). 选择地面为坐标原点，正方向竖直向上，则重力 $\boldsymbol{F} = -m\boldsymbol{g}$，$\boldsymbol{F}$ 对质点所做的功为

$$A = \int_{r_A}^{r_B} \boldsymbol{F} \cdot \mathrm{d}\boldsymbol{r} = \int_{h_A}^{h_B} (-mg)\mathrm{d}h = mgh_A - mgh_B \tag{1-21}$$

显然，此时重力做功为正值. 如果 $h_A < h_B$，同样也可以得到上式的结果，此时重力对质点做功应为负值.

我们称式(1-21)中的 mgh 为重力势能，记为 E_p. 一般地，令 E_{pA} 为质点在初位置 A 时的势能，E_{pB} 为质点在末位置 B 时的势能，那么重力对质点所做的功 A 可写成质点在始末位置的势能之差，即

$$A = E_{\mathrm{p}A} - E_{\mathrm{p}B} \tag{1-22}$$

从上式可以看出，重力对质点所做的功只与质点对地面的高度有关，与路径无关，因而重力是一种保守力. 同样的方法，通过胡克定律也可以推导出弹性力对质点所做的功与弹性势能的关系，与重力做功具有同样的形式，证明了做功大小只与质点始末位置有关的弹性力也是保守力. 因此可以得出结论，保守力做的功等于势能增量的负值.

势能是相对于质点系而言的，是通过质点间的力做功而改变的，因此势能必然属于质点系，对于单独质点来说不存在势能的说法. 例如，没有地球和地面上的物体，就不存在重力做功；没有弹簧和固定一端的物体就没有弹性力做功. 其中的重力和弹性力分别可以看作各质点系的内力，而且是保守内力. 显然，质点系内还存在非保守内力. 可见质点系内力是质点系内各质点间的相互作用力，也就是说保守力和非保守力是针对一对内力而言的，单独说一个力是保守力还是非保守力是没有意义的. 相对于质点系外其他质点对质点系内各质点的作用力统称为外力.

根据以上定义，在公式(1-19)所表示的动能定理中，合外力对质点做功可看成质点所受到的所有外力、保守内力和非保守内力做功之和，即

$$A_{\text{外}} + A_{\text{保内}} + A_{\text{非保内}} = E_{\mathrm{k}B} - E_{\mathrm{k}A} \tag{1-23}$$

这里的保守内力做功用质点系势能增量的负值来表示，即公式(1-22)可写成 $A_{\text{保内}} = E_{\mathrm{p}A} - E_{\mathrm{p}B}$，将其代入式(1-23)得

$$A_{\text{外}} + A_{\text{非保内}} = \left(E_{\mathrm{k}B} + E_{\mathrm{p}B} \right) - \left(E_{\mathrm{k}A} + E_{\mathrm{p}A} \right) \tag{1-24}$$

动能和势能之和统称为质点系的机械能，用 E 来表示. 上式可写成

$$A_{\text{外}} + A_{\text{非保内}} = E_B - E_A \tag{1-25}$$

式(1-25)说明质点系从状态 A 变化到状态 B 时，外力和非保守内力做功之和等于质点系机械能的增量. 这一结论称为质点系的功能原理.

如果 $A_{\text{外}} + A_{\text{非保内}} = 0$，将其代入式(1-25)，则有 $E_A = E_B$，即

$$E_{\mathrm{k}A} + E_{\mathrm{p}A} = E_{\mathrm{k}B} + E_{\mathrm{p}B} \tag{1-26}$$

当作用于质点系的外力和非保守内力都不做功时，质点系的总机械能保持不变. 这一结论称为机械能守恒定律.

动能定理、功能原理和机械能守恒定律的成立是有条件的. 利用上述功和能的关系来解决实际问题时，通常是先确定研究对象并对其进行受力分析. 如果没有保守力做功，可直接采用动能定理来解决问题；如果有保守力做功，可将施力物体包含在质点系内，将保守力变成保守内力再应用功能原理；如果外力和非保守内力做功的代数和为零，可利用机械能守恒定律来解决问题.

例 1-2　质量为 m 的质点沿 x 轴正方向运动，它受到两个力的作用，一个是指向原点，大小为 B 的常力. 另一个力沿 x 轴正方向，大小为 A/x^2. A、B 为常数.

(1) 试确定质点的平衡位置；

(2) 求质点从平衡位置运动到任意位置 x 处时两力所做的功，并判断两力是否为保守力；

(3) 以平衡位置为势能零点，求质点在任意位置处质点系的势能.

解 (1) 质点所受合力为 $F = \dfrac{A}{x^2} - B$，当质点处于平衡位置时 $F = 0$，因此

$$0 = \frac{A}{x_0^2} - B$$

$$x_0 = \sqrt{\frac{A}{B}}$$

(2)
$$A_1 = \int_{x_0}^{x} F_1 \mathrm{d}x = \int_{x_0}^{x} \frac{A}{x^2} \mathrm{d}x = A\left(\frac{1}{x_0} - \frac{1}{x}\right)$$

$$A_2 = \int_{x_0}^{x} F_2 \mathrm{d}x = \int_{x_0}^{x} -B \mathrm{d}x = B(x_0 - x)$$

可见，A_1、A_2 只与始末位置有关，即两力均为保守力.

(3) $E_\mathrm{p} = \int_{x}^{x_0} F \mathrm{d}x = \int_{x}^{x_0} \left(\frac{A}{x^2} - B\right)\mathrm{d}x = A\left(\frac{1}{x} - \frac{1}{x_0}\right) + B(x - x_0) = \frac{A}{x} + Bx - 2\sqrt{AB}$

1.2 刚体转动的运动学

1.2.1 角位移、角速度、角加速度

刚体的运动可分为平动和转动，它们是刚体最基本的运动形式. 刚体任何复杂的运动都可以看成是这两种运动的合成. 其中刚体的平动可以用 1.1 节所学的质点力学的知识来处理.

正如本章开始所介绍的，刚体是固体的理想化模型，指的是在外力作用下，大小和形状均不会发生变化的物体. 刚体也可看成是一个质点组，其中任何两个质点间的距离在运动过程中或受力情况下都不会发生变化. 事实上，在外力作用下，物体的大小和形状都会发生一定程度的变化. 如果这些变化对我们研究的问题影响很小，可忽略不计，这个物体就可看成是刚体. 整个刚体的力学量就等于构成刚体所有质点力学量的叠加.

如果刚体中各质点在任一瞬间都绕同一直线做圆周运动，则这一直线称为转轴(shaft). 在刚体的转动过程中如果转轴相对于参考系静止，则称这种转动为定轴转动(fixed-axis rotation).

当刚体做定轴转动时，其上平行于转轴的同一直线上所有点的运动状态是完全相同的，因此完全可以用转动平面简化刚体转动过程问题研究. 现定义过刚体内任意一点 P 与转轴垂直的平面为转动平面(plane of rotation)，如图 1-4 所示的 xy 平面. 转动平面与转轴 z 交于 O 点. r 为点 P 的位置矢量，方向由 O 指向 P. 设在 Δt 时间内，一质点随刚体转动从点 P 运动到点 P'，$\Delta\theta$ 为径矢转过的角度，则 $\Delta\theta$ 称为刚体在 Δt 时间内的角位移(angular displacement)，单位为 rad(弧度). 角位移对时间的变化率称为角速度(angular velocity)，用符号 ω 表示，单位为 rad·s^{-1}，即

$$\boldsymbol{\omega} = \frac{\mathrm{d}\boldsymbol{\theta}}{\mathrm{d}t} \tag{1-27}$$

角位移和角速度都是矢量，它们的方向由右手定则判定. 四指沿着刚体转动的方向弯曲，则伸直的拇指指向即为角位移和角速度正方向(图 1-5).

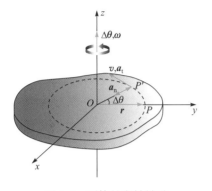

图 1-4　刚体的定轴转动

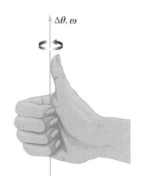

图 1-5　角速度的方向

角速度对时间的变化率称为角加速度(angular acceleration)，它是描述刚体转动时角速度变化快慢的物理量，用符号 $\boldsymbol{\alpha}$ 表示，单位为 rad·s^{-2}，即

$$\boldsymbol{\alpha} = \frac{\mathrm{d}\boldsymbol{\omega}}{\mathrm{d}t} = \frac{\mathrm{d}^2\boldsymbol{\theta}}{\mathrm{d}t^2} \tag{1-28}$$

角加速度也是矢量. 当角速度 $\boldsymbol{\omega}$ 增加时，角加速度 $\boldsymbol{\alpha}$ 与 $\boldsymbol{\omega}$ 方向相同；当角速度 $\boldsymbol{\omega}$ 减小时，$\boldsymbol{\alpha}$ 的方向与 $\boldsymbol{\omega}$ 的方向相反.

1.2.2　角量与线量的关系

图 1-4 中，设刚体中某一质点从点 P 到达点 P'所行进的路程，即在 Δt 时间内走过的弧长为 Δs，则点 P 的线速度大小可表示为

$$v = \lim_{\Delta t \to 0} \frac{\Delta s}{\Delta t} = \lim_{\Delta t \to 0} \frac{r\Delta\theta}{\Delta t} = r\frac{\mathrm{d}\theta}{\mathrm{d}t} = r\omega \tag{1-29}$$

式(1-29)表示刚体定轴转动时，线速度和角速度的关系. 质点在点 P 的线速度方向为过点 P 的切线方向.

当线速度 v 的大小变化时，该点的加速度 $\boldsymbol{a}$ 可分解为切向加速度 $\boldsymbol{a}_t$ 和法向加速度 $\boldsymbol{a}_n$(图 1-6). 其中 $\boldsymbol{a}_t$ 引起线速度 v 大小的改变，$\boldsymbol{a}_n$ 即向心加速度，只引起 v 方向的改变. 它们的大小可分别表示为

$$a_t = \frac{\mathrm{d}v}{\mathrm{d}t} = \frac{\mathrm{d}r\omega}{\mathrm{d}t} = r\frac{\mathrm{d}\omega}{\mathrm{d}t} = r\alpha \tag{1-30}$$

$$a_n = \frac{v^2}{r} = \frac{r^2\omega^2}{r} = r\omega^2 \tag{1-31}$$

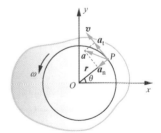

图 1-6　线量与角量

综上，刚体的角位移、角速度和角加速度是以角度为基础来衡量转动情况的物理量，统称为角量；相应刚体上某一点的位移、速度和加速度称为线量.

1.3   刚体转动的动力学

1.3.1   转动动能   转动惯量

如图 1-4 所示，刚体绕固定轴 z 以恒定角速度 ω 转动，选 xy 平面为转动平面. 我们可以将质量为 m 的刚体分解为 n 个小质元 Δm_i，每个小质元可以看作是一个质点，整个刚体可视为由质量分别为 Δm_1，Δm_2，$\cdots$，Δm_n 的各个质点所组成，它们到转轴的距离分别为 r_1，r_2，$\cdots$，r_n. 因而刚体的转动动能应为这 n 个质点的转动动能的总和，即

$$E_k = \sum_{i=1}^{n} \frac{1}{2} m_i v_i^2 = \frac{1}{2} \left(\sum_{i=1}^{n} m_i r_i^2 \right) \omega^2 \tag{1-32}$$

我们将式(1-32)与质点运动动能表达式 $E_k = \dfrac{1}{2} m v^2$ 加以比较，如果将 ω 与 v 相对应，则 $\displaystyle\sum_{i=1}^{n} m_i r_i^2$ 就可以与质点的质量 m 相对应，质量 m 只与质点本身的性质有关，是反映质点惯性大小的物理量；而 $\displaystyle\sum_{i=1}^{n} m_i r_i^2$ 描述的是刚体中质点的分布情况，也体现了刚体本身的性质，反映的是刚体转动惯性大小的物理量. 我们把这个可以反映刚体转动惯性大小的物理量称为刚体对转轴的**转动惯量(moment of inertia)**，记为 J，即

$$J = \sum_{i=1}^{n} m_i r_i^2 \tag{1-33}$$

将上式代入式(1-32)，则刚体的转动动能可以表示为

$$E_k = \frac{1}{2} J \omega^2 \tag{1-34}$$

式(1-33)的转动惯量表达式是把刚体看成一个分立的质点系，而实际上应把刚体当成一个由无数个质点紧密相连而形成的连续体，是一个连续的质点系. 可将转动惯量用积分的形式来表达，即

$$J = \int r^2 \mathrm{d}m = \int r^2 \rho \mathrm{d}V \tag{1-35}$$

式中 $\mathrm{d}V$ 是质元 $\mathrm{d}m$ 体积元的体积，ρ 为该体积元的密度，r 为该体积元到转轴的距离. 在国际单位制中，转动惯量的单位是 $\mathrm{kg \cdot m^2}$. 根据上式可得出距转轴距离为 r 的单一质点的转动惯量为 mr^2.

例 1-3   计算质量为 m，长为 l 的细棒绕通过其端点且与棒垂直轴的转动惯量.

解   如图 1-7 所示，以 O 点为端点沿 x 轴放置细棒，z 轴为转轴. 在 x 处取单位长为 $\mathrm{d}x$，质量为 $\mathrm{d}m$. 则

$$\mathrm{d}m = \rho \cdot \mathrm{d}x = \frac{m}{l} \mathrm{d}x$$

由式(1-35)可知

$$J = \int_0^l x^2 \cdot \frac{m}{l} \mathrm{d}x = \frac{1}{3} \frac{m}{l} x^3 \Big|_0^l = \frac{1}{3} ml^2$$

求得

$$J = \frac{1}{3} ml^2$$

即绕通过细棒端点且与其垂直轴的转动惯量为 $J = \frac{1}{3} ml^2$. 如果转轴改为通过细棒中点且与其垂直，请计算此时细棒的转动惯量是多少.

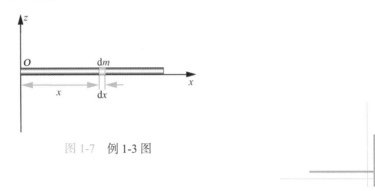

图 1-7 例 1-3 图

为了更好地理解转动惯量的物理意义，还应注意两点：一是，转动惯量对刚体转动所起的作用与质量对质点平动所起的作用相同，它是刚体转动惯性的量度；二是，转动惯量大小取决于刚体相对于转轴的质量分布，同一刚体转轴不同，其转动惯量也不同.

对于形状具有对称性且有确定函数关系、密度分布均匀的刚体可以由式(1-35)用积分法求解其转动惯量，而对于形状复杂、密度分布不明确的刚体，最实用的办法还是通过实验来进行测定.

利用以下三个定理可以简化某些特殊情况转动惯量的计算.

平行轴定理：设质量为 m 的刚体对通过质心轴的转动惯量为 J_c，则刚体对任何与该轴平行的其他轴的转动惯量为

$$J = J_c + md^2 \tag{1-36}$$

式中 d 为两平行轴之间的距离.

在例 1-3 中，已求得细棒绕通过其端点且与其垂直轴的转动惯量为 $J = \frac{1}{3} ml^2$，根据平行轴定理可推导出细棒绕通过其质心且与其垂直转轴的转动惯量 J_c，其中 $d=l/2$，则

$$\frac{1}{3} ml^2 = J_c + \frac{1}{4} ml^2$$

$$J_c = \frac{1}{3} ml^2 - \frac{1}{4} ml^2 = \frac{1}{12} ml^2$$

利用上述结论也可求出绕过细棒任意一点并与其垂直轴的转动细棒的转动惯量.

正交轴定理(仅适用于薄刚体)：设定空间坐标系中薄刚体位于 xy 平面，刚体对 x、y、z 轴的转动惯量分别为 J_x、J_y、J_z，则有

$$J_z = J_x + J_y \tag{1-37}$$

组合轴定理：由几个刚体连接起来组成的新刚体，其对某一定轴的转动惯量等于各刚体对该轴的转动惯量之和

$$J=J_1+J_2+J_3 \tag{1-38}$$

另外，表 1-1 给出了几种常见形状的刚体绕定轴转动的转动惯量.

表 1-1　几种常见形状的刚体的转动惯量

均匀几何体	转轴位置	图示	转动惯量
质量为 m、长度为 l 的长棒	与棒身垂直，通过棒端	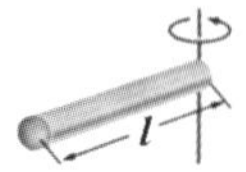	$\frac{1}{3}ml^2$
	与棒身垂直，通过棒的质心	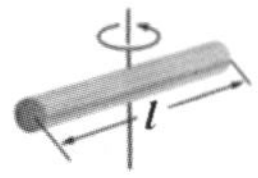	$\frac{1}{12}ml^2$
质量为 m、长度为 l、半径为 r 的圆柱体	沿几何轴	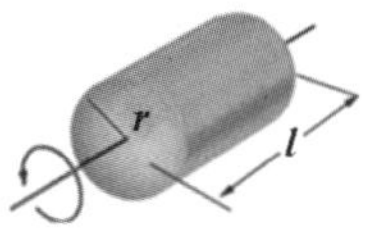	$\frac{1}{2}mr^2$
	通过质心与几何轴垂直	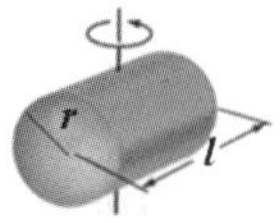	$\frac{1}{4}mr^2+\frac{1}{12}ml^2$
质量为 m、半径为 r 的球体	沿球体直径的轴	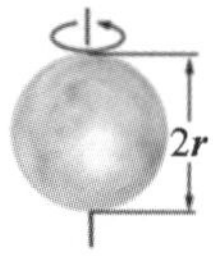	$\frac{2}{5}mr^2$
质量为 m、半径为 r 的球壳	沿球壳直径的轴	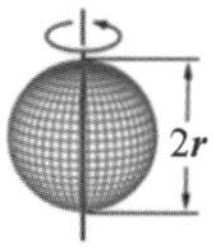	$\frac{2}{3}mr^2$
质量为 m、半径为 r 的薄壁窄圆环	沿直径	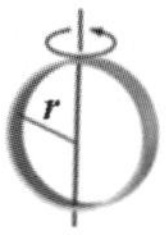	$\frac{1}{2}mr^2$
	通过中心与环面垂直	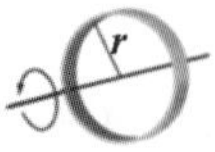	mr^2
质量为 m、外、内壁半径分别为 r_1、r_2 的厚壁圆筒	沿几何轴	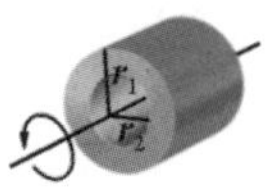	$\frac{1}{2}m(r_1^2+r_2^2)$

自然界中绝大多数动物(包括昆虫)都具有非常灵活的肢体，如人类. 作为四肢的末端，手、足占整臂和腿的很少一部分质量. 而转轴附近的另一端则由发达的肌肉占据了大部分质量. 这种四肢的结构将其对转轴的转动惯量降到最小，由此我们获得了灵巧的四肢运动. 当然这一优势或许是对肌肉只能在转轴附近牵引骨骼而产生很小力矩的一种补偿. 当速度和力量不能兼备时，自然界的这种进化选择了前者.

1.3.2　刚体定轴转动定律

我们知道，力是改变质点运动状态的原因. 而一个具有固定轴的刚体转动状态不仅与外力的大小有关，而且还与力的作用点位置和力的方向有关系. 这些力和力的作用条件可以用力矩(moment of force)这一概念加以描述.

在刚体的定轴转动中，对改变刚体转动状态起作用的力，只是该力沿垂直于转轴的分量，而平行于转轴的分量不会改变刚体转动状态. 所以，在讨论刚体的定轴转动时，首先将外力分解为与轴平行和垂直的两个分量，然后只考虑外力在转动平面内的分力对刚体的作用.

在如图 1-8 所示的转动平面上，刚体所受的力为 F，其作用点 P 相对于转动轴 O 点的位矢为 r，那么力 F 对刚体转动的作用效果可用 F 对转轴的力矩 M 来表征，即

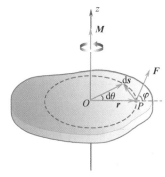

$$M = r \times F \tag{1-39}$$

其大小为 $M = rF\sin\varphi$，φ 为位矢 r 与力 F 的夹角，$r\sin\varphi$ 称为力臂，即力的作用线与转轴的垂直距离.

在国际单位制中，力矩 M 的单位为牛顿·米(N·m)，其方向由矢量运算的右手定则确定. 因此，在定轴转动中，力矩 M 的方向总是沿转轴方向.

如果有几个外力同时作用在刚体上，它们的合力矩就是各

图 1-8　刚体的定轴转动定律

力的力矩矢量和. 而对于质点间的内力，由于同一刚体中任何一对质点间相互作用的内力都是大小相等，方向在同一直线上且相反，这对内力距转轴的距离也相同，合力矩一定为零.

在刚体转过 $\mathrm{d}\theta$ 角的过程中，外力 F 对刚体所做的功为

$$\mathrm{d}A = F \cdot \mathrm{d}s = F\mathrm{d}s\cos\left(\frac{\pi}{2} - \varphi\right) = F\mathrm{d}s\sin\varphi = rF\sin\varphi\mathrm{d}\theta$$

即

$$\mathrm{d}A = M\mathrm{d}\theta \tag{1-40}$$

可见，刚体在定轴转动过程中，外力矩对其所做的功等于外力对转轴的力矩 M 与角位移 $\mathrm{d}\theta$ 的乘积. 如果刚体在外力矩 M 的作用下，由 θ_1 转到 θ_2，则外力矩做功为

$$A = \int \mathrm{d}A = \int_{\theta_1}^{\theta_2} M\mathrm{d}\theta \tag{1-41}$$

根据质点的动能定理，合外力对质点所做的功等于质点动能的增量. 而对于定轴转动的刚体而言，由于内力的合力矩为零，因此合外力对质点所做的功，可表现为合外力矩对刚体所做的功. 质点动能的增量则表现为刚体内所有质点动能之和的增量，即刚体转动动能的增量. 结合式(1-34)刚体的转动动能表达式得

$$M\mathrm{d}\theta = \mathrm{d}E_{\mathrm{k}} = \mathrm{d}\left(\frac{1}{2}J\omega^2\right) = J\omega\mathrm{d}\omega \tag{1-42}$$

上式两边分别除以 $\mathrm{d}t$，得

$$M\frac{\mathrm{d}\theta}{\mathrm{d}t} = J\omega\frac{\mathrm{d}\omega}{\mathrm{d}t}$$

将 $\omega = \dfrac{\mathrm{d}\theta}{\mathrm{d}t}$，$\alpha = \dfrac{\mathrm{d}\omega}{\mathrm{d}t}$ 代入上式，有

$$M = J\alpha \tag{1-43}$$

刚体做定轴转动的角加速度大小与作用于刚体的合外力矩大小成正比，与刚体对于该转轴的转动惯量成反比. 这一规律称为刚体定轴转动的转动定律(law of rotation).

定轴转动的刚体在外力矩 M 的作用下，其角速度由 ω_1 变为 ω_2，则外力矩对刚体所做的功为

$$A = \int_{\omega_1}^{\omega_2} J\omega\mathrm{d}\omega = \frac{1}{2}J\omega_2^2 - \frac{1}{2}J\omega_1^2 \tag{1-44}$$

上式称刚体定轴转动的动能定理. 表明合外力矩对刚体所做的功等于刚体转动动能的增量，它反映了合外力矩对空间的累积效应.

例 1-4 如图 1-9 所示，质量为 M，半径为 R 的实心滑轮，一根细绳绕在其上，绳端挂一质量为 m 的物体. 已知滑轮的转动惯性为 $\dfrac{1}{2}MR^2$，求：

(1) 由静止开始 t 时间后，物体下降的距离 h；
(2) 绳子的张力 T.

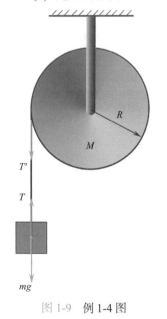

图 1-9 例 1-4 图

解 (1) 设滑轮在物体下降过程中，角加速度为 α，应用转动定理有

$$T' \cdot R = J\alpha = \frac{1}{2}MR^2 \cdot \alpha$$

设物体下落的加速度为 a，则 $a = R\alpha$，整理得

$$T' = \frac{1}{2}Ma$$

对于质量为 m 的物体有 $mg - T' = ma$，则

$$a = \frac{mg}{m + M/2}$$

因此

$$h = \frac{1}{2}at^2 = \frac{mgt^2}{2m + M}$$

(2) $T' = \dfrac{1}{2}Ma = \dfrac{Mmg}{2m + M}$.

1.3.3 刚体转动的角动量守恒定律

如图 1-8 所示，设质量为 m 的刚体以角速度 ω 绕 z 轴做定轴转动. 我们可以将刚体分解成无数个小质元 Δm_i，每个小质元可看成一个质点，如果第 i 个质点(如 P 点位置)在其转动平

面内对于 O 点的位置矢量为 $\boldsymbol{r}_i$，在某一瞬时的角速度为 $\boldsymbol{\omega}$，线速度为 $\boldsymbol{v}_i$，质点在该时刻的动量 $\boldsymbol{p}_i = \Delta m_i \boldsymbol{v}_i$，则该质点此时相对于参考点 O 的角动量(angular momentum)可定义为

$$\boldsymbol{L}_i = \boldsymbol{r}_i \times \boldsymbol{p}_i = \boldsymbol{r}_i \times \Delta m_i \boldsymbol{v}_i = \Delta m_i r_i^2 \boldsymbol{\omega} \tag{1-45}$$

所有质点都在各自的转动平面内绕 z 轴做圆周运动. 那么，整个质点系相对于 z 轴的角动量定义为

$$\boldsymbol{L} = \sum_i \boldsymbol{L}_i = \left(\sum_i \Delta m_i r_i^2 \right) \boldsymbol{\omega} = J \boldsymbol{\omega} \tag{1-46}$$

上式表示，做定轴转动的刚体对转轴的角动量等于刚体对该转轴的转动惯量与角速度的乘积. 刚体对转轴的角动量是一个矢量，它的方向与角速度的方向相同，即沿转轴方向. 在国际单位制中，角动量的单位是 $\mathrm{kg \cdot m^2 \cdot s^{-1}}$.

根据式(1-43)，刚体的转动定理也可以写成

$$\boldsymbol{M} = J \frac{\mathrm{d}\boldsymbol{\omega}}{\mathrm{d}t} = \frac{\mathrm{d}(J\boldsymbol{\omega})}{\mathrm{d}t} = \frac{\mathrm{d}\boldsymbol{L}}{\mathrm{d}t} \tag{1-47}$$

上式表示，做定轴转动的刚体对转轴角动量的时间变化率等于刚体所受的对该转轴的合外力矩. 这一结论是用角动量的变化率来表示刚体的转动定理的. 上式可改写为

$$\boldsymbol{M}\mathrm{d}t = \mathrm{d}\boldsymbol{L} \tag{1-48}$$

其中 $\boldsymbol{M}\mathrm{d}t$ 称为合外力矩对刚体的冲量矩(moment of impulse)，它等于力矩与力矩对刚体作用时间的乘积. 在国际单位制中，冲量矩的单位是牛顿·米·秒($\mathrm{N \cdot m \cdot s}$). 上式表示，定轴转动的刚体所受到的冲量矩等于刚体对该转轴角动量的增量，称为刚体对转轴的角动量定理(theorem of angular momentum). 如果刚体从 t_1 到 t_2 的时间内，在力矩 M 的作用下绕定轴转动的角速度从 ω_1 变化到 ω_2，则有

$$\int_{t_1}^{t_2} \boldsymbol{M}\mathrm{d}t = \int_{L_1}^{L_2} \mathrm{d}\boldsymbol{L} = \boldsymbol{L}_2 - \boldsymbol{L}_1 \tag{1-49}$$

上式是刚体对转轴的角动量定理的积分形式，它反映了合外力矩对时间的累积效应.

在定轴转动中，如果刚体所受外力对转轴的合力矩为零，即 $\boldsymbol{M} = 0$，则由式(1-48)可得

$$\boldsymbol{L} = J\boldsymbol{\omega} = 恒矢量 \tag{1-50}$$

上式表示，当定轴转动的刚体所受外力对转轴的合力矩为零时，刚体对该转轴的角动量保持不变. 这一结论称为刚体对转轴的角动量守恒定律(law of conservation of angular momentum).

做定轴转动的刚体所受合力矩为零时，如果其转动惯量 J 恒定不变，刚体则以恒定的角速度绕定轴转动. 此时，即使转轴位置随着刚体的移动而发生改变，刚体绕该轴转动的角速度大小和方向都会保持不变. 利用这一原理制成的回旋仪(也称陀螺仪，如图1-10所示)可用于飞机、轮船等导航定向.

一个质点系做定轴旋转，如果其内部质点与转轴的距离发生变化，即整个质点系转动惯量 J 发生了改变. 当质点系所受合外力矩为零($M=0$)时，角动量守恒. 例如，一人双手持哑铃坐在转椅上，开始将双臂平伸并使人和转椅以一定的角速度匀速转动. 假定转动的摩擦力足够

小. 当此人把手臂收回使整个旋转系统转动惯量减小时, 系统旋转的角速度一定会增加以使系统角动量保持恒定. 除此之外, 花样滑冰(图 1-11)、跳水运动员和芭蕾舞演员等各种优美的旋转动作也都是角动量守恒定律的具体体现.

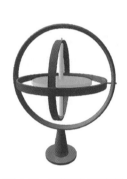

图 1-10　回旋仪(陀螺仪)

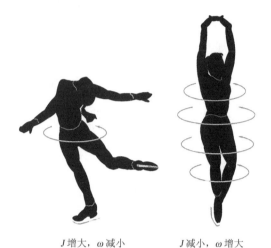

J 增大, ω 减小　　　　J 减小, ω 增大

图 1-11　花样滑冰图

例 1-5　如图 1-12 所示, 一个半径为 8 m、质量为 500 kg 的圆盘以 $\omega_0 = 0.5\pi\ \mathrm{rad \cdot s^{-1}}$ 的角速度绕 z 轴匀速转动, 设圆盘在旋转过程中不受外力矩的作用. 此时, 一个质量为 60 kg 的人站在圆盘的边缘随圆盘同步旋转. 问当人走到圆盘中心 O 点时, 圆盘的角速度是多少?

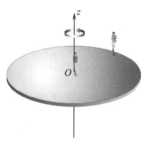

图 1-12　例 1-5 图

解　已知圆盘的转动惯量为

$$J_0 = \frac{1}{2} m_0 r^2 = \frac{1}{2} \times 500 \times 64 = 16000\ (\mathrm{kg \cdot m^2})$$

如果把人看成是绕 z 轴转动的质点, 则人在初始位置的转动惯量为

$$J_1 = m_1 r^2 = 60 \times 64 = 3840\ (\mathrm{kg \cdot m^2})$$

根据组合轴定理得, 人站在圆盘的边缘时整个系统的转动惯量为

$$J = J_1 + J_0 = 19840\ \mathrm{kg \cdot m^2}$$

设人在圆盘中心时圆盘的角速度为 ω_1, 由系统的角动量守恒定律可知

$$L = (J_1 + J_0)\omega_0 = J_0 \omega_1$$

$$\omega_1 = \frac{19840}{16000} \times 0.5\pi = 0.62\pi\ (\mathrm{rad \cdot s^{-1}})$$

1.3.4 刚体的进动

前面讨论的是刚体的定轴转动规律，其中的转轴都是相对静止的. 如果在重力场中，刚体绕轴转动时转轴与重力方向不重合，则刚体在绕轴转动的同时，其轴还要在重力矩的作用下绕另一条轴线转动，这种现象称为进动(precession)，或称旋进. 陀螺的运动可以很直观地展示这一现象.

在陀螺自转过程中，一种情况是其转轴方向与地面垂直，即与自身重力方向一致，此时可看成陀螺做定轴转动. 另一种情况是陀螺转轴方向与重力方向存在一定的夹角，如图 1-13 所示. 如果陀螺以角速度 ω 绕陀螺转轴旋转，其自转角动量为 L，L 的方向可用右手定则判定，如图中所示.

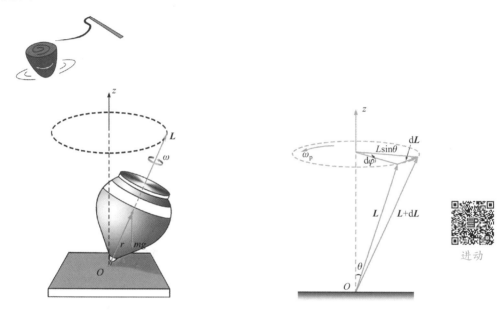

图 1-13 刚体的进动

当陀螺的自转角动量 L 与 z 轴的夹角 θ 不为零时，陀螺所受的重力 mg 不通过 O 点，因而陀螺要受到重力矩 M 的作用. 设陀螺质心相对于 O 点的位置矢量为 r，由式(1-39)可知

$$M = r \times mg$$

重力矩的方向与矢量 L 和 z 轴所确定的平面垂直，具体可由右手定则判定(指向页面内).

由角动量定理可知，经过 $\mathrm{d}t$ 时间，角动量的增量为 $\mathrm{d}L = M\mathrm{d}t$. 矢量 $\mathrm{d}L$ 的方向和力矩 M 的方向相同，和角动量 L 的方向垂直. M 的作用结果使 L 在 $\mathrm{d}t$ 时间内变为 $L+\mathrm{d}L$，而且只是使 L 的方向发生改变，其大小并不发生变化，即陀螺的自转轴在重力矩的作用下绕 z 轴转过 $\mathrm{d}\varphi$ 角，由于重力矩始终存在，因而陀螺的自转轴与 z 轴保持固定的夹角 θ 且绕 z 轴转动，于是便实现了陀螺的进动.

由图 1-13 可知，陀螺进动的角速度大小为

$$\omega_{\mathrm{p}} = \frac{\mathrm{d}\varphi}{\mathrm{d}t}$$

因为

$$dL = L\sin\theta d\varphi$$

由角动量定理 $Mdt = dL$，有

$$Mdt = L\sin\theta d\varphi$$

即

$$M = L\sin\theta\frac{d\varphi}{dt}$$

由此得到陀螺进动的角速度大小为

$$\omega_p = \frac{d\varphi}{dt} = \frac{M}{L\sin\theta} \tag{1-51}$$

陀螺的进动是陀螺的自旋和陀螺所受的重力矩共同作用的结果. 如果没有自旋，陀螺在重力矩的作用下必然倒下，如果没有重力矩，陀螺将只能自旋而不会发生进动.

进动是自然界物体一种常见的基本运动形式. 例如，如果把自转的地球看成上述的陀螺，把太阳对地球的引力看成陀螺所受的重力，那么地球和陀螺的运动形式相同，即在绕太阳公转的同时，始终保持着自身进动的运动形式. 这就造成了地轴始终是倾斜的，也就是赤道面与地球公转轨道面存在夹角，因此各地受到太阳的照射情况就会不一样，有时太阳直射，有时太阳斜射，这样在一年中也就出现了冷热不同的四季变化. 在微观世界中，如果把自旋的磁性原子核比作陀螺，将它置于固定的磁场中，这个自旋的磁性原子核受到的恒定磁场力也可以看成陀螺所受的重力，此时自旋核就会始终处于进动状态. 医学诊断中磁共振成像技术就是以这一现象为理论基础的.

1.4　物体的弹性和形变

我们知道，如果物体受到的合力和合力矩均为零，物体就会处于平衡状态，但这并不意味着这些力和力矩没有作用效果. 抛开刚体这一理想模型的概念，任何实际物体在受到力的作用时，都会发生形变. 人体组织包括骨骼受到力的作用时也会产生不同程度的变形. 许多物体非常坚硬，人们很难观察到它们的形变，需借助专用仪器观察和测量.

1.4.1　应变和应力

物体在外力作用下所发生的形状和大小的改变，称为形变(deformation). 若物体所受外力被移除后，在外力作用下所发生的形变能够完全消失，则这种形变称为弹性形变(elastic deformation)，这种物体称为弹性体. 同刚体一样，弹性体也是一种理想模型，自然界中不存在绝对的弹性体. 去掉外力的物体不能再恢复原状而产生永久性形变，这种形变称为塑性形变(plastic deformation). 弹性体有五种形变，即拉伸、压缩、剪切、扭转和弯曲. 前三种是最基本的形变，而扭转和弯曲是由前三种形变复合而成的. 为了表示弹性体的形变程度，我们引入应变这一概念，即弹性体在外力作用下所发生的相对形变量称为应变(strain).

物体之所以能具有一定的形状和大小，是因为构成物体的原子、分子之间通过某些相互作用力维持着某种稳定结构，我们称原子和分子之间的相互作用力为内力. 任何使原子、分子间距改变的外力作用都会引起内力发生改变而产生附加内力. 我们定义：在物体内部附加内力作用的截面上某点处，单位面积上的附加内力称为该点处的应力(stress). 对于拉伸形变，应力与其作用截面的方向垂直，而对于剪切应变. 应力沿着其作用截面. 物体的附加内力是由外力所引起的形变而产生的，它与外力大小相等，因此，在某些特殊情况下，计算应力时，应力也可以用外力所作用的平面上单位面积所受到的外力来计算.

拉伸形变是弹性体基本形变之一，是指物体受到拉伸外力时产生的长度变化. 弹性物体在受到一定外力拉伸时长度的变化 Δl 与物体原来的长度 l_0 的比值称为拉伸应变，记为 ε，即

$$\varepsilon = \frac{\Delta l}{l_0} \tag{1-52}$$

在拉伸形变的情况下，如图 1-14 所示，长为 l_0、横截面积为 S 的细棒在沿轴线的外力 F 的作用下伸长 Δl. 在物体内部的任一横截面上都会有附加内力，且与物体两端的拉力 F 相等. 假设将两根材料和长度相同，粗细不同的钢丝拉伸至相同的长度，就需要更大的力拉那根较粗的钢丝；若用相同的力拉伸两根钢丝，细的钢丝会被拉得更长. 由此可以总结出，要产生相同的形变，所需的拉力 F 正比于横截面积 S. 我们把横截面积 S 上所受到的附加内力大小 F 与 S 的比值，即单位截面上的作用力称为该截面处的拉伸应力，记为 σ，即

$$\sigma = \frac{F}{S} \tag{1-53}$$

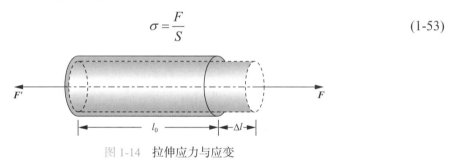

图 1-14　拉伸应力与应变

弹性体受到压缩力作用时产生压缩形变. 我们知道，液体对沉浸在其中的固体表面有垂直于表面向内的压力，因此物体被压缩，体积减小. 此时的体积应力仍可定义为单位受力面积上的压力，即液体的压强 p. 我们把此时物体体积的改变量 ΔV 与原来的体积 V_0 之比，称为体积应变，记为 θ，即

$$\theta = \frac{\Delta V}{V_0} \tag{1-54}$$

在压缩形变的情况下，即物体在外力作用下发生体积变化，如果物体是各向同性的，则其内部在各个方向的截面上压强相等. 因此压缩形变的应力即为物体内部的附加压强.

当弹性体上下两个表面受到与界面平行且方向相反的外力 F 和 F' 的作用使物体的两个平行截面之间发生平行移动时，产生的形变称为剪切形变，简称切变. 如图 1-15，互相平行的上、下底面在 F 和 F' 的作用下发生相对滑动，位移为 Δx. 用 Δx 与两截面垂直距离 d 之比来描述剪切形变的程度，称为剪切应变，记为 γ，即

$$\gamma = \frac{\Delta x}{d} = \tan\varphi \tag{1-55}$$

在实际情况下，一般 φ 角都很小，因而上式可以写为

$$\gamma = \varphi \tag{1-56}$$

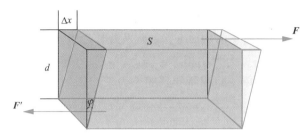

图 1-15　剪切应变

在发生上述剪切形变时,物体上下两个表面受到外力 F 和 F' 的作用,物体中的任一与表面平行的截面将把物体分成上下两部分,上部对下部有一与上表面的外力大小相等、方向相同的附加内力的作用,而下部对上部则有一与此外力大小相等、方向相反的附加内力的作用. 它们都是与截面平行的切向力. 我们把截面积 S 上所受到的附加切向内力 F 与 S 的比值称为 S 处的剪切应力,记为 τ ,即

$$\tau = \frac{F}{S} \tag{1-57}$$

上面所讲的三种应变都是量纲为一的,它们只是相对地表示形变的程度. 而应力的单位与压强单位相同:$N \cdot m^{-2}$ 或 Pa.

1.4.2　胡克定律

实验表明,弹性体在一定的形变范围内,应力与应变成正比, 这一规律即为胡克定律(Hooke's law). 胡克定律适用于许多物体的微小形变,当形变超过某一限度时,应力和应变不再满足正比关系. 满足胡克定律的最大应力称为正比极限. 对于同一物体,形变不同,则应力不同,但在正比极限内,其应力和应变的比值是一个不变的量,它反映了该种物质所具有的弹性性质,我们称之为该物质的弹性模量(modulus of elasticity).

在简谐振动的模型中,如果把弹簧振子所受的弹性回复力 F 看作是应力,把离开平衡位置的距离 x 看作是应变. 在 x 不是很大的情况下,弹簧的这种形变满足胡克定律,即 F 与 x 的大小成正比,比例系数 k 就是弹性模量,在这里称之为弹簧的劲度系数.

在拉伸形变的情况下,在正比极限范围内,拉伸应力与拉伸应变之比称为弹性模量(也称杨氏模量),记为 E. 用胡克定律可表示为

$$\frac{F}{S} = E \frac{\Delta l}{l_0}$$

即

$$\sigma = E\varepsilon \tag{1-58}$$

同样,在体积形变的情况下,有体积模量(也称压缩模量)K,则有

$$p = -K\theta \tag{1-59}$$

式中 p 为物体内部的附加压强,负号表示压强增加时体积减小.

在剪切形变的情况下,有切变模量 G,则

$$\tau = G\gamma \tag{1-60}$$

在国际单位制中弹性模量的单位为 Pa(帕斯卡)，简称帕，$1\ \text{Pa}=1\ \text{N}\cdot\text{m}^{-2}$.

由于应变量纲为一，因此弹性模量和应力的单位相同. 弹性模量可以理解为材料固有的刚度特性，能够衡量材料本身对由应力而导致形变的抵抗能力. 柔性材料，如橡胶，弹性模量很小；坚硬的材料，如钢材，弹性模量很大，也就是拉伸、压缩或剪切到相同的应变需要更大的应力. 表 1-2 给出了部分常见的弹性模量.

表 1-2　部分常见物质的弹性模量　　　　　　　　　　(单位：$\times10^9$ Pa)

材料	弹性模量 E	体积模量 K	切变模量 G
金刚石	1200	620	—
钢	200	158	80
铜	120	120	40
铝	70	70	25
玻璃	70	36	30
木材	10	—	10
骨	16(拉伸)，9.4(压缩)	—	10
水	—	2.2	—
乙醇	—	0.9	—
空气		$0.00010\sim0.00014$	

一般来说，在应力的正比极限范围内，对于拉伸应变和剪切应变，胡克定律只适用于固体. 而对于体积应变，胡克定律不仅适用于固体也适用于液体和气体. 由于液体中的原子几乎和固体中的原子一样结合紧密，因此液体的体积模量不比固体小很多. 在第 2 章中假定液体是不可压缩的，也是由于液体的体积模量一般都很大，实际情况与假设很接近. 而相比之下的气体更容易被压缩，因此气体的体积模量都比较小.

知 识 拓 展

人骨的力学特性

1. 胡克定律的延伸

如果作用在弹性体材料上的应力超出了正比极限，则应变和应力不再满足正比关系. 若继续加大应力但没有超过材料的某极限值，去掉应力后材料仍能恢复到原来的形状. 但如果应力超过材料的这一极限，外力撤除后材料不再复原，而发生塑性形变，这一极限称为弹性极限. 应力继续增大到断裂点时，材料就会被破坏. 能够承受不发生断裂的最大应力称为强度极限.

有一些物体，包括生物组织，虽然具有弹性特征，但并不是一个单纯的弹性体，既表现有弹性也表现有黏性，我们称之为黏弹性体. 弹性体的特点是其内部任一点任一时刻的应力，完全取决于该点当时的应变，与应变的历史过程无关；而黏弹性体内部任一点任一时刻的应力，不仅取决于该点当时的应变，而且与应变的历史过程有关. 例如，沥青是有弹性的固体，但是放置时间长了它会流动，表现有黏性，所以沥青是一种黏弹性体. 又如，蛋清是一种黏性液体，但在受到搅动以后，它有回缩现象，表现出弹性，因而蛋清是一种黏弹性体．对不少高分子聚合物材料及生物材料，应力和应变的关系不是一一对应的，应变与应力变化的方式甚至与变化的历史有关．

我们曾经为了方便研究问题而将一个坚硬的固体理想化为刚体，胡克定律在这方面似乎离实际情况更进了一步，它给出了弹性体受力和形变的正比关系．然而，这一规律很快就被更大程度的形变、更长的回复时间所挑战．事实上，任何规律都有它的适用范围．不幸的是，生搬硬套已知的规律是人们经常犯的错误．

2. 骨骼材料的特点

骨骼系统是人体重要的力学支柱，不仅承受着各种载荷，还为肌肉提供了可靠的动力联系和附着点，保护颅腔、胸腔、腹腔等内部脏器免受意外伤害．在研究骨的负荷能力时，必须考虑骨组织的结构和形变问题．

骨组织不仅具有较好的弹性和韧性，还具有较大的强度和刚性，它是由占骨重的 70% 无机盐和 20% 胶原蛋白组成的，它们是决定骨力学性能的主要成分．骨的成分也决定了它是一种脆性材料，如果受到的应力太大就会发生突然断裂．无论是拉伸还是压缩，骨骼的弹性极限、断裂点和强度极限都很接近．儿童的骨骼比成人的更具有弹性，因为儿童的骨骼含有更少钙化合物的无机盐．而成人的骨骼会随着胶原蛋白纤维的流失和钙质的重新吸收变得更脆．这一现象一般会随年龄的增加而变得越来越明显，严重的可形成骨质疏松症．

3. 骨的形变

骨的形变包括拉伸、压缩、剪切三种基本形变，只不过有更为复杂的表现．弯曲和扭转最为常见．本质上，弯曲是连续变化的线应变组合，扭转是连续变化的剪切应变组合．

骨的弯曲相当于各横截面受力矩作用产生转动，这样上表面必定受到一个与下表面拉伸力平行而方向相反的压缩力，且应变是沿横截面连续变化的．显然，骨的内部应力比表面要小．实际上，骨骼的层状结构十分巧妙，最外层为韧性很好的骨膜，再向里为密质骨、疏质骨、骨髓腔，这样就充分地发挥了骨的力学效能．同样，工程上为了减轻自重，节省材料，常常采用中空梁结构．

骨在外力矩的作用下也可产生扭转形变．假定柱形骨骼一个端面固定，在距此端面有一定距离的另一个断面上施加一对大小相等、方向相反的力矩，会产生形变．这相当于在骨的内部每一处都发生了剪切应变，应变大小沿横截面连续变化．其中主轴上的剪切应变和应力为零，而在骨表面上最大．这与弯曲形变相类似．

4. 骨的外力损伤

对新鲜的密质骨做拉伸和压缩实验可知，应力和应变的关系整体表现出黏弹性．其中拉伸形变更多地反映出骨的黏弹性，而压缩形变则表现出更大范围的线性关系．这是因为骨的抗拉伸能力主要由胶原蛋白来承担，它的黏性较大，而骨的抗压能力主要由羟磷灰石承担，它的黏性较小．而且，骨的压缩模量小于拉伸模量，说明骨的抗压能力大于抗拉伸能力．骨的黏弹性还决定了骨的弹性模量和强度极限都随应变的变化而变化．因此，尽管骨有优良的力学特性，但当受到外力的突然冲击时，也会受到损伤．

骨在受到过大的拉力作用时，容易形成垂直断面．对于弹性体，压缩断裂是和拉伸断裂相同的，但由于骨是非均匀黏弹性体，受压损伤主要由剪切形变起作用，因而受压损伤的断裂面多为 45° 角斜面. 而由弯曲而产生的骨折将会产生 "Y" 形缺口，并易形成游离碎骨. 这是因为骨的抗压强度大于抗拉伸强度，骨折在拉伸一侧开始，形成竖直断裂面，随着未断裂截面积的减小，应力增大，当受压部分达到抗压极限时，将沿着 45° 角的两个斜截面分开. 当然临床碰到的骨折因受到非典型力的作用会更复杂一些.

知识拓展

二维码

人体肌肉和骨骼的结构　　　超声弹性成像

习　题

1-1　如题图 1-1 所示，一质量为 m，速率为 v 的钢球以与钢板的法线呈 θ 角的方向撞上钢板，并以相同的速率和角度弹回. 如果此碰撞时间为 Δt，求钢板在 Δt 时间内受到的平均冲力.

1-2　如题图 1-2 所示，质量为 M 的 1/4 圆弧滑槽停在光滑的水平面上，一个质量为 m 的小物体自圆弧顶点由静止下滑. 求当小物体滑到底时，圆弧滑槽在水平面上移动的距离.

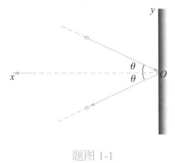
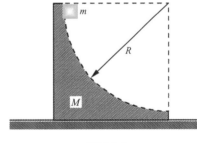

题图 1-1　　　　　　　　　　　　　　　　题图 1-2

1-3　有质量为 m，半径为 R 的均匀薄圆环和圆形板，试分别求出与圆环或圆形板平面垂直并且分别通过其圆心轴的转动惯量.

1-4　一半径为 1.0 m、转速为 3000 rad·min^{-1} 的飞轮受制动后均匀减速，50 s 后停止转动. 求：

(1) 飞轮在 25 s 时的角速度；

(2) 在 25 s 时轮边一点的速度、切向和法向加速度.

1-5　一飞轮的转动惯量为 J，在 $t = 0$ 时角速度为 ω_0，此后飞轮经历制动过程. 阻力矩 M 的大小与角速度 ω 的平方成正比，比例系数 $K > 0$. 求：

(1) 当 $\omega = \omega_0 / 3$ 时，飞轮的角加速度；

(2) 从开始制动到 $\omega = \omega_0 / 3$ 所需要的时间.

1-6　一个质量为 m、半径为 R 的匀质圆盘，放在粗糙的水平桌面上，绕通过盘心的竖直轴转动，初始角速度为 ω_0，已知圆盘与桌面的摩擦系数为 μ，问经过多长时间后圆盘静止？

1-7 质量为 M、半径为 R 的水平转台,可绕过中心的竖直轴无摩擦地转动. 质量为 m 的人站在距转轴 r 处的转台上,人和转台原来都静止. 当此人沿转台边缘行走一周时,求人和转台相对地面转过的角度.

1-8 一个转动惯量为 $J = 50 \text{ kg} \cdot \text{m}^2$ 的刚体做定轴转动,在 0.5 s 内由静止开始,最后达到 $120 \text{ r} \cdot \text{min}^{-1}$ 的转速. 若在这一过程中角速度是均匀增加的,求刚体受到的合外力矩.

1-9 一质量为 M、半径为 R、密度均匀分布的圆盘状飞轮. 在以角速度 ω 旋转的过程中,有一质量为 m 的碎片从飞轮的边缘上脱离并飞出. 假定碎片脱离飞轮时的速度恰好竖直向上,求:

(1) 碎片的上升高度;

(2) 飞轮剩余部分的角速度、角动量和转动动能.

1-10 设地球的质量为 m,半径为 R,自转周期为 T,太阳的质量为 M,地心与日心的距离为 r,地球与太阳之间的万有引力常数为 G. 若将地球绕太阳的运动视为圆周运动,将地球视为密度均匀分布的球体,求地球的自转角动量和地球绕太阳运动的轨道角动量.

1-11 质量为 500 g,直径为 40 cm 的圆盘,绕通过盘心的垂直轴转动,转速为 $1500 \text{ r} \cdot \text{min}^{-1}$. 要使它在 20 s 内停止转动,假定这一过程中转速是均匀减小的,求圆盘原来的转动动能、制动力矩的大小和该力矩对圆盘所做的功.

1-12 如题图 1-12 所示,质量均为 m 的两个小球 a 和 b 固定在长为 l 的刚性轻质细杆的两端,杆可在水平面上绕过 O 点(如图位置)的竖直轴自由转动,杆原来静止. 现有一个质量也为 m 的小球 c,垂直于杆以水平速度 v_0 与 b 球碰撞,并粘在一起. 求:

(1) 碰撞前 c 球相对于 O 点角动量的大小和方向;

(2) 碰撞后杆转动的角速度.

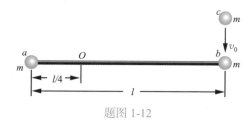

题图 1-12

1-13 人在垂直站立时,每根股骨承受的压力大约为体重的一半. 设股骨的平均横截面积为 8.0 cm^2,压缩弹性模量为 $9.4 \times 10^9 \text{ Pa}$,平躺时的股骨长度为 43.0 cm,那么一个体重为 800 N 的人站立时,相比于平躺股骨大约缩短了多少?

1-14 如果海水的体积模量为 $2.3 \times 10^9 \text{ Pa}$,问压强增加 $1.0 \times 10^7 \text{ Pa}$ 会使 1 m^3 的海水体积减小多少?

(哈尔滨医科大学 王晨光)

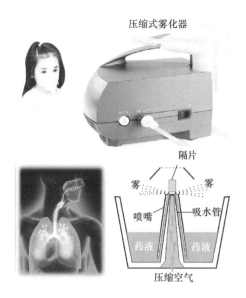

压缩式雾化器

隔片

雾　　　雾

喷嘴——　——吸水管

药液　　药液

压缩空气

雾化吸入是治疗呼吸系统疾病的一种重要手段, 医用雾化器主要用于治疗各种上下呼吸系统疾病, 如支气管炎、尘肺等气管、支气管、肺泡、胸腔内所发生的疾病, 一般分为两种: 超声雾化器和压缩式雾化器. 压缩式雾化器: 也叫射流式雾化器(喷雾器), 其工作原理可以采用本章即将学习的连续性方程和伯努利方程进行分析. 它是利用压缩空气通过细小的管口形成高速的气流, 产生的负压带动药液喷射到隔片上, 在高速撞击下形成雾状微粒向周围飞溅, 最终从出药管喷出. 这些微小颗粒(μm 数量级)可通过呼吸吸入的方式进入呼吸道和肺部, 从而达到无痛、迅速、有效的治疗目的, 目前在临床上被广泛使用.

第2章

流体的运动

固体、液体和气体是物体存在的三种基本形态. 气体和液体没有一定的形状, 各部分之间极易发生相对运动, 具有流动性, 因而被统称为流体(fluid). 研究流体运动规律的学科称为流体动力学(fluid dynamics), 流体动力学是水力学、空气动力学、生物力学等学科的理论基础. 掌握流体运动规律对研究人体循环系统、呼吸过程以及相关医疗设备是十分必要的. 本章将介绍它的一些基本概念和规律.

2.1 理想流体

2.1.1 理想流体的定义

实验表明，无论气体还是液体都有可压缩性(compressibility). 在 5.065×10^7 Pa 下，每增加 1.013×10^5 Pa，水的体积减少量接近原体积的两万分之一，水银的体积减少量接近原体积的百万分之四. 由此可见，液体的压缩量是很小的，通常可以不考虑液体的可压缩性. 气体的可压缩性则非常明显，例如，不用太大的力推动活塞即可使气缸气体明显地压缩. 但在一定条件下，我们常常可以把流动着的气体看作是不可压缩的. 因为气体密度小，即使压力差不太大，也能够驱使密度较大处的气体迅速流向密度较小的地方，使密度趋于均匀；若流动气体中各处的密度不随时间发生明显的变化，气体的可压缩性就可以不必考虑.

流体在流动的过程中，常常明显表现出黏性(viscosity). 所谓黏性，就是当流体流动时，层与层之间阻碍其相对运动的内摩擦力.

如果在流体运动的问题中，可压缩性和黏性都处于极为次要的地位，就可以把它当作不可压缩又无黏性的流体，称为理想流体(ideal fluid).

2.1.2 定常流动

流体流动时，流体质元的运动情况一般是不相同的. 在流体流动的过程中，任一瞬时，在流体占据空间的任一点都具有一定的速度，每一点都有一个流速矢量，通常将这些流速矢量构成的空间称为流速场，简称流场(flow field)，如图 2-1 所示.

当流体做规则运动时，为了形象地描述流场，引入了流线(stream line)的概念. 在流场中画许多曲线，使得任意一瞬时，曲线上任意一点的切线方向与流过该点的流体质元的速度方向一致，这种曲线称为流线，如图 2-2 所示.

在流体内部，由流线围成的细管称为流管(stream tube)，如图 2-3 所示. 在流体力学中，往往取一流管作为代表加以研究. 图 2-4 显示了流体绕过不同障碍物时流场的变化.

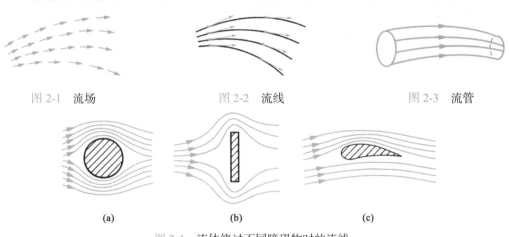

图 2-1 流场   图 2-2 流线   图 2-3 流管

(a)   (b)   (c)

图 2-4 流体绕过不同障碍物时的流线

一般情况下，流场中各点的流速随位置和时间的变化而改变，即 $v = v(x, y, z, t)$，流速是空间和时间的函数，流线的形状亦随时间而变，这种流动称为非定常流动. 如果流场中各点的流速不随时间变化，即 $v = v(x, y, z)$ ，流速是空间的函数，则这种流动称为定常流动(steady flow). 对于定常流动，流线不随时间改变，任一时刻的流线不能相交. 流管的形状也不随时间改变，流管内的流体不会流出到管外，流管外的流体也不会流入到管内.

2.1.3　连续性方程

在定常流动的流场中，任取一个细流管，在细流管中任意取两个面积分别为 S_1 和 S_2 的横截面，如图 2-5 所示，S_1 和 S_2 处的流速分别为 v_1 和 v_2，流体的密度分别为 ρ_1 和 ρ_2. 由于流体做定常流动，因此封闭曲面内流体的质量不会有变化，即在 Δt 时间内，流进 S_1 截面的流体质量必然等于流出 S_2 截面的质量，即 $\rho_1 S_1 v_1 \Delta t = \rho_2 S_2 v_2 \Delta t$ ，由此得

$$\rho_1 S_1 v_1 = \rho_2 S_2 v_2 \tag{2-1}$$

式 (2-1) 称为可压缩流体做定常流动的连续性方程(equation of continuity). 流体在单位时间内流过某一截面 S 的质量 $\rho S v$ 称为质量流量(mass flow rate)，所以定常流动的流体，其质量流量一定守恒，即 $\rho S v$=常量，单位为 $\mathrm{kg \cdot s^{-1}}$. 当流体为不可压缩流体时，$\rho_1 = \rho_2$ ，则

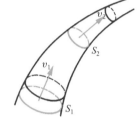

图 2-5　连续性方程

$$S_1 v_1 = S_2 v_2 \tag{2-2}$$

式(2-2)称为不可压缩流体做定常流动时的连续性方程，它表明不可压缩流体在流管中做定常流动时，流体的流速与流管截面积成反比.

单位时间通过流管内某一截面 S 的流体体积 $S v$，称为该截面的体积流量(volume flow rate)，简称流量(flow rate)，用 Q 表示，$Q = S v$=常量，单位为 $\mathrm{m^3 \cdot s^{-1}}$.

例 2-1　静止的正常人其主动脉横截面积 S_0 是 $3\ \mathrm{cm^2}$ ，通过它的血流速度 v_0 是 $30\ \mathrm{cm \cdot s^{-1}}$. 典型的毛细血管的横截面积 S 是 $3 \times 10^{-7}\ \mathrm{cm^2}$，流速 v 是 $0.05\ \mathrm{cm \cdot s^{-1}}$，这样一个正常人有多少根毛细血管？

解　设通过毛细血管的全部血液都必定通过主动脉，且整个过程不可压缩. 因此，通过主动脉的血液体积流量必定等于通过毛细血管时的总体积流量. 如果有 n 根毛细血管，根据连续性方程

$$S_0 v_0 = n S v$$

$$n = \frac{S_0 v_0}{S v} = \frac{3 \times 30}{3 \times 10^{-7} \times 0.05} = 6 \times 10^9$$

这样一个人有 60 亿根毛细血管.

2.1.4　伯努利方程

理想流体做定常流动时，流体运动的基本规律是伯努利(D. Bernoulli)于 1738 年首先导出

的. 下面用功能原理来推导这一方程.

当理想流体在重力场中做定常流动时, 我们以在流速场的一根细流管中任取 *ab* 段流体

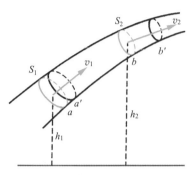

为研究对象, 分析其在很短时间 Δt 内由 *ab* 流至 *a'b'* 过程中的功能关系. 如图 2-6 所示, 设 *a* 处的截面积为 S_1、压强 p_1、流速 v_1、相对参考面的平均高度为 h_1, 由于 Δt 极短, 可认为流体从 *a* 处流至 *a'* 处时各量均无变化. 同理设 *b* 处各量分别为 S_2、p_2、v_2、h_2, 且流体从 *b* 处流至 *b'* 处时各量也均无变化. 由于流体做定常流动, 故在此流动过程中流管的形状是固定不变的.

图 2-6 伯努利方程的推导

伯努利方程及应用

理想流体因无黏性而不存在内摩擦力, 即 $A_{非保内}=0$. *ab* 段流体只受到周围流体的压力作用, 由于流管外流体作用于流管壁的压力垂直于流体的运动方向而做功为零, 故外力对 *ab* 段流体所做的总功应为施于 S_1 面的推力 $F_1 = p_1S_1$ 与施于 S_2 面上的阻力 $F_2 = p_2S_2$ 所做功的代数和

$$A_{外}=F_1v_1\Delta t - F_2v_2\Delta t = p_1S_1v_1\Delta t - p_2S_2v_2\Delta t$$

因流体不可压缩, 所以 *aa'* 段与 *bb'* 段流体的体积相等, 即 $S_1v_1\Delta t = S_2v_2\Delta t = V$, 由此可知

$$A_{外}=p_1V - p_2V$$

aa' 段与 *bb'* 段流体的质量也相等, 设为 *m*. 在 Δt 时间内理想流体由 *ab* 处流至 *a'b'* 处的定常流动过程中, *a'b* 段流体的机械能始终不变, 因此该过程中系统机械能的变化就等于 *bb'* 与 *aa'* 两段流体的机械能之差

$$\Delta E = E_2 - E_1 = \left(\frac{1}{2}mv_2^2 + mgh_2\right) - \left(\frac{1}{2}mv_1^2 + mgh_1\right)$$

根据功能原理: $A_{外} + A_{非保内} = \Delta E$, 将上面所分析的各公式整理可得

$$p_1V - p_2V = \left(\frac{1}{2}mv_2^2 + mgh_2\right) - \left(\frac{1}{2}mv_1^2 + mgh_1\right)$$

等式两边除以 *V*, 并考虑到流体密度 $\rho = \dfrac{m}{V}$, 整理后上式变为

$$p_1 + \frac{1}{2}\rho v_1^2 + \rho gh_1 = p_2 + \frac{1}{2}\rho v_2^2 + \rho gh_2 \tag{2-3}$$

因为 *a* 和 *b* 是流管上任意选取的两个截面, 所以对同一流管的任一垂直截面来说, 上式可表示为

$$p + \frac{1}{2}\rho v^2 + \rho gh = 常量 \tag{2-4}$$

式(2-3)、(2-4)称为伯努利方程(Bernoulli equation). 该方程说明: 理想流体做定常流动时, 同一流管中各截面处流体单位体积内的动能、势能, 以及该处的压强三者之和都相等, 为一常量. 式(2-3)、(2-4)中 *v*, *h*, *p* 均为流管截面上各量的平均值, 当截面积 *S* 趋于零时, 流管变成流线, 式中各量应理解为同一流线上任意两点处的数值. 因此伯努利方程严格成立的条件是: 所选取的点应是理想流体的定常流动中同一流线上的点.

2.1.5 伯努利方程的应用

1. 小孔流速的测量

在宽大容器中盛有理想流体，在侧壁开一小孔，设小孔距液面的高度是 h，如图 2-7 所示，求流体从小孔流出的速度.

选取液面和小孔截面为流管，在该流管内任取一流线，对选取流管的液面横截面和小孔横截面，应用连续性方程

$$S_A v_A = S_B v_B$$

由于 $S_A \gg S_B$，$v_A \ll v_B$，即 $v_A \approx 0$；对选取流线的液面处和小孔处的两点应用伯努利方程

$$p_A + \frac{1}{2}\rho v_A^2 + \rho g h_A = p_B + \frac{1}{2}\rho v_B^2 + \rho g h_B$$

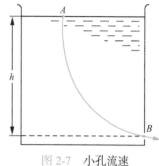

图 2-7 小孔流速

由于 A 点和 B 点与大气相通，$p_A = p_B = p_0$；参考面选在小孔处，$h_A = h$，$h_B = 0$；伯努利方程可写成

$$\rho g h = \frac{1}{2}\rho v_B^2$$

所以

$$v_B = \sqrt{2gh} \tag{2-5}$$

可见流体从液面下 h 处的小孔流出的速度与物体从 h 高度自由落下的速度相同，这一结果称为托里拆利定理(Torricelli's theorem).

2. 文丘里流量计

文丘里流量计(Venturi meter)是一个特制的管道系统，其两端较粗，中间较细，在较粗与较细的部位都有竖直细管，如图 2-8 所示. 将文丘里流量计连接在液体管道中，就可以测定液体的流量. 测量时将文丘里流量计水平地连接在液体管道上，对于流线中等高的 A 点和 B 点，应用伯努利方程有

$$p_A + \frac{1}{2}\rho v_A^2 = p_B + \frac{1}{2}\rho v_B^2$$

其中 p_A 和 p_B 分别为 A 点和 B 点的压强，v_A 和 v_B 分别为 A 点和 B 点的流速，ρ 为液体的密度.

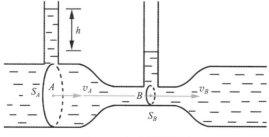

图 2-8 文丘里流量计

在两个竖直细管中，左侧液面高出右侧，两细管中液面高度差为 h，可知 p_A 和 p_B 有如下关系：

$$p_A - p_B = \rho g h$$

将此关系式代入上式可得

$$v_B^2 - v_A^2 = 2gh$$

考虑到连续性方程

$$S_A v_A = S_B v_B$$

可解出

$$v_B = S_A \sqrt{\frac{2gh}{S_A^2 - S_B^2}}$$

于是流量

$$Q = S_B v_B = S_A S_B \sqrt{\frac{2gh}{S_A^2 - S_B^2}} \tag{2-6}$$

截面小处流速大，因此压强小. 当流管中流体的流速很大时，可以使狭窄处的压强远小于大气压 p_0，这时狭窄处可以吸入外界气体或液体，这种现象称为空吸作用(suction effect). 喷雾器、水流抽气机、射流吸引器就是利用空吸原理制成的，如图 2-9 所示. 射流吸引器附设在麻醉机上，用以移出气道内的堵塞物，维持呼吸道畅通.

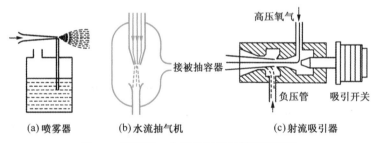

图 2-9 喷雾器、水流抽气机与射流吸引器

3. 皮托管

皮托管(Pitot tube)是一种测流体流速的装置，图 2-10 是它的基本结构. 图中 a 是一直管，b 是一根直角弯管，直管下端的管口截面与流线平行，而弯管下端的管口截面与流线垂直，液体在 A 处受阻形成流速为零的"滞停区". 流线上流速等于零的点称为驻点，即 A 点为驻点. 对流线 OA 应用伯努利方程得

$$p_A = p_O + \frac{1}{2}\rho v_O^2$$

由流体静力学知 $p_A - p_O = \rho g h$，代入上式可得

$$v_O = \sqrt{2gh} \tag{2-7}$$

只要知道两竖管中液面的高度差 h，就可测出液体的速率 v_O.

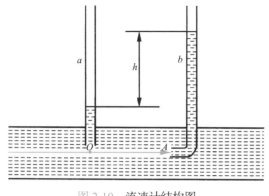

图 2-10 流速计结构图

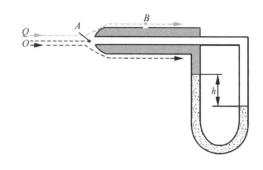

图 2-11 测气体流速的皮托管

图 2-11 是测气体流速的皮托管, 它是由两个同轴细管组成的. 内管的开口在正前方 A 处, 外管的开口在管壁的 B 处. 两管分别与 U 形管的两臂相连, 在 U 形管中盛有工作液体, 构成一个压强计. 在测量气体流速时, 将皮托管沿气流方向放置, 并使 A 口与气流方向相对, 形成 "滞停区", $v_A = 0$, 而 B 处的速度即为气体的流速. 在两条流线 OA、QB 上分别运用伯努利方程

$$p_O + \frac{1}{2}\rho v_O^2 + \rho g h_O = p_A + \rho g h_A$$

$$p_Q + \frac{1}{2}\rho v_Q^2 + \rho g h_Q = p_B + \frac{1}{2}\rho v_B^2 + \rho g h_B$$

因为点 O 与点 Q 非常接近, 可以认为对应各量是相等的. 皮托管一般都很细, 点 A 与点 B 的高度差很小, 可以认为 $h_A = h_B$. 考虑这些条件, 由上两式求得

$$p_A = p_B + \frac{1}{2}\rho v_B^2$$

如果压强计中工作液体的密度为 ρ', 则

$$p_A - p_B = \rho' g h$$

比较上两式, 可得

$$v_B = \sqrt{\frac{2\rho' g h}{\rho}} \tag{2-8}$$

这样, 若已知工作液体密度 ρ', 就可由压强计的两液面高度差 h 计算出待测气体的流速.

4. 虹吸管

虹吸管是用来从不能倾斜的容器中连续取出液体的装置, 如图 2-12 所示, 令虹吸管内充满液体, 一端置于不能倾斜的容器内, 另一端置于容器外, 这样液体将会从虹吸管内流出, 这种现象称为虹吸现象(siphon phenomenon). 设管内液体为理想流体, 虹吸管粗细均匀, 其截面积比容器截面小很多. 在液面 A 处和管口 D 处建立伯努利方程, 因为这两处的压强均为大气压 p_0, 即 $p_A = p_D = p_0$, 所以

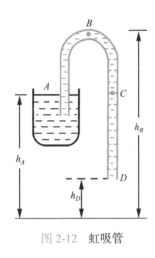

图 2-12　虹吸管

$$\frac{1}{2}\rho v_A^2 + \rho g h_A = \frac{1}{2}\rho v_D^2 + \rho g h_D$$

因为容器的截面比虹吸管截面大很多，所以 $v_A \approx 0$，由此可知管口 D 处的流速为

$$v_D = \sqrt{2g(h_A - h_D)} \qquad (2\text{-}9)$$

式(2-9)表明要产生虹吸现象必须要求 $h_A > h_D$，即管子出口的位置要低于容器内的液面.

考虑到 $v_A \approx 0$，$p_A = p_0$，对 B、A 两点列出伯努利方程

$$p_B + \frac{1}{2}\rho v_B^2 + \rho g h_B = p_A + \rho g h_A$$

即

$$\frac{1}{2g}v_B^2 = \frac{1}{\rho g}(p_0 - p_B) - (h_B - h_A)$$

$$(h_B - h_A) \leqslant \frac{1}{\rho g}(p_0 - p_B) \qquad (2\text{-}10)$$

若 $h_{BA}(h_{BA} = h_B - h_A)$ 取最大值，则 B 处的压强要取最小值，即 $p_B = 0$. 此时 h_{BA} 最大值为 $\dfrac{p_0}{\rho g}$，这说明虹吸管能工作的临界条件是其最高处与入口液面之间的竖直距离不能超过 $\dfrac{p_0}{\rho g}$，对于水，$h_{BA} = 10\,\mathrm{m}$.

2.2　黏　性　流　体

2.2.1　层流

如图 2-13 所示，在一根竖直圆管中，先注入一段黏性较大的无色甘油，然后在上面再加一段有色甘油，使两者间有明显的分界面，且使其密度稍微大于下面的无色甘油. 静止时，两者之间的分界面是水平的. 当打开圆管下面的阀门时，甘油会向下流出，有色甘油下面的界面逐渐呈舌形，这说明管中甘油在同一横截面上不同位置，流体质点的流速不同，甘油是分层流动的，靠近管轴处流速最大，离管轴越远，流速越小，贴近管壁处流速接近于零. 可把甘油沿竖直方向分成许多平行于管轴的圆筒形薄层，如图 2-14 所示. 黏性流体的这种分层流动称为层流(laminar flow).

流体层流时，流动定常，相邻各层以不同的速度做相对运动，彼此不相混合. 流体做层流时，相邻流层做相对滑动，两层之间存在切向的相互作用力. 流速快的流层对流速慢的流层的作用力方向与流速方向相同，使其加速；流速慢的流层对流速快的流层的作用力方向与流速方向相反，阻碍其流动，这对作用力即流体的内摩擦力，也称黏性力.

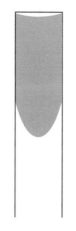

图 2-13 甘油在竖管中的流动

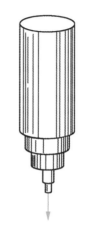

图 2-14 层流示意图

2.2.2 牛顿黏滞定律

黏性流体做层流时，各层的流速不同，如图 2-15 所示，设在半径 x 方向上相距为Δx 的两个流层，对应流速分别为 v 和 $v+\Delta v$，Δv 为两流层流速之差，v 对 x 的导数为

$$\lim_{\Delta x \to 0} \frac{\Delta v}{\Delta x} = \frac{\mathrm{d}v}{\mathrm{d}x} \quad (2-11)$$

式(2-11)称为沿 x 轴方向上流层的速度梯度(velocity gradient)，它是在与速度垂直的方向上速度随距离的变化率，单位为 s^{-1}，其大小反映了相邻两个流层之间速度变化的剧烈程度，$\mathrm{d}v/\mathrm{d}x$ 越大，两层流速的差别越大.

实验表明，两流层之间黏性力 F 与两流层之间的接触面积 S 以及该处的速度梯度 $\mathrm{d}v/\mathrm{d}x$ 成正比，即

$$F = \eta S \frac{\mathrm{d}v}{\mathrm{d}x} \quad (2-12)$$

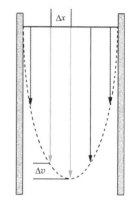

图 2-15 速度梯度

式(2-12)称为牛顿黏滞定律(Newton's law of viscosity)，式中比例系数 η 称为流体的黏度(viscosity)或黏滞系数. 在国际单位制中，黏度的单位为帕斯卡·秒(Pa·s 或 N·s·m^{-2}). 黏度是一个反映流体黏性的物理量，其大小取决于流体的性质，还和温度有关，表 2-1 列出了一些流体的黏度.

表 2-1 常见流体的黏度

流体	温度 $t/℃$	$\eta/(\mathrm{mPa \cdot s})$	流体	温度 $t/℃$	$\eta/(\mathrm{mPa \cdot s})$
水	0	1.794	酒精	20	1.20
水	37	0.69	甘油	20	830
水	100	0.284	蓖麻油	17.5	1225
血浆	37	1.0～1.4	空气	0	1.71×10^{-2}
血清	37	0.9～1.2	空气	20	1.81×10^{-2}
血液	37	2.0～4.0	空气	100	2.18×10^{-2}

通过证明, 式(2-12)可写为

$$\tau = \eta \dot{\gamma} \tag{2-13}$$

式中 $\tau = F/S$ 为切应力, 表示作用在流层单位面积上的内摩擦力, $\dot{\gamma} = \dfrac{\mathrm{d}\gamma}{\mathrm{d}t} = \dfrac{\mathrm{d}v}{\mathrm{d}x}$ 为切变率, 即切应变 γ 对时间的变化率. 在生物力学中, 牛顿黏滞定律常用式(2-13)的形式.

遵循牛顿黏滞定律的流体称为牛顿流体(Newtonian fluid), 这种流体的黏度在一定温度下具有一定的数值, 即切应力 τ 与切变率 $\dot{\gamma}$ 成正比, 水、血浆、乙醇、稀油等都属于牛顿流体. 不遵循牛顿黏滞定律的流体称为非牛顿流体, 如血液、悬浮液、原油等. 非牛顿流体的黏度不是常量, 即切应力与切变率不是正比关系.

2.2.3　流动状态

1. 层流和湍流

英国实验流体力学家雷诺(O. Reynolds)用长管中的流动过程来研究流体的流动状态, 图 2-16 所示是雷诺的实验简图. 在图中, 盛水的容器下方装有水平的玻璃管, 管端装有阀门用以控制水的流速. 容器内另有一细管, 内盛带颜色的液体, 此液体可从下面端口 A 处流出. 实验时, 先让水平玻璃管中的水慢流, 这时, 从细管中流出的有色液体呈一条线状, 各流层互不混合, 此时为层流状态. 随着阀门开大, 水的流速增大, 这时出现了有色液体与水相互混杂的情况, 这就是湍流状态. 层流只有在流速较小时才能维持, 当流速逐渐增大时, 层流状态将会被破坏, 各流层会相互掺和, 流体质元出现垂直于流动方向的分速度, 整个流体做紊乱的无规则运动, 这种流动状态称为湍流(turbulent flow).

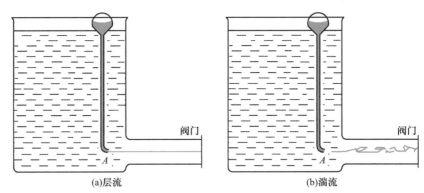

图 2-16　层流和湍流

2. 雷诺数

黏性流体的流动状态是层流还是湍流, 不仅与流速 v 有关, 还与流体的密度 ρ、黏度 η 及管道半径 r 有关.

雷诺提出了一个量纲为一的数, 作为决定层流向湍流转变的判据, 即

$$Re = \frac{\rho v r}{\eta} \tag{2-14}$$

Re 称为雷诺数(**Reynolds number**). 实验结果表明:①当 $Re<1000$ 时,流体做层流;②当 $Re>1500$ 时,流体做湍流.

　　流体在做湍流时,能量消耗比层流多,湍流将一部分能量转换为声能,这在医学上具有实用价值. 正是利用湍流的这一特性,医生才能利用听诊器辨别出血流的非正常情况,从而诊断某些心血管疾病;通过听取气管、支气管呼吸音正常与否,诊断肺部疾病;测量血压时,在听诊器中能听到血液通过被压扁的血管时因产生湍流所发出的声音.

　　雷诺数不仅提供了判断流动状态的标准,而且具有流体相似率.

　　如果两种流体的边界状况或边界条件相似,且具有相同的雷诺数,则流体具有相同的动力学特征.

　　流体的相似率特性具有重要的应用价值. 在水利工程的研究中,可以制造尺寸远小于实物的模型,只要使其中流体流动的雷诺数与实际情况接近,模型中液体的流动就和实际的流动具有相似的特征,这使模型研究成为可能. 事实上,用雷诺数判断流动状态不仅对液体适用,对气体也是适用的,新设计的飞机要在风洞里进行模拟实验,依据就是流体相似率.

2.2.4　黏性流体的伯努利方程　心脏做功

1. 黏性流体的伯努利方程

　　当不可压缩的黏性流体流动时,流体必须克服黏性力做功而引起能量损耗. 这时,需对理想流体的伯努利方程进行修正,得出黏性流体的伯努利方程

$$p_1 + \frac{1}{2}\rho v_1^2 + \rho g h_1 = p_2 + \frac{1}{2}\rho v_2^2 + \rho g h_2 + \Delta E_{12} \tag{2-15}$$

式中 ΔE_{12} 为单位体积的不可压缩黏性流体由 "1" 处流动到 "2" 处时,克服黏性力做功而损耗的能量.

　　当流管为均匀水平管时,$v_1 = v_2$,$h_1 = h_2$,则式(2-15)可写成

$$p_1 = p_2 + \Delta E_{12} \tag{2-16}$$

这表明在均匀水平管两端必须维持一定的压强差才能使黏性流体在管中流动.

　　图 2-17 所示的装置可以演示均匀水平管中黏性流体的压强分布情况. 在粗细均匀的水平圆管上,等距离地安装竖直支管,各支管中液体上升的高度可表示各处的压强. 当用黏性流体做实验时,沿流体流动方向各支管中液体的高度依次降低,且各支管中液体下降的高度与各支管到容器的距离成正比,说明沿流体流动方向压强逐渐减小.

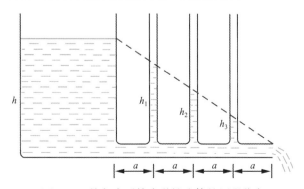

图 2-17　均匀水平管中黏性流体的压强分布

2. 心脏做功

血液循环由心脏做功来维持. 心脏有节律地收缩与舒张，不断对血液做功，补偿血液循环流动中的能量损失，维持循环的持续进行. 血液从左心室射出经主动脉、小动脉、微动脉、毛细血管、上腔和下腔静脉回到右心房，这一过程称为体循环；血液从右心室射出经肺动脉、肺毛细血管、肺静脉回到左心房，这一过程称为肺循环. 血液循环如图 2-18 所示.

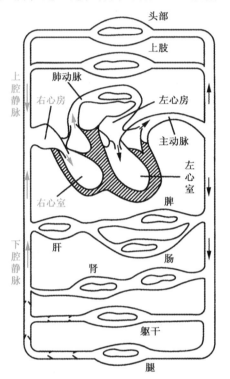

血液循环系统与心脏做功

图 2-18 血液循环系统示意图

下面我们用黏性流体的伯努利方程来讨论心脏做功的问题. 由于体循环和肺循环是同时进行的，所以心脏所做的功应该是左心室和右心室射出单位体积血液所做功之和.

在体循环过程中，左心室射出单位体积血液流回到右心房所构成的通道中，下式成立：

$$p_L + \frac{1}{2}\rho v_L^2 + \rho g h_L = p_R' + \frac{1}{2}\rho v_R'^2 + \rho g h_R' + W_L \tag{2-17}$$

式(2-17)中，p_L 表示左心室压强，p_R' 表示右心房压强，$p_R' \approx 0$；v_L 表示左心室射血速度，血液流回右心房的速度 $v_R' \approx 0$；h_L、h_R' 分别表示左心室和右心房距参考面的高度，它们之间的高度差可忽略不计；ρ 表示血液的密度；W_L 表示左心室射出单位体积血液所做的功. 式(2-17)可变换为

$$W_L = p_L + \frac{1}{2}\rho v_L^2 \tag{2-18}$$

同样，在肺循环过程中，右心室射出单位体积血液流回到左心房所构成的通道中，下式成立：

$$p_R + \frac{1}{2}\rho v_R^2 + \rho g h_R = p_L' + \frac{1}{2}\rho v_L'^2 + \rho g h_L' + W_R \tag{2-19}$$

式(2-19)中，右心室压强 $p_R = \frac{1}{6} p_L$ ，左心房压强 $p_L' \approx 0$ ；右心室射血速度与左心室射血速度相等 $v_R = v_L$ ，血液回到左心房时的速度 $v_L' \approx 0$ ； h_R 、h_L' 分别表示右心室和左心房距参考面的高度，它们之间的高度差可以忽略不计； W_R 表示右心室射出单位体积血液所做功. 据此，式(2-19)可变换为

$$W_R = \frac{1}{6} p_L + \frac{1}{2} \rho v_L^2 \tag{2-20}$$

由式(2-18)和式(2-20)可得，心脏射出单位体积血液所做的功为

$$W = \frac{1}{2}(W_L + W_R) = \frac{7}{12} p_L + \frac{1}{2} \rho v_L^2 \tag{2-21}$$

人在静息时， $v_L = 4.0 \times 10^{-1}\ \text{m·s}^{-1}$ ， $p_L = 100\ \text{mmHg} = 1.33 \times 10^4\ \text{Pa}$ ，血液的密度 $\rho = 1.05 \times 10^3\ \text{kg·m}^{-3}$ ，则心脏对单位体积血液所做的功为

$$W = \frac{7}{12} \times 1.33 \times 10^4 + \frac{1}{2} \times 1.05 \times 10^3 \times (4.0 \times 10^{-1})^2 \approx 8.0 \times 10^3\ (\text{J·m}^{-3})$$

根据测量，一般成人每一个心室每秒输出血量 $Q = 83\ \text{mL}$ ，故心脏总的机械功率为

$$P = 8.0 \times 10^3 \times 83 \times 10^{-6} \times 2 \approx 1.3\ (\text{W})$$

从式(2-21)可以看出，心脏的输出功率是随血压的升高而增加的，高血压势必引起心脏负担加重. 心脏每搏动一次所做的功，称为每搏功；心脏每分钟所做的功，称为每分功.

2.2.5 斯托克斯定理

当物体在黏性流体中做匀速运动时，物体表面附着一层流体，此层流体随物体一起运动，因而与周围流层之间存在黏性力. 如果物体是球形的，且流体对于球体做层流运动，则球体所受阻力的大小为

$$F = 6\pi \eta v R \tag{2-22}$$

式中 R 是球体的半径， v 是球体相对于流体的速度， η 是液体黏度. 式(2-22)称为斯托克斯定理(Stokes' theorem).

设在黏性流体内有一半径为 R 的小球，它受重力作用而下沉. 小球所受合力大小为

$$F = \frac{4}{3}\pi R^3 \rho g - \frac{4}{3}\pi R^3 \rho' g - 6\pi \eta v R$$

其中 ρ 是球体密度， ρ' 是流体密度， $\frac{4}{3}\pi R^3 \rho g$ 为小球受到的向下的重力， $\frac{4}{3}\pi R^3 \rho' g$ 为小球受到的向上的浮力， $6\pi \eta v R$ 为向上的阻力.

在此合力作用下，小球以加速度下沉. 但随着速度 v 的增加，阻力越来越大，最后当合力 $F = 0$ 时，它将匀速下降. 此时有

$$\frac{4}{3}\pi R^3 (\rho - \rho') g = 6\pi \eta v R$$

所以

$$v = \frac{2}{9\eta}R^2(\rho - \rho')g \tag{2-23}$$

该速度称为终极速度(terminal velocity)或沉降速度(settling velocity).

式(2-23)常被用来测液体黏度,其方法是把一个已知 R 值和 ρ 值的小球放入待测液体中下沉,测出它的沉降速度 v 值,就可计算出液体的黏度 η.

例 2-2 测定患者的血沉,在医学上有助于医生对病情做出判断,设血液是由红细胞(RBC)和血浆组成的悬浮液,将此悬浮液放进竖直放置的血沉管内,RBC 会在血浆中匀速下沉. 某人的血沉速率最大值是 18 mm·h^{-1},如果把 RBC 近似看作半径为 R 的小球,且认为它在血浆中下沉时所受的阻力服从 $f=6\pi R\eta v$,在室温下 $\eta=1.8\times10^{-3}$ Pa·s,已知血浆密度 $\rho_0=1.0\times 10^3$ kg·m^{-3},RBC 密度 $\rho=1.3\times10^3$ kg·m^{-3},求 RBC 半径的大小($g=10$ m·s^{-2}).

解 红细胞匀速下降时,受力满足 $mg = F_浮 + f$,即

$$\frac{4}{3}\pi R^3(\rho - \rho_0)g = 6\pi R\eta v$$

$$R = \sqrt{\frac{9\eta v}{2g(\rho - \rho_0)}} = 3.67\times10^{-6}\ \text{m} = 3.67\ \mu\text{m}$$

红细胞半径为 3.67 μm.

2.2.6 泊肃叶定律

法国医学家泊肃叶(Poiseuille)研究了血管内血液的流动,并对在压强差 $(p_1 - p_2)$ 作用下,在长度为 L 的细玻璃管中流体的流动进行了研究,发现通过圆管的流量与管子的压强梯度 $\frac{p_1 - p_2}{L}$ 成正比,与圆管半径 R 的四次方成正比,即

$$Q \propto \frac{p_1 - p_2}{L}R^4$$

此结果于 1842 年发表,称为泊肃叶定律(Poiseuille's law). 1852 年德国科学家维德曼(Wiedmann)首先从理论上推导了这一公式,并得出比例系数为 $\frac{\pi}{8\eta}$,则泊肃叶定律写成

$$Q = \frac{\pi R^4}{8\eta L}(p_1 - p_2) \tag{2-24}$$

下面我们来推导泊肃叶定律.

1. 流速分布

设牛顿流体在半径为 R 的水平管内流动,在管中取半径为 r,长度为 L,与管共轴的圆柱

形流体元, 如图 2-19(a)所示. 该流体元左端所受压力为 $p_1\pi r^2$, 右端所受压力为 $p_2\pi r^2$, 因此, 它所受的压力差为

$$F = (p_1 - p_2)\pi r^2$$

作用在流体元表面上的黏性阻力由牛顿黏滞定律给出, 因该阻力的作用面积为 $S = 2\pi rL$, 所以, 黏性阻力 $F' = -\eta 2\pi rL\dfrac{\mathrm{d}v}{\mathrm{d}r}$, 式中负号表示 v 随 r 的增大而减小.

当管内流体做定常流动时, 以上两力大小相等, 即

$$(p_1 - p_2)\pi r^2 = -2\pi r\eta L\frac{\mathrm{d}v}{\mathrm{d}r}$$

整理后得

$$\mathrm{d}v = -\frac{(p_1 - p_2)}{2\eta L}r\mathrm{d}r$$

对上式积分得到

$$v = -\frac{(p_1 - p_2)}{4\eta L}r^2 + C$$

根据 $r = R$ 时, $v = 0$ 的条件, 求得 $C = \dfrac{(p_1 - p_2)}{4\eta L}R^2$, 代入上式得

$$v = \frac{(p_1 - p_2)}{4\eta L}(R^2 - r^2) \tag{2-25}$$

式(2-25)给出了牛顿流体在水平圆管中流动时, 流速随半径的变化关系. 从此式可以看出, 管轴($r = 0$)处, 流速有最大值 $\dfrac{(p_1 - p_2)}{4\eta L}R^2$, 流速 v 沿管径方向呈抛物线分布, 图 2-19(b)为其速度分布的剖面图.

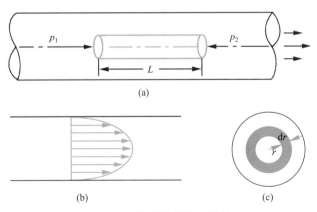

(a)

(b)　　　　(c)

图 2-19　泊肃叶定律的推导

2. 流量

在管中取一个与管共轴, 半径为 r, 厚度为 $\mathrm{d}r$ 的圆环形面积元, 如图 2-19(c)所示. 圆环的面积为 $2\pi r\mathrm{d}r$, 通过此圆环的流量

$$dQ = vdS = \frac{(p_1 - p_2)}{4\eta L}\left(R^2 - r^2\right)2\pi r dr$$

那么通过整个管截面的流量为

$$Q = \pi \frac{(p_1 - p_2)}{2\eta L}\int_0^R (R^2 - r^2)r dr$$

积分后得

$$Q = \frac{\pi R^4}{8\eta L}(p_1 - p_2) \tag{2-26}$$

此式即为泊肃叶定律. 泊肃叶定律还可以写成如下形式:

$$Q = \frac{\Delta p}{R_f} \tag{2-27}$$

其中

$$R_f = \frac{8\eta L}{\pi R^4} \tag{2-28}$$

式(2-27)与电学中的欧姆定律 $I = U/R$ 极为相似，式中 R_f 称为流阻(flow resistance). 如果流体流过几个"串联"的流管，则总流阻等于各个流管的流阻之和；如果几个流管"并联"连接，则总流阻的倒数等于各个流管的流阻倒数之和，这些关系式与电阻串、并联计算相类似.

当导体的电阻为零时，这样的导体称为超导体(superconductor)，此时，欧姆定律不再适用. 当流体的流阻(黏度)为零时，这样的流体称为超流体(superfluid)，泊肃叶定律不再适用，超导体材料和超流体材料广泛应用于现代医学影像设备——磁共振成像(MRI)中.

知 识 拓 展

体位对血压测量的影响

血压(blood pressure)是指血管中流动的血液对血管壁的侧压强，也是血液作用于血管壁单位面积上的压力.

若流体在等截面的流管中做定常流动，流速不变，则伯努利方程可写为 $p + \rho gh =$ 常量，在这种情况下，高处的压强较小，而低处的压强较大，可以解释体位变化对血压的影响. 人体处于平卧位与直立位时，头部、心脏、脚部三处动脉和静脉的血压数值如图 2-20 所示.

人体取平卧位时，头部与足部的动脉压大致相等，但比心脏的动脉压略低一些；头部与脚部的静脉压大致相等，但比心脏的静脉压略高一些. 人体取平卧位时头部动脉压为 12.67 kPa，静脉压为 0.67 kPa，而当取直立位时头部动脉压变为 6.8 kPa，静脉压变为 −5.2 kPa，减少的 5.87 kPa 是高度改变所造成的. 同理，对于足部来说，由平卧位改为直立位时，动脉压将由 12.67 kPa 变成 24.4 kPa，静脉压将由 0.67 kPa 变成 12.4 kPa，增加的 11.73 kPa 也是高度改变所致. 因此，测量血压时一定要注意体位姿态和所测量的部位.

血压的准确测量是高血压诊断、高血压防治效果评估以及血压监测的基础和关键，不同的体位和测量方式所测得的血压值会有明显差别.

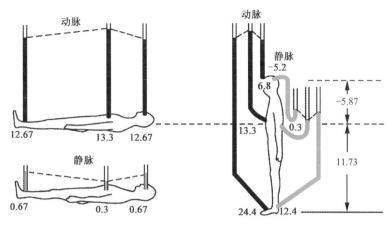

图 2-20 体位对血压的影响(单位：kPa)

人的血压判断标准：正常的健康成人收缩压在 90～140 mmHg(1mmHg=1.33kPa)，舒张压在 60～90 mmHg. 10 岁以下的儿童收缩压可以在 110 mmHg 以下，65 岁以上的人正常收缩压可以放宽到 150 mmHg. 是否符合上述正常标准必须采用正确的测量姿势才能够准确判断，如图 2-21 所示. 测量血压时要注意以下几点：

(1) 身体呈坐姿且上身挺直.

(2) 袖带气囊中部放置于上臂肱动脉的上方，袖带边缘不要卷起以免压迫血管影响血液流动. 袖带下缘在肘窝的上方 2～3 cm. 袖带绑得太紧，测出的收缩压、舒张压都偏低，绑得太松会导致血压偏高. 一般认为能塞进 2 个手指时松紧合适.

(3) 测量血压时袖带气囊位置应与右心房高度保持一致.

(4) 手心向上，身体自然放松.

(5) 桌子和椅子的理想高度差是 25～30 cm.

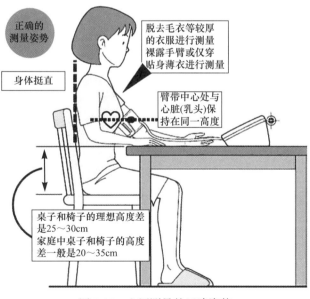

图 2-21 血压测量的正确姿势

医学流体力学

习　题

2-1　理想流体做定常流动时，流线为什么不会相交？

2-2　理想流体做定常流动时，为什么流管内的流体不会流出到管外，流管外的流体不会流入到管内？

2-3　水流过三通管 A 管后，经 B、C 两支管流出，已知三管横截面分别为 $S_A=100\ \mathrm{cm}^2$，$S_B=40\ \mathrm{cm}^2$，$S_C=80\ \mathrm{cm}^2$，A、B 两管中的流速分别为 $v_A=40\ \mathrm{cm\cdot s^{-1}}$，$v_B=30\ \mathrm{cm\cdot s^{-1}}$，求 C 管中的流速 v_C.

2-4　两艘轮船平行行进时，若靠得比较近，则极易发生碰撞，为什么？

2-5　试估算人倒立时，头部、脚部动脉血压为多少.

2-6　长江三峡水利枢纽工程简称"三峡工程"，是当今世界上最大的水利枢纽工程. 大坝为混凝土重力坝，大坝坝顶总长 3035 m，坝高 185 m，设计正常蓄水水位枯水期为 175 m(丰水期为 145 m)，左、右岸厂房共安装 26 台水能发电机组，机组单机容量均为 70 万千瓦，总装机容量 1820 万千瓦，年平均发电量 846.8 亿度. 水位按 175 m，试估算泄洪深孔水流速度.

2-7　当前我国高铁列车的时速已达到 350 km·h^{-1}，列车经过时掀起的风速能达 20 cm·s^{-1}，相当于 7~8 级大风. 为避免造成人员伤亡事故，铁路两旁 2 m 内严禁站人，需设置安全线. 试解释安全线内站人为什么会有被列车吸进去的危险.

2-8　在微循环中，红细胞(RBC)会向轴向集中，而在血管管壁处形成血浆层. 为什么会出现这种现象呢？

2-9　在足球场上，一个绝妙的"香蕉球"可以绕过人墙，穿过守门员的防线，飞入球门. 这是在观看高水平足球赛时经常遇到的精彩场面. 根据题图 2-9，分析讨论"香蕉球"形成的原因.

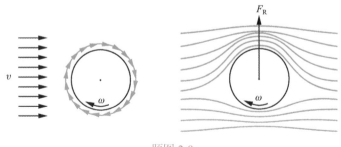

题图 2-9

2-10　液体在一水平管道中流动，A 处和 B 处的横截面积分别为 S_A 和 S_B. B 处管口与大气相通，压强为 p_0. 若在 A 处用一细管与容器相通，如题图 2-10 所示，试证明，当 h 满足关系

$$h = \frac{Q^2}{2g}\left(\frac{1}{S_A^2} - \frac{1}{S_B^2}\right)$$

时，A 处的压强刚好能将比水平管低 h 处的同种液体吸上来，其中 Q 为体积流量.

2-11   如题图 2-11 所示，一水平管下装有 U 形管，U 形管内装有水银. 已知水平管粗、细处的横截面面积分别为：$S_A = 5.0 \times 10^{-3}$ m^2，$S_B = 1.0 \times 10^{-3}$ m^2. 当水平管中有水流流动时，测得 U 形管中水银面的高度差 $h = 3.0 \times 10^{-2}$ m. 求水流在粗管处的流速 v_A. 已知水和水银的密度分别为：$\rho = 1.0 \times 10^3$ kg·m^{-3}，$\rho' = 13.6 \times 10^3$ kg·m^{-3}.

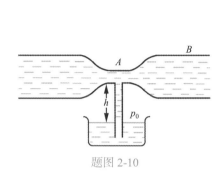

题图 2-10

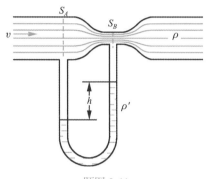

题图 2-11

2-12   如题图 2-12 所示的采气管，如果 U 形管压强计指示的水柱高度差为 2.0 cm，若某种气体的密度为 $\rho = 2$ kg·m^{-3}，采气管的截面积 S_A 为 10 cm^2，求 10 min 内可采集到多少该种气体.

2-13   如题图 2-13 所示，两个盛水的开口容器 B 和 F，容器 B 的底部接一水平流管，管 C 处的截面是 D 处的 1/2，且 D 处的截面远小于容器 B 的截面，在 C 处开口引管 E 浸入容器 F 中，如果容器 B 中的水沿水平管做定常流动，且 D 处与 B 中液面高度差为 h，求 E 管内水上升的高度 H.

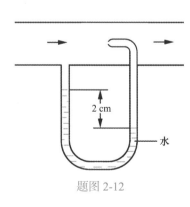

题图 2-12

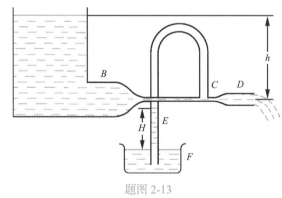

题图 2-13

2-14   为什么当大风吹过高架电线时，会有"嗡嗡"声响.

2-15   根据泊肃叶定律，试分析可采用哪些方法来改善血液循环.

2-16   某人的心脏血液输出量为 0.85×10^{-4} m^3·s^{-1}，体循环的总压强差为 11.83 kPa，此人的体循环总流阻是多少?

(福建医科大学 郑海波)

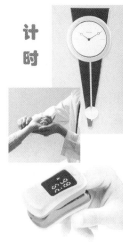

计时

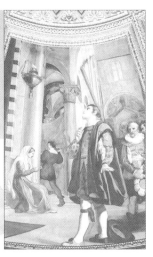

在计时工具不准确、不普及的年代，医生只能凭经验判断病人的脉搏。伽利略发明了首台脉搏仪，提高了当时测量脉搏的准确性。大学时期的伽利略就表现出了注重实践的科学精神，他发现单摆摆动一次所用的时间与通过的弧长无关，具有等时性。通过进一步实验研究，确定摆动周期与摆长的平方根成正比，并据此制作了最早的脉搏仪。该脉搏仪有一个摆线长度可调整的单摆，摆线上的标记代表位于不同刻度时摆线的长度不同，对应每分钟的脉搏数不同。医生只需要改变摆线的长度让单摆的摆动与病人脉搏合拍，就可以根据标记处的刻度值读出病人每分钟的脉搏数。随着技术的不断进步，医生已从借助钟表触诊，发展到现在借助各种数字测量设备，能够更方便、更准确地测量脉搏。

第 **3** 章

振　　动

振动(vibration)是自然界中普遍存在的一种现象。任何一个物理量在某定值附近往复变化都称为振动。例如，钟摆摆动时位移、速度及加速度的变化。交流电路中电流、电压及电荷的变化。电磁波中电场强度和磁感应强度的变化等。

物体在某一位置附近的往复运动，称为**机械振动(mechanical vibration)**。琴弦被拨动后的运动、风吹树枝的摆动、发声时声带的微小颤动、心脏的跳动等都是机械振动。机械波、电磁波及人体内心音和肺音的产生都与振动息息相关，在物理学中对振动现象进行研究非常必要。尽管各种振动产生的物理机制不同，但都遵循着一些共同的规律，具有相同的数学表述。我们从研究机械振动入手，去了解振动遵循的一般规律。

3.1　简　谐　振　动

3.1.1　简谐振动的振动方程

任何物体都可以振动，一般情况下振动是复杂的. 为了理解振动的基本特性，以理想模型——弹簧振子作为研究对象，研究其振动过程. 一个质量为 m 的物体，放在光滑的水平面上. 劲度系数为 k、质量可忽略的轻弹簧的一端与物体相连，另一端固定在刚性墙上. 该物体和弹簧构成的系统称为弹簧振子. 当弹簧处在自由伸长状态时，物体受到的合力为零，此时物体所在位置为平衡位置. 将物体拉离平衡位置后释放，物体开始在平衡位置附近做往复运动. 以平衡位置为原点，沿物体运动方向建立 x 坐标轴，t 时刻物体离开平衡位置的位移为 x，如图 3-1 所示.

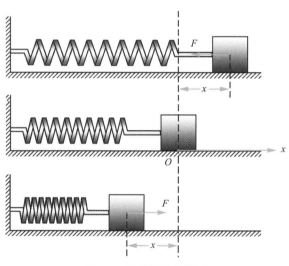

图 3-1　弹簧振子的振动

根据胡克定律，弹簧作用在物体上的弹力

$$F = -kx \tag{3-1}$$

弹力与物体离开平衡位置的位移成正比, 负号表示弹力的方向与位移方向相反. 弹力总是试图将离开平衡位置的物体拉回到平衡位置，具有这种性质的力称为回复力. 而惯性又使物体不会停留在平衡位置，回复力和惯性是产生振动的两个基本原因. 根据牛顿第二定律，得

$$m\frac{\mathrm{d}^2 x}{\mathrm{d}t^2} = -kx$$

对给定的弹簧振子，m、k 为正值常量，令

$$\omega^2 = \frac{k}{m} \tag{3-2}$$

将其代入上式，得到物体的动力学方程为

$$\frac{\mathrm{d}^2 x}{\mathrm{d}t^2} + \omega^2 x = 0 \tag{3-3}$$

该微分方程的解为

$$x = A\cos(\omega t + \varphi) \tag{3-4}$$

式中，A、φ是两个积分常数，其大小由初始条件决定. 弹簧振子振动时，物体离开平衡位置的位移随时间按余弦规律(或正弦规律)变化，这种振动称为简谐振动(simple harmonic vibration). 式(3-4)称为振动方程或振动表达式. 当一个振动系统受到大小与离开平衡位置的位移成正比、方向相反的线性回复力作用时，系统的振动是简谐振动. 广义上讲，一个物理量的变化规律遵循式(3-3)或式(3-4)，该物理量做简谐振动.

根据速度、加速度的定义，物体做简谐振动时的速度、加速度分别为

$$v = \frac{\mathrm{d}x}{\mathrm{d}t} = -\omega A\sin(\omega t + \varphi) \tag{3-5}$$

$$a = \frac{\mathrm{d}^2 x}{\mathrm{d}t^2} = -\omega^2 x = -\omega^2 A\cos(\omega t + \varphi) \tag{3-6}$$

物体做简谐振动时，不仅位移随时间做周期性变化，其速度和加速度也随时间做周期性变化，简谐振动的加速度与位移成正比，方向与位移方向相反.

弹簧振子的振动是一种理想情况，实际发生的振动大多较为复杂，但很多情况下的微振动可以近似看作简谐振动. 例如，长度为 l 的不可伸缩的细线上端固定，下端悬挂一个质量为 m、可看作质点的物体，将物体拉离平衡位置后释放，物体开始来回摆动，该系统称为单摆，如图 3-2 所示.

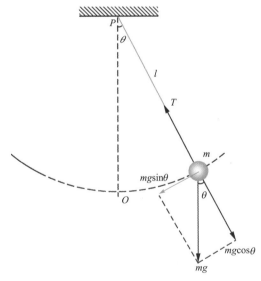

图 3-2 单摆

不计空气阻力，物体受到的回复力 $F = -mg\sin\theta$，为非线性回复力，振动是非简谐振动. 当单摆在竖直平面内的摆动是小角度摆动时，即 $\theta \leqslant 5°$，$F \approx -mg\theta$，根据牛顿第二定律得

$$\frac{\mathrm{d}^2\theta}{\mathrm{d}t^2} + \omega^2\theta = 0 \tag{3-7}$$

其中

$$\omega^2 = \frac{g}{l} \tag{3-8}$$

将式(3-7)与式(3-3)比较，两式具有相同的形式. 所以，单摆的微振动也是简谐振动. 固体中的原子在其平衡位置附近做微振动时，振动也近似为简谐振动.

3.1.2 简谐振动的特征量

在简谐振动方程(3-4)中，A、ω 及 φ 是描述振动特征的三个物理量.

1. 振幅

式(3-4)中，$|\cos(\omega t + \varphi)| \leqslant 1$，物体的运动范围在 A 到 $-A$ 之间. A 表示振动物体离开平衡位置的最大距离，称为振幅(amplitude).

2. 周期和频率

运动具有周期性是振动的重要特征. 物体从某振动状态开始经过一段时间后又回到该状态，这个过程称为一次周期性振动. 定义完成一次周期性振动所用的时间为周期(period)，用 T 表示. 每隔一个周期，物体的振动状态就重复一次，即

$$x = A\cos[\omega(t + T) + \varphi] = A\cos(\omega t + \varphi)$$

$$A\cos[(\omega t + \varphi) + \omega T] = A\cos(\omega t + \varphi)$$

T 为满足上述方程的最小时间，$\omega T = 2\pi$，即

$$T = \frac{2\pi}{\omega} \tag{3-9}$$

定义单位时间内完成周期性振动的次数为频率(frequency)，用 ν 表示，单位是赫兹(Hz). 频率与周期的关系为

$$\nu = \frac{1}{T} = \frac{\omega}{2\pi}$$

或

$$\omega = 2\pi\nu \tag{3-10}$$

ω 表示物体在 2π 秒时间内完成周期性振动的次数，称为角频率(angular frequency)，单位为弧度每秒 $(\mathrm{rad \cdot s^{-1}})$.

对弹簧振子，根据式(3-2)，$\omega = \sqrt{\dfrac{k}{m}}$，弹簧振子的周期为

$$T = 2\pi\sqrt{\frac{m}{k}} \tag{3-11}$$

对单摆，根据式(3-8)，$\omega = \sqrt{\dfrac{g}{l}}$，单摆的周期为

$$T = 2\pi\sqrt{\frac{l}{g}} \tag{3-12}$$

弹簧振子的质量 m 和劲度系数 k 、单摆的摆长 l 和重力加速度 g ，都是振动系统本身固有的性质，弹簧振子和单摆的振动周期和频率完全由振动系统本身的性质决定，称为固有周期和固有频率. 简谐振动的振动周期和频率与振幅无关，具有等时性.

3. 相位

当物体做振幅为 A 、角频率为 ω 的简谐振动时，根据式(3-4)、式(3-5)及式(3-6)，物体的振动状态，即任意时刻物体离开平衡位置的位移、速度及加速度，完全由 $(\omega t + \varphi)$ 决定. $(\omega t + \varphi)$ 是决定振动物体运动状态的物理量，称为相位(phase). φ 为 $t = 0$ 时的相位，称为初相(initial phase). 规定初相的取值范围为 $0 \leqslant \varphi < 2\pi$ (或 $-\pi < \varphi \leqslant \pi$).

设有两个同频率的简谐振动，其振动方程分别为

$$x_1 = A_1 \cos(\omega t + \varphi_1)$$

$$x_2 = A_2 \cos(\omega t + \varphi_2)$$

两者的相位差为

$$\Delta\varphi = (\omega t + \varphi_2) - (\omega t + \varphi_1) = \varphi_2 - \varphi_1$$

用相位差可以比较两个同频率的简谐振动的振动步调. 当 $\Delta\varphi = \pm 2n\pi, n = 0,1,2,\cdots$ 时，两个物体将同时到达各自同方向的位移最大值，同时通过各自的平衡位置并向同方向运动，两个物体的振动步调完全相同，称为同相. 当 $\Delta\varphi = \pm(2n+1)\pi, n = 0,1,2,\cdots$ 时，一个物体到达正的最大位移值时，另一个物体到达负的最大位移值，它们同时通过各自的平衡位置但运动方向相反，两个物体的振动步调相反，称为反相，如图 3-3 所示.

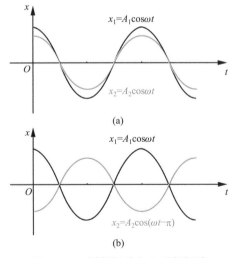

图 3-3 (a)同相振动和(b)反相振动

根据初始条件确定振幅 A 和初相 φ . 设 $t = 0$ 时，位移 $x = x_0$ ，速度 $v = v_0$. 在式(3-4)、(3-5)中令 $t = 0$ ，得

$$x_0 = A\cos\varphi$$

$$v_0 = -\omega A\sin\varphi$$

解上面的方程组，得

$$A = \sqrt{x_0{}^2 + \frac{v_0{}^2}{\omega^2}} \tag{3-13}$$

$$\varphi = \arctan \frac{-v_0}{\omega x_0} \tag{3-14}$$

例 3-1　一质点沿 x 轴做简谐振动. 振幅为 2.0 cm、频率为 1.5 Hz，$t = 0$ 时，质点通过原点向 x 轴的正方向运动. 求：(1) 质点的振动方程. (2) 最大速度、最大加速度. (3) $t = 1.0\,\text{s}$ 这段时间内质点运动的总路程.

解　(1) 设简谐振动方程为

$$x = A\cos(\omega t + \varphi)$$

据题意，振幅 $A = 2.0\,\text{cm}$，频率 $\nu = 1.5\,\text{Hz}$. 首先求出角频率 $\omega = 2\pi\nu = 3.0\pi\,\text{rad} \cdot \text{s}^{-1}$. 再利用初始条件求初相 φ. 将 $t = 0$ 时，$x = 0$，$v > 0$ 分别代入式(3-4)、(3-5)中，得

$$A\cos\varphi = 0, \quad -\omega A\sin\varphi > 0$$

即 $\varphi = \dfrac{\pi}{2}$、$\dfrac{3\pi}{2}$，且 $\sin\varphi < 0$，因此只能取 $\varphi = \dfrac{3\pi}{2}$. 振动方程为

$$x = 2.0\cos\left(3.0\pi t + \frac{3\pi}{2}\right)\text{cm}$$

(2) 最大速度为

$$v_{\max} = \omega A = 3.0\pi \times 2.0 = 6.0\pi \approx 19\ (\text{cm} \cdot \text{s}^{-1})$$

最大加速度为

$$a_{\max} = \omega^2 A = (3.0\pi)^2 \times 2.0 = 18.0\pi^2 \approx 1.8 \times 10^2\ (\text{cm} \cdot \text{s}^{-2})$$

(3) 将 $t = 1.0\,\text{s}$ 代入振动方程 $x = 2.0\cos\left(3.0\pi t + \dfrac{3\pi}{2}\right)\text{cm}$ 中，得

$$x = 2.0\cos\left(3.0\pi + \frac{3\pi}{2}\right) = 0$$

物体又回到了平衡位置，运动的总路程是振幅 A 的整数倍. 物体从平衡位置运动到最大位移处，或从最大位移处回到平衡位置所通过的路程为 A，所用的时间为 $\dfrac{T}{4}$. 周期 $T = \dfrac{1}{\nu} = \dfrac{2}{3}\,\text{s}$，$\dfrac{T}{4} = \dfrac{1}{6}\,\text{s}$，物体运动的时间 1.0 s 是 $\dfrac{T}{4}$ 的 6 倍，运动的总路程为 $6A = 6 \times 2.0 = 12\ (\text{cm})$.

3.1.3　简谐振动的旋转矢量表示法

为了更加直观地描述简谐振动，引入简谐振动的旋转矢量表示法. 设点 M 以大小不变的角速度 ω，绕以 O 为圆心、半径为 A 的圆周逆时针运动. 由 O 指向 M 的矢量 A 也以角速度 ω 逆时针旋转. 以圆心为原点建立 x 坐标轴. 当点 M 做圆周运动时，其在 x 轴上的投影点 P 在 O

点两侧往复运动. A 称为旋转矢量，该圆周称为简谐振动的参考圆. 当 $t = 0$ 时，旋转矢量 A 与 x 轴的夹角为 φ，经时间 t，A 转过的角度为 ωt，t 时刻 A 与 x 轴的夹角为 $(\omega t + \varphi)$，投影点 P 离开平衡位置的位移为 $x = A\cos(\omega t + \varphi)$，如图 3-4 所示.

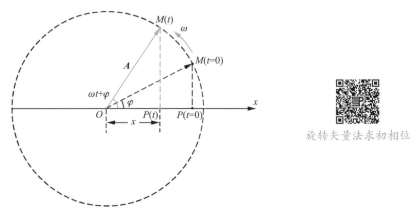

旋转矢量法求初相位

图 3-4   简谐振动的旋转矢量表示法

由此可见，当一个旋转矢量的末端沿参考圆做圆周运动时，其投影点在 x 轴上的运动是简谐振动. 描述振动特征的物理量，振幅、角频率、周期、相位、初相及离开平衡位置的位移都可以在旋转矢量图上直观地表示出来. 旋转矢量的长度表示振幅，旋转矢量转动的角速度表示振动的角频率，旋转矢量转一周所用时间表示振动周期，t 时刻旋转矢量与 x 轴的夹角表示相位，$t = 0$ 时旋转矢量与 x 轴的夹角表示初相，t 时刻旋转矢量的末端在 x 轴上的投影点的坐标表示离开平衡位置的位移.

3.1.4   简谐振动的能量

现在仍然以弹簧振子为例讨论简谐振动系统的能量. 弹簧振子振动时，随着弹簧伸长量变化，系统的弹性势能不断变化. 不计轻质弹簧的质量，系统的动能由振动物体决定，并随速度的变化而变化.

在任意时刻，系统的动能为

$$E_k = \frac{1}{2}mv^2 = \frac{1}{2}m\omega^2 A^2 \sin^2(\omega t + \varphi) \tag{3-15}$$

系统的弹性势能为

$$E_p = \frac{1}{2}kx^2 = \frac{1}{2}kA^2 \cos^2(\omega t + \varphi) \tag{3-16}$$

系统的总能量为

$$E = E_k + E_p = \frac{1}{2}m\omega^2 A^2 \sin^2(\omega t + \varphi) + \frac{1}{2}kA^2 \cos^2(\omega t + \varphi)$$

因为 $\omega^2 = k/m$，所以，上式可化为

$$E = \frac{1}{2}mA^2\omega^2 = \frac{1}{2}kA^2 \tag{3-17}$$

尽管弹簧振子在振动过程中，系统的动能和势能都随时间做周期性变化，动能最大时势能最小，动能最小时势能最大，但系统的总能量是一个与时间无关、与振幅的平方成正比的常量. 这是因为在振动过程中无外力对系统做功，系统内的动能和势能相互转换，但总的机械能守恒，如图 3-5 所示. 该结论对任意简谐振动系统都适用.

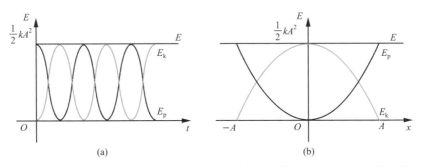

图 3-5 简谐振动动能、势能、总能量随时间变化的曲线(a)和随位移变化的曲线(b)

对实际振动系统，由于各种阻力的存在，振动系统的机械能逐渐减少，振幅随之而减小，直至停止振动. 这种振幅逐渐减小的振动称为阻尼振动(damped vibration). 为了维持系统的振动，可以通过施加一个对系统做正功的外力来补偿机械能的减少. 称系统在周期性外力持续作用下发生的振动为受迫振动(forced vibration). 在一个周期内，当周期性外力所做的功刚好补偿因阻力而消耗的系统能量时，系统将维持等幅振动，且振动的频率与周期性外力的频率相同，振动的振幅与周期性外力的频率有关. 当周期性外力的频率接近振动系统的固有频率时，受迫振动的振幅最大，发生共振(resonance). 许多实际的振动都属于受迫振动，例如，声波引起耳膜的振动、马达转动时引起基座的振动、风力引起建筑物的振动等.

共振现象有其有利的一面，在很多领域中被应用. 例如，收音机选台时，通过调节收音机的谐振频率，使谐振电路在接近所要收听电台的广播频率时发生共振，接收相应的广播信号. 临床诊断常用的磁共振成像技术，是利用人体内的氢原子核在外加磁场中受到特定频率的电磁波激发，发生核磁共振现象，产生携带人体内部信息的磁共振信号，接收处理磁共振信号最终形成图像. 同时共振现象也有其有害的一面，必须加以控制. 在对机械设备、桥梁及建筑物进行设计时，通常要考虑如何减轻由机器转动、车辆通行、风力等自然或人为因素引起的受迫振动，避免共振造成的破坏.

例 3-2 质量 m 为 0.5 kg 的质点沿 x 轴做简谐振动，振幅为 0.1 m，周期为 2 s. $t=0$ 时，质点的位移 $x_0 = -0.05$ m ，且向 x 轴的负向运动.(1) 用旋转矢量法求初相及第一次通过平衡位置时所用的时间；(2) 求振动系统的机械能.

解 (1) 以振幅 A 为半径、O 为圆心画参考圆，过圆心作 x 轴；根据初始条件找到 $t=0$ 时振动质点的位置在 P 点，过 P 点作 x 轴的垂线，垂线与参考圆相交于 M_1、M_2 两点；根据初速度的方向，确定其中的 M_1 为旋转矢量末端的位置；画出 $t=0$ 时的旋转矢量 A，A 与 x 轴的夹角为初相 φ，如图 3-6 所示.

根据图 3-6 所表示的几何关系，计算初相为

$$\varphi = \pi - \frac{\pi}{3} = \frac{2\pi}{3}$$

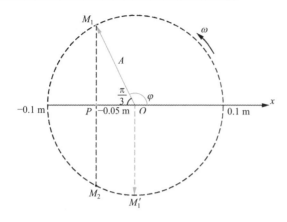

图 3-6　$t=0$ 及第一次通过平衡位置时的旋转矢量

旋转矢量 A 由初始位置 OM_1 逆时针转动 $\dfrac{\pi}{3}+\dfrac{\pi}{2}=\dfrac{5\pi}{6}$ (rad) 到达 OM_1' 位置时，振动质点第一次通过平衡位置，所用的时间为 t，则

$$\omega t=\frac{5\pi}{6}$$

振动的角频率为

$$\omega=\frac{2\pi}{T}=\frac{2\pi}{2}=\pi\ (\text{rad}\cdot\text{s}^{-1})$$

质点第一次通过平衡位置时所用的时间为

$$t=\frac{5\pi}{6\pi}\approx 0.83\ (\text{s})$$

（2）最大速度为

$$v_{\max}=\omega A=0.1\pi\ (\text{m}\cdot\text{s}^{-1})$$

振动系统的机械能为

$$E=E_{k\max}=\frac{1}{2}mv_{\max}^2=\frac{1}{2}\times 0.5\times(0.1\pi)^2\approx 2.5\times 10^{-2}\ (\text{J})$$

3.2　简谐振动的合成

3.2.1　同方向同频率的简谐振动的合成

　　一个质点同时参与两个同方向同频率的简谐振动. 以振动方向为 x 轴，质点的平衡位置为坐标原点，在 t 时刻这两个简谐振动的位移分别为

$$x_1=A_1\cos(\omega t+\varphi_1)$$

$$x_2=A_2\cos(\omega t+\varphi_2)$$

式中 A_1、A_2 和 φ_1、φ_2 分别表示两个简谐振动的振幅和初相. 根据矢量叠加原理，质点在任意时刻的位移是两个简谐振动单独存在时引起位移的矢量和. 由于位移 x_1、x_2 的方向在同一直线上，则合位移可表示为上述两个位移的代数和，即

$$x=x_1+x_2=A_1\cos(\omega t+\varphi_1)+A_2\cos(\omega t+\varphi_2)$$

用两种方法可以求出合成的结果. 一种是应用三角函数关系，另一种是应用简谐振动的旋转矢量表示法. 下面用旋转矢量表示法来讨论两个简谐振动合成的结果.

　　在旋转矢量表示法中，两个简谐振动对应的旋转矢量分别是 A_1 和 A_2，两个旋转矢量以相同的角速度 ω 逆时针转动. t 时刻，A_1 和 A_2 与 x 轴的夹角分别为 $(\omega t+\varphi_1)$ 和 $(\omega t+\varphi_2)$，两者之间的夹角为 $(\varphi_2-\varphi_1)$，不随时间改变. 根据矢量合成法则，以 A_1 和 A_2 为邻边作一个平行四边形，该平行四边形的形状将保持不变，合矢量 A 的长度保持不变，合矢量 A 也以相同的角速

度 ω 逆时针旋转. t 时刻的旋转矢量图如图 3-7 所示.

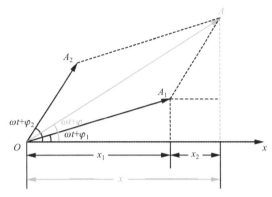

图 3-7　两个同方向同频率简谐振动合成的旋转矢量图

从图 3-7 可以看出，任意时刻合矢量 A 在 x 轴上的投影等于该时刻旋转矢量 A_1 和 A_2 在 x 轴上的投影 x_1 和 x_2 的代数和. 合矢量 A 正好表示合振动对应的旋转矢量，其与 x 轴的夹角表示 t 时刻合振动的相位. 即

$$x = x_1 + x_2 = A\cos(\omega t + \varphi)$$

合振动仍为角频率 ω 的简谐振动. 根据图 3-7 所示的几何关系，可以求出合振动的振幅 A 为

$$A = \sqrt{A_1^2 + A_2^2 + 2A_1 A_2 \cos(\varphi_2 - \varphi_1)} \tag{3-18}$$

$t = 0$ 时，旋转矢量 A 与 x 轴的夹角为 φ，是合振动的初相，此时 A_1 和 A_2 与 x 轴的夹角分别为 φ_1 和 φ_2. 根据几何关系，可求出合振动的初相 φ 为

$$\varphi = \arctan \frac{A_1 \sin \varphi_1 + A_2 \sin \varphi_2}{A_1 \cos \varphi_1 + A_2 \cos \varphi_2} \tag{3-19}$$

根据式(3-18)、式(3-19)可知，合振动的振幅与分振动的振幅及相位差有关. 通常合振动的振幅有下面三种情况.

(1) 两振动同相，即相位差 $\varphi_2 - \varphi_1 = \pm 2n\pi, n = 0, 1, 2, \cdots$ 时，$\cos(\varphi_2 - \varphi_1) = 1$，合振动的振幅为

$$A = \sqrt{A_1^2 + A_2^2 + 2A_1 A_2} = A_1 + A_2$$

合振动的振幅最大，为两分振动振幅之和.

(2) 两振动反相，即相位差 $\varphi_2 - \varphi_1 = \pm(2n+1)\pi, n = 0, 1, 2, \cdots$ 时，$\cos(\varphi_2 - \varphi_1) = -1$，合振动的振幅为

$$A = \sqrt{A_1^2 + A_2^2 - 2A_1 A_2} = |A_1 - A_2|$$

合振动的振幅最小，为两分振动振幅之差的绝对值.

(3) 两振动既不同相又不反相时，合振动的振幅满足下面的关系：

$$|A_1 - A_2| < A < A_1 + A_2$$

合振动的振幅介于最大值与最小值之间.

3.2.2   同方向不同频率的简谐振动的合成

两个同方向不同频率的简谐振动，振动的角频率分别为 ω_1 和 ω_2，t 时刻离开平衡位置的位移分别为

$$x_1 = A_1 \cos(\omega_1 t + \varphi_1)$$

$$x_2 = A_2 \cos(\omega_2 t + \varphi_2)$$

合振动的位移为

$$x = x_1 + x_2 = A_1 \cos(\omega_1 t + \varphi_1) + A_2 \cos(\omega_2 t + \varphi_2)$$

由于两个振动的频率不同，在旋转矢量表示法中，表示简谐振动的两个旋转矢量 A_1 和 A_2 以不同的角速度转动，两者之间的夹角 $[\varphi_2 - \varphi_1 + (\omega_2 - \omega_1)t]$ 将随时间改变，合矢量 A 的长度也将随时间而改变，t 时刻合振动的位移不能表示为式(3-4)的形式，合振动不再是简谐振动，而是 x 方向上的复杂振动。

为了突出频率不同对振动合成产生的影响，设两个同方向的简谐振动的振幅相同、初相相同，合振动的位移为

$$x = A[\cos(\omega_1 t + \varphi) + \cos(\omega_2 t + \varphi)]$$

$$x = 2A \cos \frac{(\omega_2 - \omega_1)t}{2} \cos\left(\frac{\omega_2 + \omega_1}{2}t + \varphi\right) \tag{3-20}$$

讨论两个振动频率较大且频率相差很小时合振动所表现出的特性。此时满足 $|\omega_2 - \omega_1| \ll \omega_2 + \omega_1$，式(3-20)中的第一项因子 $2A \cos \frac{(\omega_2 - \omega_1)t}{2}$ 随时间缓慢变化，第二项因子 $\cos\left(\frac{\omega_2 + \omega_1}{2}t + \varphi\right)$ 的角频率接近 ω_1 或 ω_2。式(3-20)可近似看作振幅为 $\left|2A \cos \frac{(\omega_2 - \omega_1)t}{2}\right|$、角频率为 $\frac{\omega_2 + \omega_1}{2} \approx \omega_1 \approx \omega_2$ 的简谐振动，如图 3-8 所示。

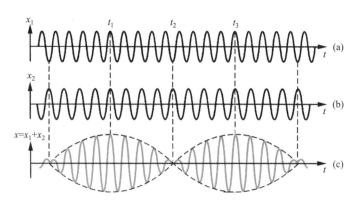

图 3-8   两个同方向、频率接近的简谐振动的合成

从图 3-8 可以看出，由两个方向相同、振动频率大且频率接近的简谐振动引起的合振动，其振幅随时间发生周期性变化，振幅时而增大、时而减小，合振动描述的是一个高频振动受到一个低频振动调制的运动。称这种振动时强时弱的现象为**拍(beat)**。定义单位时间内合振动

的振幅完成周期性变化的次数为拍频(beat frequency)，用 ν 表示. 设合振动的振幅完成一次周期性变化所用的时间为 T，则

$$\left| 2A\cos\frac{(\omega_2-\omega_1)}{2}t \right| = \left| 2A\cos\frac{(\omega_2-\omega_1)}{2}(t+T) \right|$$

$$\frac{|\omega_2-\omega_1|}{2}T = \pi$$

$$\nu = \frac{1}{T} = \frac{|\omega_2-\omega_1|}{2\pi} = |\nu_2-\nu_1| \tag{3-21}$$

拍频等于两个分振动频率之差.

拍现象在机械振动、电磁振动及波动中有着广泛的应用. 钢琴调音师用标准音叉进行调音，当钢琴某根弦的频率与标准音叉的频率存在微小差别时，叠加后会产生拍音，调整弦，直到拍音消失，就校准了钢琴的一个琴音. 临床上利用超声回波的多普勒频移可以探测人体内部的运动目标，如监测胎儿的心跳、测量血流速度等，利用拍现象可以很方便地测量多普勒频移.

3.2.3　互相垂直的简谐振动的合成

当一个质点同时参与两个振动方向垂直的简谐振动时，质点的位移是这两个振动单独存在时引起位移的矢量和. 一般情况下，质点将在由这两个垂直方向所确定的平面上做曲线运动. 下面讨论质点的运动轨迹.

设两个频率相同的简谐振动分别在相互垂直的 x、y 轴上进行，离开平衡位置的位移分别为

$$x = A_1\cos(\omega t + \varphi_1)$$

$$y = A_2\cos(\omega t + \varphi_2)$$

利用上面两式，消去时间参量 t，得到质点在直角坐标系中的轨迹方程为

$$\frac{x^2}{A_1^2} + \frac{y^2}{A_2^2} - 2\frac{xy}{A_1A_2}\cos(\varphi_2-\varphi_1) = \sin^2(\varphi_2-\varphi_1)$$

这是椭圆的一般方程. 两个振动方向垂直、频率相同的简谐振动合成后，合运动的轨迹是一个椭圆，椭圆的形状由两个分振动的振幅及相位差 $(\varphi_2-\varphi_1)$ 决定. 相位差不同，对应的合运动轨迹不同，运动方向不同，如图 3-9 所示.

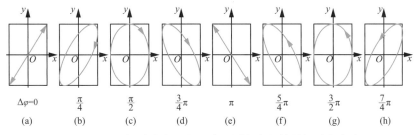

图 3-9　两个振动方向互相垂直、同频率的简谐振动的合成

当相位差 $\varphi_2-\varphi_1 = \pm n\pi, n = 0,1,2,\cdots$ 时，运动轨迹退化为直线，合运动是沿该直线方向上的简谐振动. 一般情况下，合运动的轨迹为椭圆.

当两个振动方向垂直的简谐振动的频率略有差异时，其相位差将随时间缓慢变化，合运动的轨迹和运动方向将不断按图 3-9 所示的顺序发生周期性变化.

当两个振动方向垂直的简谐振动的频率不同时，合运动是复杂的，运动轨迹也不稳定. 但当两分振动的频率比为简单的整数比时，合运动的轨迹是闭合且稳定的曲线，称为**李萨如图形**.

3.2.4 频谱分析

两个同方向的简谐振动合成后，可能是简谐振动，也可能是复杂振动，这个复杂振动也可以分解为两个不同频率的简谐振动. 实际存在的任何一个复杂振动是否都可以分解为一系列不同振幅、不同频率、不同相位的简谐振动呢？傅里叶分析理论给出了肯定的回答. 确定一个复杂振动所包含的各种简谐振动的频率及振幅的数学方法称为**频谱分析**. 用傅里叶级数和傅里叶变换的方法可实现对复杂周期性振动和非周期性振动的频谱分析.

通常用频谱图来表示一个实际振动所包含的各种简谐振动的振幅与频率之间的关系. 任意周期性振动都可以分解成许多个频率为原周期性振动频率整数倍的简谐振动，原周期性振动的频率称为**基频**，其他频率称为**谐频**. 周期性振动的频谱是分立的，如图 3-10 所示. 而非周期性振动的频谱是连续的，如图 3-11 所示.

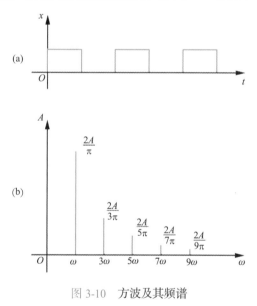

图 3-10　方波及其频谱　　　　图 3-11　阻尼振动及其频谱

对复杂振动进行频谱分析是研究复杂振动的一种重要方法. 在医学上，对声音、心电及脑电信号进行频谱分析，绘制频谱图，可为各种疾病的诊断提供依据. 对人体内某些生化物质所产生的磁共振信号进行频谱分析，可检测人体组织的代谢变化，对疾病做出早期诊断.

$$知\ 识\ 拓\ 展$$

与振动相关的人体生理参数

医生进行诊疗时，首先需要了解和采集病人的一些生理信息，如体温、血压、血糖等. 而人体的一些重要生理参数与振动有关, 如心音、呼吸音、脉搏、心率等. 其中心音、心率及脉搏都与心脏搏动有关.

呼吸音起源于呼吸过程中气道气体的流动类型, 以及肺内实体组织的振动. 呼吸气道由上呼吸道和下呼吸道构成. 上呼吸道包括鼻腔和咽部, 下呼吸道包括气管和左右两个支气管树. 口鼻吸入或呼出气流, 气流往返于气管及主支气管时, 形成湍流, 发出气管支气管呼吸音. 湍流是否发生及形成的规模, 与呼吸道的大小、结构及气道壁的光滑程度有关. 支气管树的末端连接肺泡, 成人呼吸系统大约有 3 亿个肺泡. 吸气时, 气流经气管、支气管树进入肺泡, 肺泡扩张. 呼气时, 气体从肺泡流出, 肺泡回缩. 随着呼吸的进行, 肺泡不断扩张回缩. 肺泡振动发出肺泡呼吸音. 肺实质的密度、结构及弹性等因素影响振动的固有频率. 当呼吸道发生病变、肺密度发生变化、肺纤维化、肺不张时, 呼吸音会出现异常. 检测并分析呼吸音, 能够为呼吸道及肺部疾病的诊断提供重要信息.

心音起源于心脏的搏动. 心脏结构如图 3-12 所示. 舒张期开始时, 房室瓣、肺动脉瓣及主动脉瓣关闭. 心房、心室处于舒张状态, 静脉血液经上、下腔静脉流入右心房, 动脉血液经左、右肺静脉流入左心房, 心房内的压力增大. 当心房压力大于心室压力时, 房室瓣开启, 血液从心房流入心室. 心房先开始收缩, 血液快速进入心室, 心室内的压力增大, 房室瓣关闭, 完成心室血液的充盈, 如图 3-13 所示. 接着心室开始收缩, 心室内压力增大, 当心室内压力大于肺动脉压和主动脉压时, 肺动脉瓣和主动脉瓣开启, 静脉血射入肺动脉, 动脉血射入主动脉, 心室压力减小, 直至肺动脉瓣和主动脉瓣关闭, 完成心脏的泵血, 如图 3-14 所示. 随着心脏持续舒张和收缩, 心房壁、心室壁、房室瓣、肺动脉瓣及主动脉瓣持续振动, 产生心音. 心室、心房及瓣膜的结构、大小、质量及弹性, 决定它们振动的固有频率, 影响由振动而产生的心音. 心音的另一个来源是心脏舒张和收缩时心脏内血液流动发生的湍流. 瓣膜狭窄、闭合过早或过晚、肺动脉主动脉的堵塞或扩张, 都会影响湍流发生的时间、地点、规模及强度, 从而影响湍流产生的心音. 检测并分析心音, 能够为心血管疾病的诊断提供重要信息.

心率是描述心脏跳动周期性的参数, 指心脏每分钟跳动的次数. 正常人的心率范围大约为每分钟 60~100 次. 心脏搏动时, 血液有节律地从左心室泵出进入主动脉, 使主动脉壁振动, 此振动沿管壁传播形成脉搏. 每分钟脉搏的次数与心率相同.

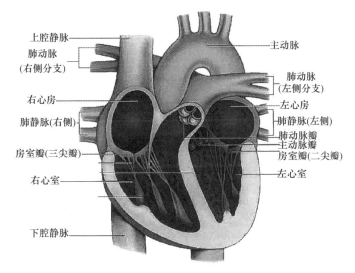

图 3-12　心脏结构示意图

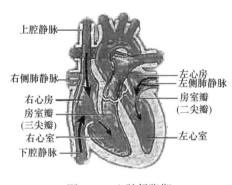

图 3-13　心脏舒张期

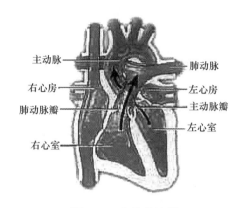

图 3-14　心脏收缩期

最早测量脉搏或心率的方式是用手直接触摸,用传统听诊器获得心音和呼吸音.随着技术的进步,检测人体生理参数的手段越来越丰富.医学传感器是将人体生理活动信息转换成与之有确定函数关系的电信号的装置,是获得人体生理、病理信息强有力的工具.采用加速式传感器测量和记录心音和呼吸音,将振动的位移、速度和加速度随时间的变化转换为相对应的电信号,具有重量轻、体积小、灵敏度高、抗干扰能力强等特点.

心音和呼吸音是来自人体的复杂生理信号,包含丰富的信息.要更好地解读心音和呼吸音,更多地挖掘其蕴含的生理和病理信息,需要对心音和呼吸音进行分析.时域分析直观,例如将信号的波形分段,计算能量包络和平均功率等.用频谱分析的方法得到信号的频谱,频谱信息对诊断具有重要价值,如鉴别心音和杂音的类型,对疾病进行分类等.由于心音和呼吸音具有随机性,还需要对其进行时频分析,研究心音和呼吸音信号的频率成分随时间的变化特性,更加全面地反映信号的时频特性,对心音、呼吸音进行分类,为心血管系统和呼吸系统疾病的诊断提供科学依据.

知识拓展
二维码

心电信号分析

习　题

3-1　汽缸中活塞的运动是简谐振动,其振动方程为 $x = 5.0\cos\left(2.0t + \dfrac{\pi}{6}\right)$ cm,式中 t 的单位是 s.求:

(1) 振幅、周期、频率及初相;

(2) 速度及加速度的最大值;

(3) $t = \dfrac{\pi}{2}$ s 时振动的相位及活塞的位置.

3-2　一物体沿 x 轴做简谐振动,振幅为 0.12 m,周期为 2.0 s,在 $t = 0$ 时物体位于 0.06 m

处且向正 x 轴方向运动. 求:

(1) 初相;

(2) 简谐振动方程;

(3) $t = 0.5\,\mathrm{s}$ 时, 物体离开平衡位置的位移、速度及加速度.

3-3　一质点沿 x 方向做振幅为 A、周期为 $2\,\mathrm{s}$ 的简谐振动, 振动方程用余弦函数表示, 试用旋转矢量法确定下述情况下的初相及第一次通过平衡位置时所用的时间. $t = 0$ 时, 质点的运动情况分别为:

(1) 过平衡位置, 向 x 轴的正方向运动;

(2) 过 $x = A / \sqrt{2}$ 的位置, 向 x 轴的负方向运动;

(3) 过 $x = -A$ 位置.

3-4　一质量为 $0.5\,\mathrm{kg}$、劲度系数为 $2.0\,\mathrm{N/m}$ 的弹簧振子做振幅为 $3.0\,\mathrm{cm}$ 的简谐振动, 求:

(1) 系统的总能量;

(2) 振子运动的最大速度;

(3) 当位移 $x = 2.0\,\mathrm{cm}$ 时, 求系统的动能及弹性势能.

3-5　两个同方向的简谐振动, 它们的振动方程分别为

$$x_1 = 0.03\cos\left(10t + \frac{3\pi}{4}\right), \quad x_2 = 0.04\cos\left(10t + \frac{\pi}{4}\right)$$

式中 x 的单位为 m, t 的单位为 s. 求它们的合振动的振幅和初相.

3-6　已知某音叉与频率为 $511\ \mathrm{Hz}$ 的音叉产生了拍现象, 拍频为 $1\ \mathrm{Hz}$, 而与另一频率为 $512\ \mathrm{Hz}$ 的音叉产生的拍频为 $2\ \mathrm{Hz}$, 求此音叉的频率.

(海南医学院　许建梅)

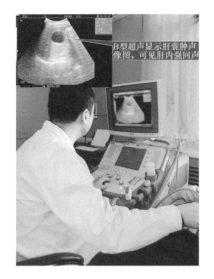

医学诊断用的超声波是一种特定频率(1~5 MHz)的机械波, 它具有方向性好, 穿透能力强, 易于获得较集中的声能等特点. 人们利用两种介质声阻抗差值越大, 超声波反射越强, 透射越弱的特点制成 B 型超声诊断仪(B 超), 通过向人体内发射超声波, 观察和测量反射波信号进而获得体内结构信息. 彩色多普勒超声仪是利用本章涉及的多普勒原理, 实现血流图像及相关参数的显示, 再将其叠加显示在 B 超获得的体内结构图像上, 可显示出血流的状况和流速在心脏、血管内的分布情况等信息. 目前, 超声诊断已广泛地用于心脏、肝、胆、肾脏、颅脑、眼科疾患、腹部肿块以及妇产科疾患的诊断与鉴别诊断, 成为临床诊断工作中不可缺少的工具.

第4章

机 械 波

振动状态以一定的速度在空间传播的现象称为波或波动(wave). 波有多种类型, 机械振动在弹性介质中的传播形成机械波(mechanical wave); 电磁振动在空间的传播形成电磁波(electromagnetic wave). 所有的波都遵循一些共同的规律, 如折射定律、反射定律、干涉原理和衍射原理等. 本章先从机械波引出描述波动的基本物理量, 再讨论简谐波的基本规律, 最后学习声波和超声波的一些物理性质、规律及其在医学中的应用.

4.1 机械波简介

4.1.1 机械波的产生和传播

由弹性力联系着的微粒(质点)所组成的介质，叫弹性介质(elastic medium). 当弹性介质中某个质点因外界扰动而引起振动时，由于弹性力的作用，邻近的质点便会在平衡位置附近振动. 这样在质点间弹性回复力的依次带动下，振动便由近及远地传播出去. 机械振动在弹性介质中的传播过程，称为机械波. 这一因外界作用而产生振动的质点称为波源. 因此，弹性介质和波源就是产生机械波的两个必要条件.

根据波的振动方向与传播方向的关系可把机械波分为横波和纵波两种基本形式. 质点振动方向与波的传播方向垂直的波称为横波(transverse wave). 质点振动方向与波的传播方向平行的波称为纵波(longitudinal wave). 在波动过程中，虽然波形沿介质由近及远地传播着，但介质中参与波动的各个质点却仅在各自的平衡位置附近振动，并不随波前进，传播的只是振动的状态.

4.1.2 机械波的几何描述

为了形象地描述波在空间的传播，把某一时刻振动相位相同的点所连成的面称为波阵面或波面(wave surface)，最前面的波面称为波前(wave front). 波面的形状取决于波源的类型和介质的性质，在各向同性的均匀介质中，波动在各个方向上的传播速度相同，点波源产生的波面是一系列的同心球面，这种波称为球面波(spherical wave). 波面为平面的波，称为平面波(plane wave).

沿波传播方向所作的一系列射线称为波射线，简称波线(wave line). 在各向同性的均匀介质中，波线与波面总是相互垂直的. 所以，球面波的波线是以波源为中心沿半径方向的射线，平面波的波线是垂直于波面且相互平行的射线. 球面波和平面波的几何描述如图 4-1 所示.

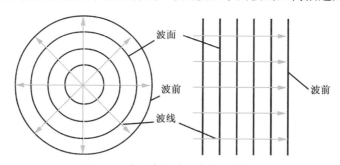

图 4-1 球面波和平面波的几何描述

4.1.3 描述波的基本特征物理量

在波的传播过程中，通常引入波速、波长和周期(或频率)来定量描述波动的特征.

波速(wave speed)是指单位时间内任意振动状态(或相位)传播的距离，用 u 表示，它是描述振动状态(或相位)在介质中传播快慢的物理量. 机械波的波速取决于介质的弹性模量和密度等. 弹性模量是介质弹性的反映，密度则是介质质点惯性的反映. 固体中既能传播与剪切弹性

有关的横波，又能传播与体变或拉伸弹性有关的纵波. 在固体中，横波和纵波的波速分别为

$$u = \sqrt{G/\rho} \text{（横波）} \tag{4-1}$$

$$u = \sqrt{Y/\rho} \text{（纵波）} \tag{4-2}$$

式中，G 和 Y 分别为介质的切变模量和弹性模量. 液体和气体中只能传播与体变弹性有关的纵波. 在液体和气体中，纵波的波速为

$$u = \sqrt{K/\rho} \tag{4-3}$$

式中，K 为体变模量.

波长(wave length)是指同一波线上两个相邻同相质点之间的距离，用 λ 表示，为一个完整波形的长度.

周期(period)是指传播一个完整波长所需的时间，用 T 表示.

频率(frequency)是指单位时间内通过波线上某点的完整波的数目，用 ν 表示.

根据上述定义，波速、波长、周期、频率之间满足如下关系：

$$u = \frac{\lambda}{T} = \lambda \nu \tag{4-4}$$

在上述物理量中，周期(或频率)由波源决定，不随介质而变，但同一波在不同介质中的传播速度不同，所以波长会随介质而变化.

4.2　平面简谐波

简谐振动在弹性介质中传播所形成的波称为简谐波 (simple harmonic wave)，简谐波是最简单、最基本的波，任何复杂的波都可看作是多个不同频率简谐波的合成. 当简谐振动沿特定方向传播时，波面为平面的波称为平面简谐波 (plane simple harmonic wave).

平面简谐波

4.2.1　平面简谐波的波函数

设一平面简谐波以波速 u 在均匀介质中沿 x 轴正方向无衰减地传播，纵坐标表示波线 Ox 上各质点振动的位移，如图 4-2 所示. 设原点 O 处的质点在 t 时刻的振动方程为

$$y = A\cos(\omega t + \varphi)$$

式中，A 为振幅，ω 为角频率. 在 x 轴上任取一点 P，设该点与原点的距离为 x，因为 P 点的振动是 O 点的振动经过 x/u 时间传播过来的，即 P 点在时刻 t 的振动状态(相位)与 O 点在 $t - x/u$ 时刻的振动状态(相位)相同，对于无衰减的平面波来说，振幅是不变的，因此，只要将 O 点的振动方程 $y = A\cos(\omega t + \varphi)$ 中的 t 换成 $t - x/u$，即可得 P 点在 t 时刻的振动表达式

$$y = A\cos\left[\omega\left(t - \frac{x}{u}\right) + \varphi\right] \tag{4-5}$$

由于式中 x 和 t 都是任意的，所以式(4-5)表示介质中任一质点在任意时刻的振动情况. 此函数为沿 x 轴正方向传播的平面简谐波的**波函数**(wave function).

由 ω、T、ν、λ 和 u 之间的关系，上面平面简谐波的波函数还可写成下面两种形式：

$$y = A\cos\left[2\pi\left(\frac{t}{T} - \frac{x}{\lambda}\right) + \varphi\right] \tag{4-6}$$

$$y = A\cos\left[2\pi\left(\nu t - \frac{x}{\lambda}\right) + \varphi\right] \tag{4-7}$$

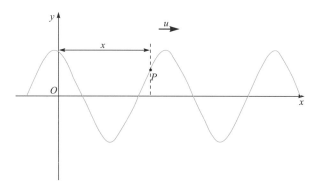

图 4-2　平面简谐波

如果平面简谐波沿 x 轴负方向传播，则 P 点的振动比 O 点的振动超前，超前的时间还是 x/u，这时 P 点在时刻 t 的振动状态(相位)与 O 点在 $t + x/u$ 时刻的振动状态(相位)相同，所以，沿 x 轴负向传播的平面简谐波的波函数为

$$y = A\cos\left[\omega\left(t + \frac{x}{u}\right) + \varphi\right] \tag{4-8}$$

4.2.2　波函数的物理意义

平面简谐波波函数中含有 t 和 x 两个自变量. 对于给定位置 x 来说，位移 y 仅是 t 的函数，这时波函数表示该质点在各时刻的振动情况；对于给定时刻 t 来说，位移 y 仅是 x 的函数，波函数表示某一时刻在直线 Ox 上各质点的位移分布，即该时刻的波形；如果 x 和 t 都在变化，波函数表示沿波的传播方向上各个不同质点在不同时刻的位移，反映了波形的传播. 这就是波函数的物理意义.

例 4-1　一波源以 $y = 0.04\cos 2.5\pi t$ (m) 的形式做简谐振动，并以 $100\ \text{m}\cdot\text{s}^{-1}$ 的速度在某种介质中传播. 试求：

(1) 波函数；

(2) 在波源起振后 1.0 s，距离波源 20 m 处质点的位移和速度.

解　(1) 根据题意，波函数表达式为

$$y = 0.04\cos 2.5\pi\left(t - \frac{x}{100}\right)(\text{m})$$

(2) 在 $x=20$ m 处质点的振动为

$$y = 0.04\cos 2.5\pi(t - 0.2)(\text{m})$$

在波源起振后 1.0 s，该处质点的位移为

$$y = 0.04\cos 2.0\pi = 4 \times 10^{-2}(\text{m})$$

该处质点的速度为

$$v = \frac{\mathrm{d}y}{\mathrm{d}t} = -\omega A\sin 2.5\pi(t - 0.2)$$

$$= -2.5\pi \times 0.04\sin 2.0\pi = 0 \ (\text{m}\cdot\text{s}^{-1})$$

可见，质点的振动速度与波的传播速度是两个完全不同的概念.

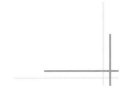

4.3 波的能量与强度

当振动在弹性介质中传播时，介质中原本不动的质点开始振动，因而有了动能；同时介质发生形变，又具有了弹性势能，波的能量就是这些动能和弹性势能之和. 因此，波的传播过程本质上是能量的传播过程.

4.3.1 波的能量

为了研究方便，暂不考虑介质分子对能量的吸收，若在密度为 ρ 的介质中传播着一束平面简谐波，其波函数为 $y = A\cos\left[\omega\left(t - \frac{x}{u}\right) + \varphi\right]$. 可以证明，任意坐标 x 处的体积元 ΔV，在时刻 t 的动能 E_k 和势能 E_p 相等，且为

$$E_k = E_p = \frac{1}{2}\rho\Delta V A^2\omega^2\sin^2\left[\omega\left(t - \frac{x}{u}\right) + \varphi\right] \tag{4-9}$$

即在波传播过程中，任意时刻任意体积元的动能、势能总保持相等，并步调一致地在零与最大值 $\frac{1}{2}\rho\Delta V A^2\omega^2$ 之间周期性变化. 这样，体积元 ΔV 内的总机械能也将同步地按同一规律变化，即

$$E = E_k + E_p = \rho\Delta V A^2\omega^2\sin^2\left[\omega\left(t - \frac{x}{u}\right) + \varphi\right] \tag{4-10}$$

式(4-10)说明任意时刻每个体积元的机械能并不守恒，而是不断地从近波源方介质吸收能量，又向远波源方介质传出能量，能量传播的速度就是波速 u，如此反复，不断地把波源的能量由近及远地传播出去，这就是波动传播能量的机制.

4.3.2 波的能量密度

为了更好地表征机械波的能量特征，定义介质中单位体积的波动能量为能量密度，用 w 表示，即

$$w = \frac{E}{\Delta V} = \rho A^2 \omega^2 \sin^2 \left[\omega \left(t - \frac{x}{u} \right) + \varphi \right]$$

(4-11)

由于波的能量密度随时间变化，通常取一个周期内的平均值称为平均能量密度，用 $\overline{w}$ 表示. 因为正弦函数的平方在一个周期内的平均值是 1/2，即

$$\frac{1}{T} \int_0^T \sin^2 \left[\omega \left(t - \frac{x}{u} \right) + \varphi \right] \mathrm{d}t = \frac{1}{2}$$

所以平均能量密度为

$$\overline{w} = \frac{1}{2} \rho A^2 \omega^2$$

(4-12)

波的平均能量密度与振幅的平方、频率的平方及介质的密度成正比. 上式对横波、纵波都适用.

4.3.3 波的强度

为描述能量随波动在介质中的传播，引入能流的概念. 单位时间内通过介质中某一面积的能量，称为通过该面积的能流. 在介质中取面积为 S 并垂直于波线的平面(图 4-3)，则在单位时间内通过该面的能量等于体积 uS 内的能量. 通过 S 面的能流是随时间作周期性变化的，通常取在一个周期内的平均值，这个平均值称为通过 S 面的平均能流，并表示为

$$\overline{P} = \overline{w}uS = \frac{1}{2} \rho A^2 \omega^2 uS$$

与波线垂直的单位面积的平均能流，称为平均能流密度或波的强度(intensity of wave)，用 I 表示

$$I = \frac{\overline{P}}{S} = \overline{w}u = \frac{1}{2} \rho u A^2 \omega^2$$

(4-13)

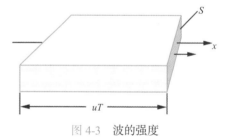

图 4-3 波的强度

单位为 $\mathrm{W} \cdot \mathrm{m}^{-2}$. 上式表明，波的强度与振幅的平方、频率的平方、介质的密度及波的传播速度成正比. 显然，在同一介质中传播的机械波，通过提高波源的振动频率可以显著提高波的强度.

4.3.4 波在传播过程中的衰减

机械波在介质中传播时，随着传播距离的增加，质点的振幅将逐渐减小，波的强度也随之减弱，这种现象称为波的衰减. 引起波衰减的原因主要有三种，第一，波面的扩大造成通过单位截面积的波能量减少，称为扩散衰减；第二，散射使沿波传播方向上波的强度减弱，称为散射衰减；第三，介质的黏性(内摩擦)等因素使波的能量随传播距离的增加而减小，称为吸收衰减. 以下主要讨论吸收衰减的规律.

设一平面波在均匀介质中沿 x 轴正方向传播，在坐标原点 $x=0$ 处入射波的强度为 I_0，波传播至 x 处其强度衰减为 I，再传播至一厚度为 dx 的薄层介质时，由于介质的吸收，波的强度减弱了 $-dI$，如图 4-4 所示. 实验表明，波的强度减弱量 $-dI$ 与入射波的强度 I 和所通过的介质层厚度 dx 成正比，即

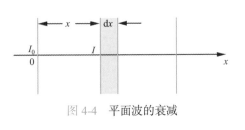

$$-dI = \mu I dx$$

比例系数 μ 与介质的性质和波的频率有关，称为介质的 **吸收系数**(absorption coefficient). 解这一微分方程，并利用边界条件：$x = 0$ 时，$I = I_0$，可得

图 4-4　平面波的衰减

$$I = I_0 e^{-\mu x} \tag{4-14}$$

上式表明平面波在传播过程中，波的强度随传播距离的增加按指数规律衰减.

4.4　波的衍射和干涉

4.4.1　惠更斯原理　波的衍射

由波的产生和传播机制可知，波源的振动能引起邻近质点的振动，同理，波动到达的每一个质点都可引起相邻质点的振动，也就是说，在介质中任何质点都可看成一个新的波源. 基于这一观点，惠更斯在观察和总结这一现象的基础上，于 1950 年首先提出了如下原理：介质中波动到达的每一点都可以看作是新的波源，向各个方向发射子波，在其后任意时刻，这些子波的包迹就是该时刻的新波前，这称为 **惠更斯原理**(Huygens' principle).

应用惠更斯原理，由一个已知的波阵面用几何作图的方法可以求出下一时刻的波前，定性地解决了波的传播方向问题. 如一球面波从波源 O 以速度 u 向四周传播，如图 4-5(a)所示，已知 t 时刻的波前是半径为 R_1 的球面 S_1，先以 S_1 上各质点为中心(即作为子波波源)，以 $u\Delta t$ 为半径，画出许多半球形子波波面，再作这些子波面的包迹，就是 $t + \Delta t$ 时刻的新波前 S_2，并由此可确定波的传播方向. 用同种方法可求出平面波的波阵面，如图 4-5(b)所示.

如图 4-5(c)所示，平面波垂直入射到有狭缝 AB 的障碍物上，狭缝处波阵面上各质点可看作子波源，向前发出子波，应用惠更斯原理求出下一时刻的波阵面，与图 4-5(b)比较，除中央部分仍为平面波外，靠近狭缝边缘部分，波阵面发生弯曲. 而在各向同性的介质中，波线与波阵面垂直，所以边缘的波线改变了原来波的传播方向. 说明波动能绕过障碍物传播，这种现象称为 **波的衍射**(diffraction of wave).

实践和理论都证明，不是在任何情况下都会发生明显的衍射现象的. 只有当波面上被阻挡部分的线度(即障碍物的线度)或者波面上未被阻挡部分的线度(即孔或缝的线度)比入射波长短或差不多时，才能发生明显的衍射现象. 衍射现象是波独有的特征之一.

惠更斯原理是波动现象所遵循的普遍原理，不仅适用于机械波，也适用于电磁波. 利用惠更斯原理同样可以解决在不同界面处波的反射和折射的传播方向问题.

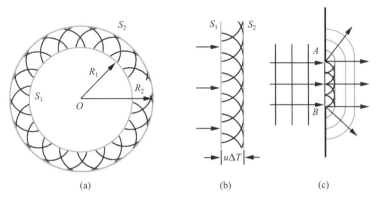

图 4-5 利用惠更斯原理作新的波阵面

4.4.2 波的叠加原理

日常生活中经常会发生两列甚至多列波在同一介质中相互交叠的情况. 例如,将两石子投入水中,会激起两列水波,仔细观察发现,两波交叠处某些地方水面有较强烈的起伏,说明振幅较大;而一旦离开交叠区,两波将各自按照原有的特征并保持原来的传播方向,独立传播,互不干扰.

类似的例子说明:两个或多个波源产生的波在同一介质中传播时,无论相遇与否,都保持自己原有的特征(频率、波长、振动方向等),并按照原来的传播方向独立地传播,不受其他波的影响. 在几列波的相遇区域,各质点的振动是各列波单独存在时的振动的合成,这就是波的叠加原理(principle of superposition of waves). 波的叠加原理由大量的自然现象和实验事实总结而来,适用于一切波动. 例如,多人同时讲话,声波传到人耳中,听者仍能分辨而不混淆. 交叉方向发射的两列光波,在空中相遇后仍按各自原有的方向向前传播等.

4.4.3 波的干涉

一般来说,任意几列波在某一区域叠加时,情况是很复杂的,下面我们讨论一种最简单,也是最重要的情况,即由两相干波源发出的波的叠加. 所谓相干波源(coherent source)是指频率相同、振动方向相同、相位差恒定的波源. 由相干波源发出的波称为相干波(coherent wave),满足相干波源的三个条件称为相干条件.

设在各向同性的介质中,有两相干波源 O_1 和 O_2 ,如图 4-6 所示,其振动方程分别为

$$y_{O_1} = A_1 \cos(\omega t + \varphi_1)$$

$$y_{O_2} = A_2 \cos(\omega t + \varphi_2)$$

若这两列波在同一介质中任一点 P 处相遇,设 P 点到两波源的距离分别为 x_1 和 x_2 ,则两波源在 P 点引起的振动分别为

$$y_1 = A_1 \cos\left(\omega t + \varphi_1 - \frac{2\pi}{\lambda} x_1\right)$$

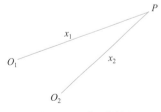

图 4-6 两相干波源

$$y_2 = A_2 \cos\left(\omega t + \varphi_2 - \frac{2\pi}{\lambda} x_2\right)$$

由波的叠加原理可知, P 点的振动是这两振动的合成,两振动在 P 点的相位差为

$$\Delta\varphi = \varphi_2 - \varphi_1 + \frac{2\pi}{\lambda}(x_1 - x_2) \tag{4-15}$$

可见两振动在 P 点的相位差 $\Delta\varphi$ 是一恒量，因此，合振幅 A 也是恒量，即为

$$A = \sqrt{A_1^2 + A_2^2 + 2A_1 A_2 \cos\left(\varphi_2 - \varphi_1 - 2\pi\frac{r_2 - r_1}{\lambda}\right)}$$

由振动合成的讨论可知，凡满足条件

$$\Delta\varphi = \varphi_2 - \varphi_1 + \frac{2\pi}{\lambda}(x_1 - x_2) = \pm 2k\pi \quad (k=0,1,2,\cdots) \tag{4-16}$$

的各点合振动的振幅最大，其值为 $A=A_1+A_2$.

凡满足

$$\Delta\varphi = \varphi_2 - \varphi_1 + \frac{2\pi}{\lambda}(x_1 - x_2) = \pm(2k+1)\pi \quad (k=0,1,2,\cdots) \tag{4-17}$$

的各点合振动的振幅最小，其值为 $A = |A_1 - A_2|$.

$\Delta\varphi$ 为其他值时，合振幅介于最大值与最小值之间.

若 $\varphi_2 = \varphi_1$，则两波源作同相振动，以上两式分别简化为

$$\delta = x_1 - x_2 = \pm k\lambda \quad (k = 0,1,2,\cdots)$$

$$\delta = x_1 - x_2 = \pm(2k+1)\cdot\frac{\lambda}{2} \quad (k = 0,1,2,\cdots)$$

其中 δ 表示从波源 O_1 和 O_2 发出的两列波到达 P 点时所经过的路程之差，也称**波程差(wave path difference)**. 这就是说，两列频率相同、振动方向相同且同相位的波源所发出的波，在介质中相遇时，波程差等于零或波长的整数倍的各点振动始终加强，振幅最大；在波程差等于半波长的奇数倍的各点，振动始终减弱，振幅最小. 这种在空间某些地方振动始终加强，而在另一些地方振动始终减弱的现象称为**波的干涉(interference of wave)**.

干涉现象是波所独有的又一特征，不仅存在于机械波，而且也存在于其他波，只不过机械波容易产生干涉，它在光学和声学中都有广泛而重要的应用. 其中驻波就是干涉的一个特例.

4.4.4 驻波

作为干涉的特例，驻波是研究两个同频率、同振幅、彼此相向行进的波列的叠加.

设有两列振幅相同、频率相同的平面简谐波，分别沿 x 轴正方向和负方向传播，在原点处，它们的相位相同，其波动方程为

$$y_1 = A\cos 2\pi\left(\frac{t}{T} - \frac{x}{\lambda}\right)$$

$$y_2 = A\cos 2\pi\left(\frac{t}{T} + \frac{x}{\lambda}\right)$$

在两波相遇点的合成波为

$$y = y_1 + y_2 = A\cos 2\pi\left(\frac{t}{T} - \frac{x}{\lambda}\right) + A\cos 2\pi\left(\frac{t}{T} + \frac{x}{\lambda}\right)$$

利用三角函数和差化积公式，可得

$$y = \left(2A\cos 2\pi \frac{x}{\lambda} \right) \cos 2\pi \frac{t}{T} \tag{4-18}$$

式(4-18)即为驻波方程. 上式表明, 各质点随时间做简谐振动, 它是一个简谐振动方程, 但振动的振幅 $2A\cos 2\pi \frac{x}{\lambda}$ 与质点所在的位置 x 有关, 即两个同频率、同振幅、彼此相向行进的波, 相干叠加后, 空间各质点做同频率、不同振幅的简谐振动, 有些位置的振幅始终最大, 有些位置的振幅始终为零, 这种波看起来并不像平面简谐波那样向前传播, 好像各质点只在上下方向振动, 有驻定而不动的特点, 具有这种波形特征的波称为**驻波(standing wave)**. 而前面我们讨论的 $y = A\cos 2\pi \left(\frac{t}{T} - \frac{x}{\lambda} \right)$ 波称为行波.

驻波中振幅最大的各点称为**波腹(wave loop)**, 振幅为零的各点称为**波节(wave node)**. 根据振幅函数 $2A\cos 2\pi \frac{x}{\lambda}$ 的周期性, 得

(1) 波腹位置满足 $2\pi \frac{x}{\lambda} = \pm k\pi$, 即

$$x = \pm k\frac{\lambda}{2}, \quad k = 0,1,2,3,\cdots \tag{4-19}$$

(2) 波节位置满足 $2\pi \frac{x}{\lambda} = \pm(2k+1)\frac{\pi}{2}$, 即

$$x = \pm(2k+1)\frac{\lambda}{4}, \quad k = 0,1,2,3,\cdots \tag{4-20}$$

由式(4-19)和式(4-20)可知, 相邻两波腹或相邻两波节之间的距离都等于半波长, 波节与相邻波腹之间的距离等于四分之一波长.

当驻波形成时, 各质点的振动相位与 $\cos 2\pi \frac{x}{\lambda}$ 的正负有关, 相邻两波节中各质点的振动相位同相, 而任一波节两侧各质点的振动相位反相.

驻波通常是由一系列波和它的反射波相互叠加而产生的. 如在一根绷紧的弦上传播到端点的波被反射回来, 在弦上就会出现驻波, 如图 4-7 所示. 利用驻波理论, 在实验中只要测出波节或波腹之间的距离, 就可以测量出波长.

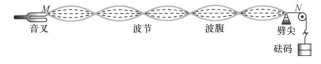

图 4-7　驻波

4.5　声　波

声波是与人类活动密切相关的一类特殊的机械波. 声波不仅是人们进行信息交流的重要载体, 也广泛应用于现代医学和工业无损检测.

4.5.1 声波的分类

机械波的频率范围很广，其性质和应用很大程度上取决于频率，通常根据频率的高低将声波分为可听声波、超声波和次声波三大类. 能够在听觉器官引起声音感觉的声波称为可听声波(sound wave). 正常人耳能感觉到振动频率在 20～20000 Hz 范围内的机械波. 频率高于 20000 Hz 的机械波称为超声波(ultrasonic wave)，频率低于 20 Hz 的机械波称为次声波(infrasonic wave). 超声波和次声波都不能引起人的听觉. 一般情况下，声波、超声波和次声波在流体中传播，通常都是纵波.

4.5.2 声速、声压和声阻抗

声波在气体、液体、固体内都可以传播，但传播速度差异很大，通常声波在气体中传播的速度最慢，在固体中传播的速度最快. 在同一种介质中，声波传播速度还与温度有关，如在标准状态下的空气中，声速为 331 m·s^{-1}，但温度每升高(或降低)1 ℃，声速约增加(或减少)0.6 m·s^{-1}.

声波在介质中传播时，每一体积元的密度随质点的振动做周期性变化，在介质中就会产生一些交替变化的疏密区域，从而引起介质中的压强做周期性变化. 以空气为例，当声波未到达时其压强称为静压强，在稀疏区域，压强小于静压强，在稠密区域压强大于静压强. 在某一时刻，介质中某一点的压强与无声波传播时的静压强的差值，称为该点的瞬时声压(sound pressure)，以 P 表示. 显然，声压也是时间和空间的函数.

设一个平面简谐声波，在密度为 ρ 的均匀流体中，以速度 u 无衰减地沿 x 轴正方向传播，由波函数 $y = A\cos\left[\omega\left(t - \dfrac{x}{u}\right) + \varphi\right]$ 可得出介质中某点的声压 P 为

$$P = \rho u \omega A \cos\left[\omega\left(t - \frac{x}{u}\right) + \varphi + \frac{\pi}{2}\right] \tag{4-21}$$

式(4-21)说明声压也是时间和位置的函数. 介质中某处声压超前该处质点的振动相位 $\dfrac{\pi}{2}$，令 $P_{\mathrm{m}} = \rho u \omega A$，称为声压幅值，简称声幅. 通常所说的声压大多指的是声压的有效值，即有效声压 P_{e}

$$P_{\mathrm{e}} = \frac{P_{\mathrm{m}}}{\sqrt{2}} \tag{4-22}$$

声压的单位为 Pa(帕)，1 Pa=1 N·m^{-2}.

声学研究发现，声压与介质质点振动速度之比是一个由介质固有性质决定的常量，即

$$Z = \frac{P}{v} = \frac{P_{\mathrm{m}}}{v_{\mathrm{m}}} = \frac{\rho u \omega A}{\omega A} = \rho u \tag{4-23}$$

Z 称为介质的声阻抗(acoustic impedance)，声阻抗等于介质密度与声速的乘积，单位为 kg·m^{-2}·s^{-1}.

声阻抗是表征介质声学性质的一个重要物理量，表 4-1 给出了几种常用介质的密度、声速

和声阻抗值.

表 4-1 人体正常组织的密度、声速和声阻抗值

介质	密度/(kg·m⁻³)	声速/(m·s⁻¹)	声阻抗/(kg·m⁻²·s⁻¹)
水(20 ℃)	0.988×10^3	1480	1.462×10^6
空气(20 ℃)	1.21	344	4.160×10^2
血液	1.055×10^3	1570	1.656×10^6
大脑	1.038×10^3	1540	1.598×10^6
小脑	1.030×10^3	1470	1.514×10^6
脂肪	0.955×10^3	1476	1.410×10^6
软组织	1.016×10^3	1500	1.524×10^6
肌肉	1.074×10^3	1568	1.631×10^6
肝脏	1.050×10^3	1570	1.649×10^6
胎体	1.23×10^3	1505	1.851×10^6
羊水	1.013×10^3	1474	1.493×10^6
眼晶体	1.136×10^3	1650	1.874×10^6

4.5.3 声强和声强级

声强(acoustic intensity)是声波的强度，定义为单位时间内通过垂直于声波传播方向的单位面积的声波能量.

$$I = \frac{1}{2}\rho u \omega^2 A^2 = \frac{1}{2}Z v_m^2 = \frac{P_m^2}{2Z}$$

(4-24)

式(4-24)表明声强与声幅的平方成正比，与声阻抗成反比.

研究表明，人耳对声波的听觉反应，不仅取决于频率，还与声波的强度有关. 频率反映了声调的高低，而声强决定了声音的响度. 声波只有在可听声波频率范围内，同时强度也在一定范围，人耳才能有声音反映. 我们把声波频率处于 20～20000 Hz 范围内能引起听觉的最小声强，称为最低可闻声强或听阈(auditory threshold). 当声强增大到一定值时，人耳不但听不到声音，还会产生疼痛的感觉. 所以我们把人耳能忍受的最大声强的可听声频率范围称为痛阈(pain threshold). 由此可知，只有在听阈曲线、痛阈曲线及频率 20 Hz 线与 20000 Hz 线所包围的范围之内的声波才能引起人耳的听觉，这个区域称听觉区域(auditory sensation region). 声强是声音的主要客观指标，在安静的实验室我们可以检测人耳的听阈值和痛阈值. 图 4-8 中最下面一条蓝色曲线画出了正常人耳听阈值依频率变化的曲线，称为听阈曲线；最上面一条蓝色曲线画出了正常人耳痛阈值依频率变化的曲线，称为痛阈曲线；从曲线中可以看出，不同频率所对应的听阈值有很大差异.

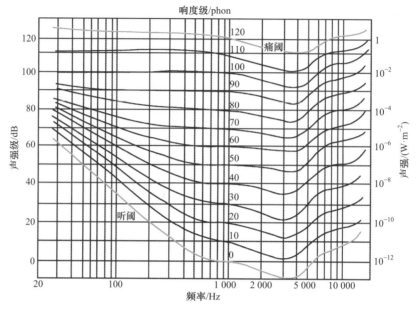

图 4-8　纯音的听觉域和等响曲线

由图 4-8 可以看到，频率为 1000 Hz 声波的痛阈声强是听阈的 10^{12} 倍. 事实上，人耳不可能把听阈声强范围内的声音由弱到强分辨出 10^{12} 个等级来. 听觉生理实验研究结果表明，人耳对同频率不同声强的声音所产生的响度感觉，近似地与声强的对数成正比. 因此，在声学中使用对数标尺来表示声强的等级，称为**声强级(sound intensity level)**，单位是贝尔(bel，B)，贝尔的 $1/10$ 称为分贝(decibel，dB). 通常取 1000 Hz 声音的听阈值 $I_0 = 10^{-12}$ W·m^{-2} 作为测定声音的基准声强. 任一声波的强度与 I_0 比值的常用对数，即为该声波的声强级 L，则

$$L = \lg \frac{I}{I_0} \text{ (B)} = 10 \lg \frac{I}{I_0} \text{ (dB)} \tag{4-25}$$

表 4-2 列出了几种熟悉声音的声强和声强级.

表 4-2　几种声音的声强和声强级

声音	声强/(W·m^{-2})	声强级/dB
听阈	10^{-12}	0
正常呼吸	10^{-11}	10
悄悄话	10^{-10}	20
室内正常谈话	3×10^{-6}	65
大声喊叫	10^{-4}	80
重型卡车	10^{-3}	90
电动切草机	10^{-2}	100
摇滚乐	0.3	115
痛阈	1	120

4.5.4 响度和响度级

声强、声强级是根据声波的能量来确定的，是客观物理量. 响度是人耳对声音强弱的主观感受，不仅取决于声强，也与声音的频率有关. 图 4-8 中每一条曲线表示不同频率的声音产生同等响度时对应的强度，称为等响曲线(equal loudness contour). 由图看出，引起人耳同等响度时，不同频率所对应的声强级差异很大，说明人耳对不同频率声波的灵敏度不同. 例如，频率为 100 Hz，声强级为 60 dB 的声音与频率为 1000 Hz，声强级为 40 dB 的声音产生的响度是一样的，我们称为具有同等响度，即等响. 进一步分析发现，每一条曲线频率在 1000～5000 Hz 所对应的声强级相对较低，说明正常人耳对 1000～5000 Hz 的频率最敏感；同一频率下，随着声强级增加，人耳感觉到的响度也增加.

为方便比较声音响度的大小，提出了响度级(loudness level)的概念. 我们利用 1000 Hz 的声音，以它的响度为标准，将其他频率声音的响度与此比较，只要它们的响度相同，那么就具有与此声强级相同的响度级. 即定义频率为 1000 Hz 的纯音，其响度级在数值上就等于它的声强级的分贝值. 响度级的单位是方(phon). 把频率不同，响度级相同的各点连成一条线，就构成了等响曲线，如图 4-8 所示，听阈曲线是响度级为 0 phon 的等响曲线，痛阈曲线是响度级为 120 phon 的等响曲线.

需要指出的是，图 4-8 是根据大量听觉正常的人统计出来的结果，实际上，不同个体的等响曲线还是有差异的，随着年龄的增加，人耳对高频成分声音的敏感度首先衰退. 临床医生常采用听力计来测定病人对各种频率的听阈值，借以判断其听力是否正常.

例 4-2 某病房内有 3 个人，若每一个人说话的声强为 10^{-7} W·m^{-2}，试问 3 个人同时说话时的声强和声强级是多少?

解 据题知，一个人说话的声强为

$$I_1 = 10^{-7} \text{ W·m}^{-2}$$

那么一个人说话的声强级为

$$L_1 = 10\lg \frac{I_1}{I_0} = 10\lg \frac{10^{-7}}{10^{-12}} = 50 \text{ (dB)}$$

3 个人同时说话的声强为

$$I_2 = 3I_1 = 3 \times 10^{-7} \text{ W·m}^{-2}$$

3 个人同时说话的声强级为

$$L_2 = 10\lg \frac{I_2}{I_0} = 10\lg \frac{3 \times 10^{-7}}{10^{-12}}$$

$$= 10\lg 3 + 10\lg \frac{10^{-7}}{10^{-12}}$$

$$\approx 54.8 \text{ (dB)}$$

由此可见，多个声源同时发出声音时，总的声强为各声强之和，但总的声强级不是各声强级之和.

<h2 style="text-align:center">4.6 多普勒效应</h2>

当飞机从我们头顶飞过时，我们由声音可以判断飞机是向我们飞来，还是远离我们而去. 其依据除了音量有变化之外，更重要的是飞机发动机轰鸣声的音调有变化，飞近的时候音调变高，远离的时候音调变低. 1842 年奥地利物理学家多普勒首先发现并总结了这一现象，他在一篇文章中指出，当发声体或发光体与观测者相对运动时，发声体的音调或发光体的颜色会发生变化. 如高速列车鸣笛从身边开过，我们会感到汽笛的音调突然由高转低. 这种由声源与观测者间相对运动，而使听到的声音频率发生变化的现象，称为多普勒效应(Doppler effect).

客观上，音调的高低由频率的大小决定，所以音调的变化反映了频率的变化. 当声源相对观测者静止时，观测者接收到的声波频率就是波源的频率. 为简单起见，我们假设波源 S 与观测者同在一条直线上运动，波源和观测者相对介质的速度分别为 v_s 和 v_o，且都小于波的传播速度 u；波源的振动频率和观测者接收到的频率分别为 ν 和 ν'. 下面我们对几种情况分别进行讨论：

多普勒效应

1. 波源静止，观测者以速度 v_o 相对波源运动($v_s=0$，$v_o\neq0$)

若波源静止，观测者以速度 v_o 向着波源运动，这时波相对观测者来说，以速率 $u+v_o$ 向着观测者运动，而波长未发生变化. 观测者所接收到的频率为

$$\nu'=\frac{u+v_o}{\lambda}=\frac{u+v_o}{u/\nu}=\left(1+\frac{v_o}{u}\right)\nu \tag{4-26}$$

可见，观测者向着波源运动时，接收到的频率大于波源的频率.

若观测者离开波源运动，则声波相对观测者前进的速率为 $u-v_o$，观测者接收到的频率为

$$\nu'=\frac{u-v_o}{\lambda}=\left(1-\frac{v_o}{u}\right)\nu \tag{4-27}$$

此时观测者接收到的频率小于波源频率.

2. 观测者静止，波源以速率 v_s 相对观测者运动($v_s\neq0$，$v_o=0$)

若波源以速率 v_s 靠近观测者运动，波源在 A 点发出一个波，经过一个周期 T，波源向观测者移动了距离 v_sT，到达 B 处，同时，发出的波前也向前传播了 uT 的距离到达 C 处. 由图 4-9 可见，此时的波长被压缩了，而波速没有改变. 即

$$\lambda'=\lambda-v_sT=(u-v_s)T$$

$$\nu'=\frac{u}{\lambda'}=\frac{u}{u-v_s}\nu \tag{4-28}$$

上式表明，观测者所接收到的频率大于波源频率.

若波源远离观测者运动，则

$$\nu' = \frac{u}{\lambda'} = \frac{u}{u + v_s}\nu \qquad (4-29)$$

观测者所接收的频率小于波源频率.

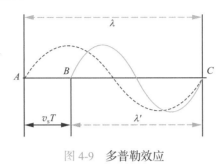

图 4-9 多普勒效应

3. 波源与观测者同时运动($v_s \neq 0$, $v_o \neq 0$)

波源与观测者同时运动时,对观测者来说,波长和波速都将发生变化,综合以上分析可以证明,当两者都运动时

$$\nu' = \frac{u'}{\lambda'} = \frac{u \pm v_o}{u \mp v_s}\nu \qquad (4-30)$$

式(4-30)中,观测者向着波源运动时,分子为"+"号,观测者背离波源运动时,分子为"−"号;波源向着观测者运动时,分母为"−"号,波源背离观测者运动时,分母为"+"号.

多普勒效应具有方向性特征.波源与观测者有相对运动,观测频率相对波源的振动频率就有改变,但变化的多少不仅与运动速率大小有关,还与运动方向有关.进一步研究表明,当波源与观测者在连线方向上发生相对运动时,观测者接收频率与波源振动频率相差最大,并遵循式(4-30),若波源(或观测者)在垂直于两者连线方向上运动,观测者接收频率与波源振动频率完全一致,说明在垂直于两者连线方向上的运动不产生多普勒效应.也就是说,如果波源与观测者的运动不在其连线上,只需将其中波源和观测者相对于介质的运动速度沿两者连线方向投影,用其平行两者连线方向的分量代入公式(4-30)计算就可以了.由上可知,无论是波源运动,还是观测者运动,或是两者同时运动,定性地说,只要两者相互接近,接收到的频率就高于波源振动频率;两者相互远离运动,接收到的频率就低于波源振动频率.

多普勒效应是所有波动现象所遵循的共同规律,不仅机械波,电磁波也产生多普勒效应.由于电磁波传播速度为光速,高速运动要运用相对论来处理.但是,波源与观测者相互接近时,频率变大,相互远离时,频率变小的结论,仍然是相同的.

多普勒效应在医学诊断、交通管理、天气预报、工程技术等领域具有广泛的应用.例如,在临床上被用于检查心脏、血管内血液流动的速度,诊断心血管疾病.还有测速雷达通过向行进中的车辆发射已知频率的超声波或电磁波,再测量其反射波频率的变化,即可测量出车辆的行进速度,这就是测速监控的原理.

例 4-3　在一次红方和蓝方的军事演习中，一艘红方潜艇和一艘蓝方潜艇在静水中相向行驶. 蓝方潜艇的速率是 $50.0\,\mathrm{km\cdot h^{-1}}$，红方潜艇的速率是 $70.0\,\mathrm{km\cdot h^{-1}}$. 蓝方潜艇发出一频率为 1000 Hz 的声呐信号(水中的声波). 声呐波以速率 $5470\,\mathrm{km\cdot h^{-1}}$ 在水中传播. 问：

(1) 红方潜艇测出的蓝方潜艇信号的频率是多少？

(2) 蓝方潜艇测到的从红方潜艇反射的信号的频率是多少？

解　根据多普勒效应原理

$$\nu' = \frac{u + v_\mathrm{o}}{u - v_\mathrm{s}}\nu$$

(1) 蓝方潜艇为波源，红方潜艇为观测者，两者相向而行，由题意知

$$v_\mathrm{s} = 50.0\,\mathrm{km\cdot h^{-1}}, \quad v_\mathrm{o} = 70.0\,\mathrm{km\cdot h^{-1}}, \quad \nu = 1000\,\mathrm{Hz}$$

故红方潜艇测出的信号频率为

$$\nu' = \frac{u + v_\mathrm{o}}{u - v_\mathrm{s}}\nu = \frac{5470 + 70}{5470 - 50}\times 1000$$
$$\approx 1022.14\ (\mathrm{Hz})$$

(2) 对蓝方潜艇所测的回波信号来说，观测者是蓝方潜艇，波源为红方潜艇，由题意有

$$v_\mathrm{o} = 50.0\,\mathrm{km\cdot h^{-1}}, \quad v_\mathrm{s} = 70.0\,\mathrm{km\cdot h^{-1}}, \quad \nu' = 1022.14\,\mathrm{Hz}$$

故蓝方潜艇测到的从红方潜艇反射的信号频率为

$$\nu'' = \frac{u + v_\mathrm{o}}{u - v_\mathrm{s}}\nu' = \frac{5470 + 50}{5470 - 70}\times 1022.14$$
$$\approx 1044.85\ (\mathrm{Hz})$$

4.7　超声波及其医学应用

超声波是频率大于 20000 Hz，不能引起人耳听觉的机械波. 超声波因频率高、波长短而具有一些独特的性质，所以它在物理、化工、生物、医学等各个领域都有广泛的应用. 下面将简要介绍超声波的特性、作用、产生及其在医学中的应用.

4.7.1　超声波的特性

超声波的强度大. 由于声强与频率的平方成正比，所以同样振幅的超声波比可听声波的强度(功率)更大. 近代超声技术已能产生几百乃至几千瓦的超声波功率，声压幅值可达数千大气压.

超声波的方向性好. 因为波长越短，方向性越好，而超声波波长极短，与声波有相同的传播速度，所以具有类似光波的直线传播性质，并易于聚焦，可用作定向发射.

超声波在介质中传播的衰减特性. 超声波在介质中传播时，部分能量被介质吸收变为热能而损失，其强度将随传播距离增大而减小，遵守指数衰减规律 $I = I_0 e^{-\mu x}$ (参见公式(4-14)). 介质对超声波能量的吸收强弱与许多因素有关，一般来说，固体和液体对超声波的吸收较少，所以超声波对固体和液体具有很强的贯穿本领；而气体对超声波的吸收较大，因此，超声波在气体中传播，强度很快被减弱. 另一方面，吸收系数随频率的增加而增加，所以随着超声波频率增加，探测物体深度有所降低. 由表 4-3 可知，不同介质吸收系数不同，同种介质对不同频率的超声波，频率越大吸收系数越大. 介质对超声波的吸收强弱，决定了超声波透入介质的深度.

表 4-3　几种典型介质的吸收系数

介质	频率/×10⁶ Hz	吸收系数/cm⁻¹
水(20℃)	1.0	2.5×10^{-4}
大脑	1.0	0.06
脂肪	0.8	0.05
肌肉	1.0	0.13
颅骨	0.8	0.90
颅骨	1.2	1.70
颅骨	1.6	3.20

超声波的反射特性. 在超声波的传播过程中，当遇到两种不同介质的界面时，要发生反射、折射，超声波的入射波、反射波和折射波同光波一样，遵守反射、折射定律. 反射波强度与入射波强度之比，为强度反射系数，用 α_{ir} 表示. 折射波强度与入射波强度之比，为强度折射系数或透射系数，用 α_{it} 表示. 强度反射系数和透射系数的大小由入射角及两介质声阻抗的大小决定. 理论证明，对于垂直入射，其强度反射系数和透射系数分别为

$$\alpha_{ir} = \frac{I_r}{I_i} = \left(\frac{Z_2 - Z_1}{Z_2 + Z_1} \right)^2, \quad \alpha_{it} = \frac{I_t}{I_i} = \frac{4Z_1 Z_2}{\left(Z_2 + Z_1 \right)^2} \tag{4-31}$$

可见，两种介质声阻抗差值越大，反射越强，透射越弱；声阻抗相近时，透射强，反射弱. 由于空气与液体、固体的声阻抗相差很大，超声波很难从空气直接进入液体或固体，所以在做超声检查时，要在探头与体表之间涂抹油类物质或液体(如液状石蜡油)等耦合剂，以防止探头与体表间产生空气层，使超声波尽量透射进入人体内.

另一方面，人体不同组织之间、脏器和脏器之间、正常组织与病理组织之间因声阻抗不同，所以超声波入射到各界面反射时的反射量不同，检测反射波的强度和时间，判断界面情况，这正是超声波用于医学诊断的物理基础.

此外，超声波对密度差别不大的软组织，其分辨力可超过 X 射线，但它对肺部及骨骼系统等的探测却存在着很大的局限性.

4.7.2　超声波的作用

超声波在物质中传播时，对物质有许多特殊作用，这里主要介绍以下三个作用.

1. 机械作用

高频超声波在介质中传播时，介质中质点做高频振动.如此激烈的机械振动，能使物质的力学结构被破坏，把物体打成极为细小的颗粒，典型的应用是对互不润湿的几种液体经超声处理后将一种液体击成极细的颗粒，悬浮在另一种液体中造成乳化状态，使不溶于水的药物变成水剂.增加了给药的途径，有利于提高疗效.

超声波在生物组织中传播时，强超声波产生的剪切力可致细胞断裂或粉碎，超声手术刀和超声碎石正是利用了强超声波的机械作用.

2. 空化作用

当强烈的超声波在液体中传播时，液体分子将按超声波频率呈疏密变化，稀疏区受拉，稠密区受压.在稀疏区含有杂质和气泡处，液体会被拉裂出许多微小的空腔，当受压时，空腔迅速闭合.由于超声波频率很高，所以受拉和受压转换很快，空腔存在的时间很短暂，在空腔被压缩直至崩溃的一瞬间，会产生巨大的瞬时压力，致使人体组织产生局部的高压(达几千至几万个大气压)、高温及放电现象，这种作用称为空化作用.空化作用被应用于清洗、雾化、乳化以及促进化学反应等方面.在超声波的许多应用中，空化作用极为重要.

3. 热作用

超声波在生物体中传播时，一部分能量被介质吸收而转化为热能，导致介质温度升高，称为热作用，热作用效果一方面取决于超声波的性质(频率、强度和作用时间等)，另一方面取决于生物组织对超声波的吸收本领.超声波的频率越高、强度越大、作用时间越长，热作用越明显.生物组织对超声波的吸收系数大，且热传导性较差，所以高强度高频率超声波长时间作用时极易导致生物组织细胞损伤，甚至使人体组织分子结构改变.

超声波的热效应在临床上主要用于理疗，它可增加血液循环，加速代谢，改善局部组织营养，增强酶活力.

此外，超声波还有化学作用、生物作用等，被广泛用于各个领域.

4.7.3　超声波的产生与接收

产生超声波的方法很多，常用的超声波发生器主要由高频脉冲发生器和换能器两部分组成.高频脉冲发生器的作用是产生超高频电振荡，而换能器的作用是将电磁能转换成机械能，一般可以用压电晶体来实现，如图 4-10 所示.

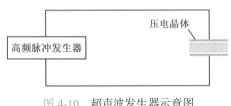
图 4-10　超声波发生器示意图

在医学上常用的超声波换能器为压电式换能器，它是利用某些晶体(如石英、钛酸钡、酒石酸钾钠等)的压电效应制成的.在压电晶体片相对的两个表面上施以压力或拉力，使之发生机械形变时，两表面上将分别出现等量正、负电荷，若晶片两表面受到的作用力性质相反，则表面上电荷极性也相反，这种将压力(或拉力)转化为电压的现象称为正压电效应或压电效应(piezoelectric effect). 反之，在晶体片两表面接入交替变化的电压，晶体片将依据电压方向发生伸长或缩短，称为电致伸缩或逆压电效应(converse piezoelectric effect). 在这种压电晶体片两表面上镀一层很薄的金属作电极，就构成一个简单的超声波探头，将此电极连接到高频脉冲发生器上，在高频交变电场的作用下，由于逆压电效应，晶体片的厚度会随着电场的频率变化而产生增厚或变薄的快速变化，形成超声频的机械振动，成为超声波源发射超声波. 如果把压电晶体放入超声场中，由于正压电效应，晶体两极会产生与超声波频率相同的交变电压，将此两极接入信号处理系统，就可实现对超声波信号的接收和检测. 所以超声波探头是一个既可发射超声波，也能接收超声波的电声换能器.

4.7.4 超声波在医学中的应用

超声波在现代医学中的应用十分广泛，已经覆盖了超声诊断、超声治疗和生物组织超声特性研究等各方面. 其中，超声诊断发展最快，技术最成熟，目前临床应用最多的超声诊断技术主要有超声影像技术和超声多普勒检测技术.

大多数超声诊断仪所用超声波为脉冲式超声波，即探头发射的超声波不是连续的而是断续的脉冲波，根据信号接收的特点，超声诊断仪又有反射式和透射式之分，在临床医学应用中，脉冲反射式超声诊断仪是应用最为广泛的一种.

超声影像技术的物理原理是基于声波直线传播性和人体内同一组织声速均匀一致性两大特性. 脉冲反射式超声诊断仪的信号采集原理是基于反射回波法，即人体内不同组织之间、脏器与脏器之间、正常组织与病理组织之间声阻抗不同，超声波在界面上形成不同的反射波，称为回波(echo). 脏器发生形变或组织成分有异常变化时，会产生形状、位置和声阻抗的变化，回波的位置和强弱也发生相应改变. 临床上就是根据回波影像图进行诊断的. 超声诊断仪类型很多，这里我们仅简要介绍医学上常用的超声诊断仪的物理原理.

1. A 型超声诊断仪

它是以回波幅度调制显示(amplitude modulation display)为基础，由此而得名，即在显示器上，以脉冲波表示反射回波，以脉冲幅度(坐标纵轴)代表反射回波的强度，脉冲的位置或脉冲之间的距离(坐标横轴)正比于反射界面的位置或界面之间的距离. 因此可由超声波探头定点发射超声波并接收回波，依据回波脉冲幅度和位置信息，诊断人体脏器的厚度、病灶在人体组织中的深度以及病灶的大小等信息.

A 型超声诊断仪原理清晰，设备简单，价格低廉，但它提供的仅是一维信息，不能显示整个器官的形态，目前在临床上只起定位作用，其应用范围十分有限.

2. B 型超声诊断仪

它是在 A 型超声基础上发展起来的一种辉度调制显示(brightness modulated display)成像仪，是目前超声图像诊断应用最广泛的机型，它得到的是脏器或病变的二维断层图像，也可用来对运动脏器进行实时动态观察.

原理基本与 A 型相同,不同之处有两点:一是改幅度调制为辉度调制. 探头接收的回波信号加在电子枪阴极或控制栅极上,不同深度的回波以一个个光点显示,光点的亮度由回波幅度线性控制,回波信号越强,显示的光点越亮,这种显示方法称辉度调制. 同时将深度扫描的时基电压加于垂直偏转板上,回波信号变成亮度不同的光点自上而下按时间先后显示在荧光屏上. 二是改一维位置图像为二维断层图像. 采用多元探头,即把多个晶片按一定顺序排列,利用电子控制技术使其轮流工作. 在各晶片先后工作的同时,探头还与扫描线同步移动,如图 4-11 所示.

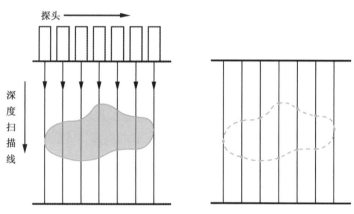

图 4-11　B 型超声诊断原理图

由于各晶片工作顺序是用电子学方法控制的,进行得非常迅速,每秒钟可得到几十幅的画面. 因此,显示在荧光屏上的是一个二维超声断层图像,常称这种仪器为超声断层显像仪.

B 型超声诊断仪是将人体反射回来的回波信号以光点的形式组成截面图像,它与人体的解剖结构极其相似,所以能直观显示人体内部脏器的大小、形态、内部结构等信息,分辨率很高,可准确区分实质性、液性和含气性组织.

3. M 型超声诊断仪

它既有 A 型的特点又有 B 型的特点,它的显示原理类似于 B 型,也属于辉度调制型. 与 B 型的不同之处在于单探头固定不动与 A 型相同,其工作过程是当探头固定对着心脏的某部位,由于心脏有规律的跳动,各层组织与探头间的距离也随之变化,屏上就呈现出随心脏跳动而上下移动的一系列光点. 当在水平偏转板上加一个锯齿形的慢时间扫描电压时,这些光点便横向展开,显示出心动周期中心脏各层组织结构的活动曲线. 也就是我们常说的超声心动图(ultrasonocardiography),特别适用于心功能检查,原理如图 4-12 所示.

4. 超声多普勒血流仪

超声多普勒血流仪(又简称 D 型超声),它利用的是超声波的强穿透和多普勒效应关于检测回波频率与物体运动速度有关的理论,可以实现人体心脏运动、血流速度和胎儿心率等动态指标的无损检测.

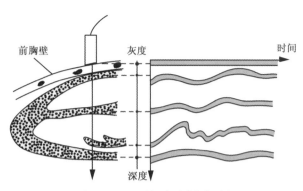

图 4-12 M 型超声诊断原理图

图 4-13 是多普勒血流仪原理示意图. 图中 v' 代表红细胞的血流速度, θ 是超声波传播方向与红细胞运动方向之间的夹角, 探头由发射和接收超声波的两块晶片组成. 假如作为静止声源的探头发射超声波的频率为 ν, 超声波在人体内的传播速度为 u, 血管中随血流以速率 v' 运动着的红细胞接收到的频率为 ν_1, 注意到这时红细胞运动方向与超声波发射方向有一夹角 θ, 所以声源与红细胞连线方向上的分速率为 $v'\cos\theta$, 且远离声源运动. 故

$$\nu_1 = \frac{u - v'\cos\theta}{u}\nu \tag{4-32}$$

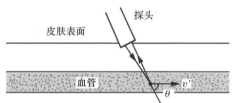

图 4-13 多普勒血流仪原理示意图

红细胞接收到的超声波后又会因为反射而被静止超声波探头所接收, 这时红细胞可视为运动的波源, 它仍然是以 $v'\cos\theta$ 的分速率远离接收器(探头)而运动, 所以这时探头接收到的频率 ν_2 为

$$\nu_2 = \frac{u}{u + v'\cos\theta}\nu_1 \tag{4-33}$$

联立解式(4-32)和式(4-33), 得

$$\nu_2 = \frac{u - v'\cos\theta}{u + v'\cos\theta}\nu$$

探头发射的超声波频率与接收的回波频率之差, 即多普勒频移为

$$\Delta\nu = \nu - \nu_2 = \frac{2v'\cos\theta}{u + v'\cos\theta}\nu \tag{4-34}$$

由于 $u \gg v'\cos\theta$, 式(4-34)可近似为

$$\Delta\nu = \frac{2v'\cos\theta}{u}\nu \tag{4-35}$$

血液流速为

$$v' = \frac{u}{2\nu\cos\theta}\Delta\nu \tag{4-36}$$

根据仪器测出多普勒频移 $\Delta\nu$，已知超声波发生器发射的频率 ν 和超声波在人体内的传播速度 u，理论上便可以计算出血流速度 v'．

超声多普勒分为连续波多普勒(CWD)和脉冲波多普勒(PWD)．前者的缺点是没有距离分辨能力，在超声束方向上的所有多普勒信号总是重叠在一起；后者具有距离分辨能力，能够检测出某特定深度的多普勒信号，可用于心脏内部和大血管血流信号的检测．

5. 彩色多普勒血流成像仪(简称"彩超")

彩色多普勒血流成像仪属于实时二维血流成像技术．它结合血流动力学理论，借助于超声多普勒技术对血管中血流的方向、速度及其分布做出直观、迅速的诊断，评估心脏和大血管的状态，估计心脏瓣膜缺损大小，诊断瓣膜反流和显示瓣膜狭窄程度等．仪器设计时用一高速相控阵扫描探头进行平面扫查，以实现解剖结构与血流状态两种显像．探头接收到的信号分为两路：一路经过放大处理后按回波强弱形成二维黑白解剖图像；另一路对扫描全程做多点取样，进行多普勒频移检测，信号经自相关技术处理，并用彩色编码．将彩色显像的三个基色，红(R)、绿(G)、蓝(B)，分别表示血流流向探头的正向流速(R)、离开探头的反向流速(B)和方向复杂多变的湍流(G)．其他颜色都是由这三种基本颜色混合而成的．血流流速越大者彩色越鲜亮，速度缓慢者彩色较暗淡，故由彩色的类型、鲜亮程度即可了解血流的状况．这种彩色血流信号显示在相应的二维黑白图像的液性暗区内，既能观察解剖部位、腔室形态大小，又能观察内部血流活动状态，如血流速度、平均速度、加速度、血流量和回波强度等多种指标．彩色多普勒血流成像装置是诊断心脏病的先进工具之一．

知 识 拓 展

冲击波及其应用

当波源运动速度 v_s 超过波的运动速度 u 时，波源将位于波的前方，如图 4-14 所示．波源在 s_1 位置时发出的波在其后 t 时刻的波阵面为半径等于 ut 的球面，但此时波源已经前进了 $v_s t$ 的距离到达 s 位置．在整个 t 时间内，波源发出的波的各波前的切面形成一个圆锥面，这个圆锥面称为马赫锥．其半顶角 α 由下式决定：

$$\sin\alpha = \frac{ut}{v_s t} = \frac{u}{v_s} = \frac{1}{M} \tag{4-37}$$

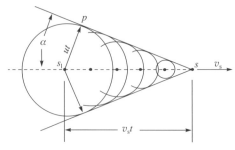

图 4-14　冲击波的产生

各波前随时间不断扩展，锥面也不断扩展，这种以点波源为顶点的圆锥形的波称为冲击波(shock wave). 上式中的 M 称为马赫数. 锥面就是受扰动的介质与未受扰动的介质的分界面，在两侧有着压强、密度和温度的突变. 飞机、炮弹等以超声速飞行时，都会在空气中激起冲击波. 冲击波面掠过的区域，空气压强突然增大会使物体遭到损坏，这种现象称为声暴. 冲击波的能量集中在锥面上，能提供非常强大的压力.

医学上用冲击波击碎结石，利用的是冲击波在组织和结石两种声阻抗不同的传播介质的界面产生的压应力(结石前界面)和拉应力(结石后界面)，使结石从表面逐渐剥脱破碎，将不能自行排出的大结石破碎成能够自行排出的碎块，然后随尿液通过泌尿系统的管腔排出体外的一种治疗泌尿系统结石的方法. 冲击波的发生是通过高压电、大电流、瞬间直流放电来实现的. 瞬间放电时放电通道急剧膨胀，在水介质中形成冲击波，利用特殊的反射体将冲击波聚焦，可使焦点处的能量增大 200~300 倍，将结石置于该处便可达到击碎结石的目的. 目前所用的体外冲击波碎石机都附有 X 射线或超声定位装置，通过移动病人可达到定位的目的.

冲击波的传播特性接近于声波，不同介质由于其密度不同，声阻抗有很大差异. 水的声阻抗比空气大得多，所以水中的冲击波在水与空气的界面上几乎完全反射，人机组织内含水量较多，声阻抗接近于水，所以水中冲击波传入人体时几乎没有反射，能量损耗少. 这就是体外冲击波碎石时人体需要完全浸泡于水中或利用水囊作为传播介质的原因，这样既可以减少能量损耗，也避免了冲击波在通过人体与空气界面时对人体的损伤. 由于结石的声阻抗为水的 5~10 倍，所以冲击波在组织与结石界面也会有反射. 同时不同声阻抗产生的应力使结石裂碎.

知识拓展
二维码

急危重症超声的临床应用

习　题

4-1　在波线上相距 2.5 cm 的 A、B 两点，已知点 B 的振动相位比点 A 落后 30°，振动周期为 2.0 s，求波速和波长.

4-2　一简谐波沿 x 轴负方向传播，角频率为 ω，波速为 u. 设 $t=\dfrac{T}{4}$ 时刻的波形如题图 4-2 所示，求该波的波函数.

4-3　一平面简谐波以 2.0 m·s^{-1} 的速度沿 x 轴负方向传播，若波源的位置在 $x=0$ 处，设在 $x=-0.5$ m 处质点的振动方程为 $y=0.10\cos\left(\pi t+\dfrac{\pi}{12}\right)$ (m)，求：

(1) 波长；
(2) 波源的振动方程；
(3) 波函数.

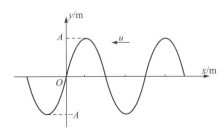

题图 4-2

4-4 某人戴了一个能使声强级增加 30 dB 的助听器，问该助听器能使声强增大为原来的多少倍？

4-5 两个音叉在空气中产生同振幅的声波. 一个频率是 256 Hz，另一个频率是 512 Hz，求两声波的声幅比和声强比.

4-6 20℃时空气和肌肉的声阻抗分别为 $4.28 \times 10^2\,\text{kg} \cdot \text{m}^{-2} \cdot \text{s}^{-1}$ 和 $1.63 \times 10^6\,\text{kg} \cdot \text{m}^{-2} \cdot \text{s}^{-1}$. 计算声波由空气垂直入射于肌肉时的反射系数和透射系数.

4-7 10 个人的小合唱，若每人发出 60 dB 的声音，试求发出的总声强和总声强级.

4-8 利用多普勒效应监测汽车行驶的速度. 一固定波源发出频率为 100 kHz 的超声波，当汽车迎着波源驶来时，与波源安装在一起的接收器接收到从汽车反射回来的超声波的频率为 110 kHz. 已知空气中声速为 $300\,\text{m} \cdot \text{s}^{-1}$，求汽车行驶的速度.

(鄂尔多斯应用技术学院　武立坚)

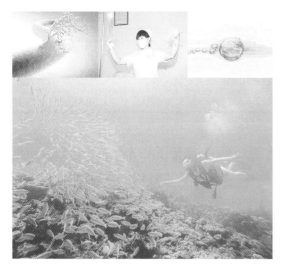

潜水者在深海中，由于海水压力大，吸入的气体与肺泡之间的压差变大，气体更容易穿过肺泡壁进入血管，因此深海的潜水者体内血液中所含的气体量比在海面时多。当潜水员直接浮出水面时，体外压力骤然降低，血管内所含的溶解气体会由于外界压力突然降低而沸腾，血液内产生气泡，气泡会导致气体栓塞现象。如果是心脏供血血管或脑血管内出现栓塞，会危及生命安全。气体栓塞还容易引起多种并发症和后遗症，治疗难、预后差，所以预防工作非常重要。潜水者上浮的速度通常不要超过水中气泡上浮的速度，或者分阶段缓慢上升。此外，静脉损伤破裂、血管输液不当等操作也会引起气体栓塞。

第 5 章

分子动理论

　　气体是物质存在的一种状态。气体与液体一样是流体：它可以流动、可以变形，也可以被压缩。气态物质是由大量的原子或分子组成的，原子或分子相互之间可以自由运动，它们都是微观粒子。每一个微观粒子都有大小、质量、速度、能量等，这些用来表示单个微观粒子状态的物理量称为微观量。一般在实验室中测得的是表示大量分子集体特性的物理量，称为宏观量，例如，气体的温度、压强、体积等都是宏观量。单个粒子的运动具有很大的偶然性，因此粒子的微观量是很难精确测量的，但就大量微观粒子的集体表现来看，却存在一定的统计规律。本章从分子动理论出发，应用微观粒子运动的力学定律和统计方法，求出气体微观量的统计平均值，用以揭示气体宏观量与微观量之间的关系，为进一步解释物质宏观现象和宏观规律的本质打下基础。

　　生命过程中有很多现象与气体的状态和变化过程有关，分子动理论及其研究方法，对于解释和分析生命现象的本质具有重要的意义。本章重点介绍分子动理论的一些基本知识及液体表面现象。

5.1 物质的微观结构

5.1.1 分子力

通常宏观物质的分子或原子都处在永不停息的、无规则的运动之中. 分子的无规则运动与温度有关. 温度越高, 分子无规则运动的剧烈程度越高, 所以分子的无规则运动也叫做分子的无规则热运动或直接叫做分子的**热运动**(thermal motion). 一切热现象都是物质内部大量分子热运动的集体表现.

分子之间存在力的作用. 固体和液体的分子之所以会聚集在一起而不分开, 是因为分子之间存在相互吸引力; 而固体和液体又很难压缩, 即使是气体也不能无限制地压缩, 这又说明分子之间还存在强大的斥力. 分子间的引力和斥力统称为**分子力**(molecular force). 根据实验和近代理论分析, 物质内部分子间作用力 F 与分子间距离 r 的关系可用下式表示:

$$F = \frac{C_1}{r^m} - \frac{C_2}{r^n} \tag{5-1}$$

式中 C_1、C_2、m、n 都是正数, 根据实验数据确定. 式(5-1)第一项是正的, 代表斥力; 第二项

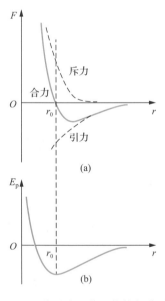

是负的, 代表引力. 由于 m 和 n 都比较大, 所以分子力随着分子间距离的增加而急剧减小, 故称为**短程力**. 短程力只作用于很短的距离, 超过有效作用距离后, 作用力实际上可以完全忽略. 由于 $m>n$, 所以斥力的有效作用距离比引力小. 分子力 F 与分子间距离 r 的关系如图 5-1(a)所示.

(1) 当 $r=r_0$(r_0 的数量级约为 10^{-10} m)时, 斥力等于引力, $F=0$, 分子处于平衡状态. r_0 称为平衡位置.

(2) 当 $r<r_0$ 时, 斥力大于引力, 分子力表现为斥力, 且随 r 的减少而急剧增加.

(3) 当 $r>r_0$ 时, 斥力小于引力, 分子力表现为引力, 且随 r 的增大而先增大后减小; 当 r 大于分子力的有效作用距离(亦称分子力的有效作用半径, 约 10^{-9} m)时, 引力很快趋于零, 分子力可忽略不计. 气体分子间的距离一般情况下是相当大的, 因此, 气体分子间的引力极其微小, 可以忽略不计.

图 5-1 分子力、分子势能与分子间距离的关系

如果把两个分子拉开或靠拢, 就必须相应地施加拉力或压力, 以克服两分子间的引力或斥力. 为改变分子间距离而施加的外力所做的功转变为分子间相互作用的势能 E_p, 它与分子间距离 r 的关系如图 5-1(b)所示.

(1) 当 $r=r_0$ 时, 即 $F=0$, 势能 E_p 有最小值 $E_{p\,min}$, 分子处于稳定状态.

(2) 当 r 偏离 r_0 时, 势能增大, $F \neq 0$, 分子力力图使分子回到势能最小的位置.

(3) 分子热运动的能量中, 势能使分子趋于团聚, 动能使分子趋于离散, 两种趋势相互对立, 导致物质状态不同.

综上所述, 一切物质都是由大量的分子组成的; 所有分子都处在永不停息的无规则的热运动之中; 分子间存在力的相互作用, 分子热运动是物质的基本属性. 这就是物质微观结构的基本概念.

5.1.2　理想气体微观模型

从气体动理论的观点来看, 各种不同气体内部分子的微观运动状态和宏观物理性质各有不同. 人们在大量实验的基础上, 提出了理想气体(ideal gas)分子模型的下列假设:

(1) 同种气体分子的大小和质量完全相同.

(2) 分子本身的大小比分子间的平均距离小得多, 分子可视为质点(或单原子分子), 它们遵从牛顿运动定律.

(3) 分子与分子间或分子与器壁间的碰撞是完全弹性的.

(4) 除碰撞瞬间外, 分子间的相互作用力可忽略不计, 重力的影响也可忽略不计. 因此在相邻两次碰撞之间, 分子做匀速直线运动.

(5) 平衡态时, 在容器内气体分子的运动是完全紊乱的, 气体各部分的密度均相同, 且任一时刻沿任一方向运动的分子数相等.

(6) 气体分子的平均动能远比它们在重力场中的势能要大, 所以分子的重力势能可以忽略不计.

总之, 理想气体可看作是由大量的、自由的、不断做无规则运动的、大小可忽略不计的弹性小球所组成. 由以上假设所推得的结果在一定范围内可以解释实际气体(real gas)的基本性质.

单个分子的运动是无规则的, 但对大量分子的集体表现我们可以运用统计的方法求出大量分子一些微观量的统计平均值, 并以此解释实验中观测到的物质宏观量(如气体的温度、压强、体积等).

5.1.3　理想气体的状态方程

一定质量的气体在一个确定的容器中, 只要它与外界没有能量的交换, 内部也没有任何形式的能量交换(如化学变化或原子核反应), 那么无论气体的原始状态如何, 经过相当长的时间后, 终将达到各部分具有相同温度和压强的状态, 并且长期维持这一状态不变. 在不受外界影响的条件下, 一个系统的宏观性质不随时间改变的状态称为平衡态(equilibrium state). 平衡态只是一种宏观上的寂静状态, 在微观上, 分子的热运动是永不停息的, 系统的平衡态是一种动态平衡. 原来处于非平衡态的气体, 最终都会由于分子的热运动和分子间的相互碰撞达到平衡态.

处在平衡态的气体可用体积 V、压强 p、温度 T 三个物理量来描述它的状态, 这三个物理量称为状态参量(或态参量). 实验表明, 在通常温度和压强下, 这三个状态参量之间存在着一定的关系, 即气体的状态方程. 在任何情况下, 理想气体的状态参量均遵守如下关系:

$$pV = \frac{m}{M}RT \tag{5-2}$$

此式称为理想气体的状态方程(ideal gas equation of state). 式中, $R = 8.314\ \mathrm{J \cdot mol^{-1} \cdot K^{-1}}$ 称为

摩尔气体常数，与气体的性质无关. m 为容器中气体的质量，M 是气体的摩尔质量.

理想气体实际上是不存在的，它只是真实气体的近似. 一般气体，在压强不太大和温度不太低的情况下近似满足式(5-2).

5.1.4　理想气体的压强

容器中的理想气体分子在做无规则运动时，将不断地与容器壁碰撞，对于任一分子来说，它碰在器壁的什么地方、给予器壁多大的冲量都是偶然的，碰撞也是断续的. 但就整个容器内的气体而言，每一时刻都有大量的分子和器壁碰撞. 可以认为，容器内的气体施于器壁的宏观压强就是大量分子碰撞器壁的结果. 根据理想气体分子模型，气体分子可视为一个个极小的弹性质点，服从经典的力学规律. 运用统计方法，对大量分子的微观量求平均值，可在数量上建立压强和分子运动之间的联系.

设某容器内有处于平衡态的 N 个质量为 m_0 的同种理想气体分子，分子数密度为 n(即单位

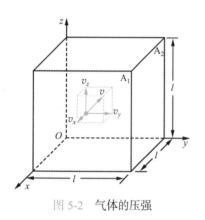

图 5-2　气体的压强

体积内所含的分子数)，如图 5-2 所示，该立方体容器边长为 l，容积为 $V=l^3$. 先考虑一个分子与器壁的碰撞情况，设与 Oyz 平面平行的前壁面和后壁面分别为 A_1、A_2，该分子在碰撞器壁之前的速度为 v，沿三个坐标轴的分量分别为 v_x、v_y、v_z. 由于分子与器壁是完全弹性碰撞，故该分子与 A_1 面碰撞时，它在 x 轴的速度分量由 v_x 变为 $-v_x$，与 A_2 面碰撞时再由 $-v_x$ 变为 v_x. 因此质量为 m_0 的分子，与 A_1 面每碰撞一次，动量的改变量为 $-2m_0v_x$. 根据动量定理和牛顿第三定律，分子作用于器壁的冲量就是 $2m_0v_x$. 该分子与 A_1 面连续两次碰撞之间在 x 方向经过的距离为 $2l$，所需时间为 $\dfrac{2l}{v_x}$，在单位时间内分子与 A_1 面的碰撞次数为 $\dfrac{v_x}{2l}$. 因此一个分子在单位时间内施于 A_1 面的冲量为

$$\frac{v_x}{2l} \times 2m_0v_x = \frac{m_0v_x^2}{l}$$

假定 N 个分子在 x 方向的速度分量分别为 $v_{1x}, v_{2x}, \cdots, v_{Nx}$，则根据上式可得各分子在单位时间内施于 A_1 面的冲量分别为 $\dfrac{m_0v_{1x}^2}{l}$，$\dfrac{m_0v_{2x}^2}{l}$，$\cdots$，$\dfrac{m_0v_{Nx}^2}{l}$，所以在单位时间内 N 个分子施于 A_1 面的总冲量，亦即施于 A_1 面上的作用力 F 为

$$F = \frac{m_0v_{1x}^2}{l} + \frac{m_0v_{2x}^2}{l} + \cdots + \frac{m_0v_{Nx}^2}{l} = \frac{m_0}{l}(v_{1x}^2 + v_{2x}^2 + \cdots + v_{Nx}^2)$$

由于 A_1 面的面积 $S=l^2$，故可得 A_1 面所受的压强 p 为

$$p = \frac{F}{S} = \frac{m_0}{l^3}(v_{1x}^2 + v_{2x}^2 + \cdots + v_{Nx}^2) = \frac{Nm_0}{l^3}\left(\frac{v_{1x}^2 + v_{2x}^2 + \cdots + v_{Nx}^2}{N}\right)$$

又因为立方体容积 $V=l^3$，容器内分子数密度 $n = \dfrac{N}{V} = \dfrac{N}{l^3}$，式中 $\dfrac{v_{1x}^2 + v_{2x}^2 + \cdots + v_{Nx}^2}{N}$ 为容器内 N

个分子沿 x 轴方向速度分量平方的平均值，用 $\overline{v_x^2}$ 表示，故上式可写成

$$p = nm_0\overline{v_x^2}$$

对任一分子都有 $\overline{v^2} = \overline{v_x^2} + \overline{v_y^2} + \overline{v_z^2}$，而平衡状态下气体的性质与方向无关，因此分子速度在任一方向的分量的平均值相等，即

$$\overline{v_x^2} = \overline{v_y^2} = \overline{v_z^2} = \frac{1}{3}\overline{v^2}$$

代入上式得

$$p = \frac{1}{3}nm_0\overline{v^2} = \frac{2}{3}n\left(\frac{1}{2}m_0\overline{v^2}\right) \tag{5-3}$$

式中 $\overline{v^2}$ 为分子平动速度平方的平均值，$\overline{\varepsilon} = \frac{1}{2}m_0\overline{v^2}$ 表示分子的平均平动能. 可见，气体的压强 p 与分子数密度 n 和分子的平均平动能 $\overline{\varepsilon}$ 成正比，n 或 $\overline{\varepsilon}$ 越大，压强也越大. 式(5-3)称为理想气体的压强公式(pressure formula of ideal gas)，它将宏观量的压强和微观量的分子平均平动能联系了起来. 表明宏观压强是大量分子在足够长时间内对足够大面积的器壁碰撞产生的平均效果，压强是一个统计平均值，其大小等于单位面积器壁在单位时间内获得的分子平均冲量，所以离开"大量分子"和"统计平均"来讨论压强就没有意义了.

5.1.5　理想气体分子的平均平动能

由理想气体物态方程(5-2)和压强公式(5-3)，消去压强 p 可得

$$\frac{1}{2}m_0\overline{v^2} = \frac{3}{2}\cdot\frac{1}{n}\cdot\frac{m}{M}\cdot\frac{RT}{V}$$

由于 $n = \frac{N}{V}$，$N = \frac{m}{M}N_A$，N_A 为阿伏伽德罗常量，代入上式得分子的平均平动能

$$\overline{\varepsilon} = \frac{1}{2}m_0\overline{v^2} = \frac{3}{2}\cdot\frac{R}{N_A}\cdot T = \frac{3}{2}kT \tag{5-4}$$

式中 $k = \frac{R}{N_A}$，称为玻尔兹曼常量，由于 $R=8.314\ \text{J}\cdot\text{mol}^{-1}\cdot\text{K}^{-1}$，$N_A=6.022\times10^{23}\ \text{mol}^{-1}$，故得 $k=1.381\times10^{-23}\ \text{J}\cdot\text{K}^{-1}$. 由式(5-4)可见，理想气体的分子平均平动能只与热力学温度成正比，而与气体的性质无关，在相同温度下一切气体分子的平均平动能都相同. 式(5-4)也称为理想气体的温度公式，它揭示了温度的微观本质，给出了理想气体的微观量分子平均平动能与宏观量温度之间的关系. 温度是气体分子无规则热运动剧烈程度的量度，是大量分子热运动的统计平均结果，是分子平均平动能的统计平均值. 与压强一样，离开了"大量分子"和"统计平均"来讨论温度就失去了意义. 因此对单个分子来说它有多高温度是没有意义的.

5.1.6　理想气体的内能

联立理想气体温度公式(5-4)和压强公式(5-3)得

$$p = \frac{2}{3}n\cdot\frac{3}{2}kT = nkT \tag{5-5}$$

可见，在相同的温度和压强下，各种气体的分子数密度相同. 上式称为阿伏伽德罗定律.

式(5-4)表示气体的平均平动能 $\bar{\varepsilon}=\dfrac{3}{2}kT$，这是不是气体的全部能量呢？人们通过比热容实验发现，在相同温度和相同摩尔数下的单原子分子和多原子分子气体的能量是不同的. 为此我们引入自由度的概念，决定一个物体的空间位置所需要的独立坐标数目，称为该物体的自由度(degree of freedom). 显然单原子分子与多原子分子的自由度是不同的. 对于单原子分子，可将其看成是质点，用 3 个独立的坐标 x、y、z 可确定它在空间的位置，故有 3 个自由度. 因为 $\overline{v_x^2}=\overline{v_y^2}=\overline{v_z^2}=\dfrac{1}{3}\overline{v^2}$，将其代入式(5-4)可得每个自由度的平均平动能为

$$\frac{1}{2}m_0\overline{v_x^2}=\frac{1}{2}m_0\overline{v_y^2}=\frac{1}{2}m_0\overline{v_z^2}=\frac{1}{3}\cdot\frac{1}{2}m_0\overline{v^2}=\frac{1}{2}kT \tag{5-6}$$

可见，分子在每一个运动自由度上的平均平动能都是 $\dfrac{1}{2}kT$. 虽然这一结论针对的是分子平动的情况，但在平衡态下，气体分子的无规则运动使分子任何一种运动的可能性都不会比另一种运动的可能性更占优势，即机会是完全均等的. 所以平均而言，气体分子不论何种运动，其相应于每一个可能自由度的平均能量都是相等的，这个结论称为能量按自由度均分原理，简称能量均分原理(principle of energy equipartition). 对于双原子或多原子分子气体，它们有更多的自由度，如氮气和氧气，其分子可看作一直线的刚性双原子分子，其质心位置的描述需要 3 个独立坐标，另外还需要 2 个坐标来确定直线的方位，所以共有 5 个自由度，这时每个气体分子的平均能量为

$$\bar{\varepsilon}=\frac{5}{2}kT$$

如果气体分子有 i 个自由度，则每个分子的平均能量为

$$\bar{\varepsilon}=\frac{i}{2}kT \tag{5-7}$$

分子除了无规则热运动动能外，分子间还存在相互作用势能，所有分子的动能和势能的总和称为系统的内能(internal energy). 由于理想气体分子间的相互作用可以忽略，故其内能只是所有分子动能的总和. 对于质量为 m，摩尔质量为 M 的理想气体，其所包含的分子总数为 $N=\dfrac{m}{M}N_A$，设分子有 i 个自由度，则系统的内能为

$$U=\frac{m}{M}N_A\cdot\frac{i}{2}kT=\frac{m}{M}\cdot\frac{i}{2}RT \tag{5-8}$$

1 摩尔理想气体的内能为 $U_0=\dfrac{i}{2}RT$.

5.1.7 道尔顿分压定律

设有几种互不发生化学反应的气体混合储存在同一容器中，称为混合气体. 各种气体的分子数密度分别是 n_1，n_2，n_3，$\cdots$，则总的分子数密度为 $n=n_1+n_2+n_3+\cdots$，由于温度相同，各种气体分子的平均平动能相等，由式(5-5)得

$$p=(n_1+n_2+n_3+\cdots)kT=n_1kT+n_2kT+n_3kT+\cdots$$

式中，$p_1=n_1kT$ 是指容器中只有第一种气体时的压强，称为第一种气体的分压强. 同理 $p_2=n_2kT$，

$p_3=n_3kT$，…分别是指第二种气体，第三种气体，……的分压强，故上式可写成

$$p=p_1+p_2+p_3+\cdots$$

它说明混合气体的压强等于各种组成气体的分压强之和，这一结论称为道尔顿分压定律 (Dalton's law of partial pressure). 而各组成气体的分压强是独立产生的，即分压强大小与其他气体的存在与否无关.

分压概念对理解混合气体中某组分气体的流动方向很重要. 对某组分气体而言，其流动方向只取决于该气体分压强的大小，即它总是由分压大的地方向分压小的地方扩散. 而总压强及其他气体的分压强只影响其扩散的速度，不改变该组分气体扩散的方向.

例如，人体的呼吸包括吸入 O_2 和呼出 CO_2，O_2 由肺泡进入血液，再进入各组织，而 CO_2 由各组织进入血液，再进入肺泡，它们分别从自己的高分压处向低分压处流动. O_2 的流动方向由它自己的分压决定，与 CO_2 的分压无关；而 CO_2 的流动方向也是由它自己的分压决定的，与 O_2 的分压无关.

5.2　气体分子速率和能量的统计分布

热平衡态中的每个气体分子，其运动速度的大小和方向都是随机和偶然的. 然而从宏观整体来看，大量分子组成的气体都具有一定的温度和压强，这说明大量这些随机偶然事件存在一定的分布规律，称为统计规律性，在数学上专门研究统计规律性的学科称为概率论. 一定条件下在一系列可能发生事件的集合中，发生某一事件的可能性或机会称为发生该事件的概率. 这些可能发生的事件称为偶然事件. 某一偶然事件的概率相对于统计平均值来说会有涨落，然而随着偶然事件数目的增加，涨落会逐渐减少.

对理想气体分子运动状态进行分析时，由于气体分子的量很大，需以 10^{23} 数量级来计，它们之间互相碰撞，各个分子的速度大小和方向都是随机变化和不可预知的，这体现了气体分子运动状态的随机性和偶然性，但气体分子出现各种运动状态的概率有完全确定的分布规律. 麦克斯韦(Maxwell)在 1859 年首先从理论上用统计方法解决了气体分子运动速率的分布问题，该理论不久后即为实验所证实.

5.2.1　速率分布函数

系统中分子的热运动可用统计学的方法进行处理. 所谓速率的统计分布，是指在总数为 N 的气体分子中，速率处于 v 到 $v+dv$ 区间内的分子数 dN 有多少，或者每个分子的速率分布在该区间内的概率是多大，或者 dN 占总分子数 N 的百分比 $\dfrac{dN}{N}$ 是多少，该百分比在各速率区间是不相同的，它是与速率 v 有关的函数，在速率区间足够小的条件下，该百分比还与区间的大小 dv 成正比，即有

$$\frac{dN}{N} = f(v)dv \tag{5-9}$$

式中的 $f(v)$ 称为速率分布函数，它表示速率处于 v 附近的单位速率区间内的分子占总分子数的百分比. 其数值越大，说明分子处于 v 附近单位速率区间内的概率就越大. 将上式对所有速率区间积分，可得所有速率区间的分子数占总分子数的百分比，这显然应等于 1，故有

$$\int_0^N \frac{\mathrm{d}N}{N} = \int_0^\infty f(v)\mathrm{d}v = 1 \tag{5-10}$$

上式称为速率分布函数的归一化条件.

5.2.2 麦克斯韦速率分布律

设气体分子的质量为 m_0 ，在平衡状态下，当分子之间的相互作用忽略不计时，麦克斯韦首先从理论上导出了速率分布函数的数学表达式

$$f(v) = 4\pi\left(\frac{m_0}{2\pi kT}\right)^{\frac{3}{2}} \cdot \mathrm{e}^{-\frac{m_0 v^2}{2kT}} \cdot v^2 \tag{5-11}$$

式中 k 为玻尔兹曼常量, T 为热力学温度. 由上式确定的理想气体分子按速率分布的统计规律,

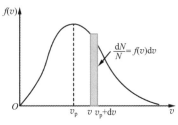

图 5-3 麦克斯韦速率分布曲线

称为麦克斯韦速率分布律. 可见，对于给定的气体，速率分布函数只与温度有关. 以 $f(v)$ 为纵坐标，速率 v 为横坐标，可绘出麦克斯韦速率分布曲线，如图 5-3 所示，它形象地描述了气体分子按速率分布的情况.

曲线从坐标原点出发，随着速率增大开始上升，经过一个极大值后开始下降，并且渐近于横坐标. 这说明分子速率可取大于零的所有可能的有限值.

但在单位速率区间内，分子处在速率很小和速率很大的概率较小，处在中等速率的概率较大，而处在曲线极大值对应的速率 v_p 附近的概率最大，这个速率 v_p 称为最概然速率(most probable speed).

图 5-3 中的小窄条面积表示速率处于 v 到 $v+\mathrm{d}v$ 区间内的分子数占总分子数的百分比，或表示每个分子速率处在该速率区间内的概率大小. 曲线下的总面积等于曲线下所有窄条矩形面积的总和，可通过下式积分求出：

$$\int_0^\infty f(v)\mathrm{d}v = 1$$

它表示处在所有速率区间内的分子数百分比的总和等于 1，即 $f(v)$ 满足归一化条件.

5.2.3 气体分子的三种统计速率

运用麦克斯韦速率分布函数，可以推导出反映分子运动状态的具有代表性的三种速率的统计平均值.

1. 最概然速率

在温度给定的平衡态下，在一定量的理想气体中，根据与 $f(v)$ 曲线极大值相对应的速率 v_p 即为最概然速率的定义，有 $\frac{\mathrm{d}f(v)}{\mathrm{d}v} = 0$ ，将式(5-11)代入可推得

$$v_p = \sqrt{\frac{2kT}{m_0}} = \sqrt{\frac{2RT}{M}} \approx 1.41\sqrt{\frac{RT}{M}} \tag{5-12}$$

当温度升高时, v_p 随之增大，曲线变得较为平坦，并向速度大的区域扩展，如图 5-4 所示，

系统中速率较小的气体分子数减少，速率较大的气体分子数增加，即温度越高，分子运动越剧烈.

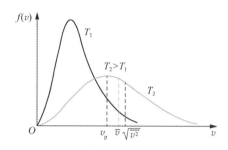

图 5-4　不同温度下的速率分布和麦克斯韦三种统计速率

2. 平均速率

在平衡态下，对所有 N 个气体分子的速率求算术平均值，称为平均速率(mean speed)，用 $\overline{v}$ 表示. 由于分子速率可在 $0\sim\infty$ 取值，故 $\overline{v}$ 可由速率分布函数经积分运算求出

$$\overline{v}=\frac{\int_0^\infty v\mathrm{d}N}{N}=\frac{\int_0^\infty vNf(v)\mathrm{d}v}{N}=\int_0^\infty vf(v)\mathrm{d}v$$

将式(5-11)代入上式积分后可得

$$\overline{v}=\sqrt{\frac{8kT}{\pi m_0}}=\sqrt{\frac{8RT}{\pi M}}\approx1.60\sqrt{\frac{RT}{M}} \tag{5-13}$$

3. 方均根速率

所有气体分子速率平方平均值的平方根，称为方均根速率(root-mean-square speed)，用 $\sqrt{\overline{v^2}}$ 表示. 首先求出分子速率平方的平均值为

$$\overline{v^2}=\frac{\int_0^\infty v^2\mathrm{d}N}{N}$$

同理把式(5-11)代入上式积分后可得

$$\sqrt{\overline{v^2}}=\sqrt{\frac{3kT}{m_0}}=\sqrt{\frac{3RT}{M}}\approx1.73\sqrt{\frac{RT}{M}} \tag{5-14}$$

气体分子的三种统计速率均反映了大量分子做热运动的统计规律，它们均与温度 $\sqrt{T}$ 成正比，与分子质量 $\sqrt{m_0}$ 成反比，其相对大小为 $\sqrt{\overline{v^2}}>\overline{v}>v_\mathrm{p}$，如图 5-4 虚线所示. 三种统计速率分别应用于不同问题的研究中. 由于最概然速率是速率分布曲线中的极大值相对应的速率，因此常被用于讨论分子速率分布的情况；平均速率常用于讨论分子的碰撞，如计算分子运动的平均碰撞次数、平均距离等；方均根速率常用于计算分子的平均平动能以及用于讨论气体压强和温度的统计规律.

5.2.4 玻尔兹曼能量分布律

在平衡态中，理想气体不受外力场作用下分子按速率分布的情况可用麦克斯韦速率分布律进行讨论. 尽管这时各个分子的速率不同，但分子在空间的分布是均匀的，空间各处的分子数密度是一样的. 玻尔兹曼(Boltzmann)在此基础上，对气体处在保守力场(如重力场)中的分子在空间中的分布规律进行了研究. 在外力场中，气体分子同时受到两种互相对立的作用，无规则热运动要使分子均匀分布在它们能够到达的空间，而外力场则要使这些分子聚集到势能最低的地方. 当这两种相互作用达到平衡时，分子的空间分布不再是均匀的，此时的分子数密度与分子的势能有关.

如果以 n_0 表示势能 $E_p=0$ 位置的分子数密度，则在势能 E_p 位置的分子数密度 n 为

$$n = n_0 e^{-\frac{E_p}{kT}}$$

(5-15)

上式称为分子按势能分布的玻尔兹曼分布定律，简称玻尔兹曼分布律.

对气体分子而言，玻尔兹曼分布律是成立的，不仅如此，它对所有的微观粒子，如固体、液体、气体的分子和原子，包括做热运动的任何微观粒子都是成立的，因此，玻尔兹曼分布律具有普遍意义，它的应用范围很广.

在重力场中，由式(5-15)可求出气体分子按高度分布的规律. 此时式(5-15)的势能 E_p 为重力势能，取坐标 z 轴竖直向上，并设地面位置 $z=0$ 处的势能为零，n_0 即为 $z=0$ 处的分子数密度. 又设重力场中大气分子的质量为 m_0，所处位置的海拔为 z，则它所具有的重力势能为 $E_p = m_0 gz$，代入式(5-15)可得分布在高度 z 处单位体积中的分子数为

$$n = n_0 e^{-\frac{m_0 gz}{kT}}$$

(5-16)

可见，在重力场中，气体的分子数密度 n 随着高度 z 的增大按指数规律减小；分子的质量 m_0 越大，气体的温度 T 越低，n 减小得越快.

温度一定时，理想气体的压强 $p = nkT = n_0 kT e^{-\frac{m_0 gz}{kT}}$，由于分子的质量 $m_0 = \dfrac{M}{N_A}$，M 是气体摩尔质量，N_A 是阿伏伽德罗常量，所以可得

$$p = p_0 e^{-\frac{Mgz}{RT}}$$

(5-17)

式中 $p_0 = n_0 kT$ 为 $z = 0$ 处的气体压强. 上式称为等温气压公式，由该式知大气压强 p 随高度 z 的增加按指数规律减小. 又因为大气温度是随高度而变化的，故只有在高度相差不大的情况下，式(5-17)的计算结果才会符合实际情形.

大气是由 N_2、O_2、H_2O 和 CO_2 等组成的一种混合气体，大气压强等于各组成气体的分压强之和，而各气体分压强与大气压强之比等于各气体容积与总容积之比，在海平面高度的大气中 O_2、N_2 的容积百分比分别约为 20.7%、78%. 人体在高空中出现的呼吸困难、四肢无力是由氧分压降低而引起的缺氧症状. 海拔越高，大气压越低，其中的氧分压也越低. 因此人在高空中感到呼吸困难，要缓解呼吸困难，关键是要提高氧分压，而不是总气压. 高压氧舱的设计就是这个原理，通过做高压氧治疗来缓解缺氧的症状.

高原的特点是空气稀薄、大气压低、氧分压低. 海平面温度为 0℃ 的地方，大气压为 101.2 kPa(760 mmHg)，大气氧分压为 21.2 kPa(159 mmHg)，正常人肺泡气氧分压为

14 kPa(105 mmHg)，动脉血氧分压(PaO₂)为 13.3 kPa(100 mmHg)，动脉血氧饱和度(SaO₂)可达到 95%～98%. 海拔增加至 3000 m 时，大气压降至 77.3 kPa(526 mmHg)，大气氧分压为 14.7 kPa(110 mmHg)，肺泡氧分压为 8.26 kPa(62 mmHg)，PaO₂ 和 SaO₂ 明显下降，人体产生缺氧现象.

5.3　液体的表面现象

5.3.1　表面张力和表面能

1. 表面张力

日常生活中，经常会看到液体表面有收缩成表面积最小的现象. 例如，荷叶上的小水珠、玻璃板上的小水银都收缩成球形，因为同样体积的液体以球形的表面积为最小. 液体表面存在收缩趋势的这种性质，也可以通过一个简单的实验证实. 将一系有棉线圈的铁丝环浸入肥皂液中，然后取出，铁丝环上便形成一层具有两个表面的液膜，棉线圈在液膜上保持着它原来的任意形状，如图 5-5(a)所示. 当把棉线圈内的液膜刺破时，由于圈外液膜的收缩，棉线圈立即被拉成圆形，如图 5-5(b)所示. 对于一定周长的一切几何图形，圆的面积为最大，故此时液膜的面积最小. 图中小箭头表示圈外液膜所施加拉力的方向. 由棉线圈成圆形可以说明，这种拉力均匀作用在圆周上. 由此可知，当液膜未刺破时，棉线也受到同样的拉力作用，由于棉线两侧都有液膜，两侧的液膜对棉线各部分产生的拉力合力为零. 我们把这种促进液体表面收缩的力，称为表面张力(surface tension).

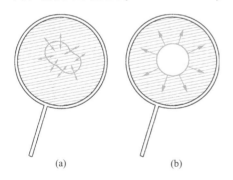

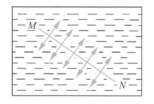

表面张力的方向

图 5-5　表面张力演示实验　　　　图 5-6　表面张力示意图

设想用任意分界线 MN 把液体表面分割成两部分，如图 5-6 所示. 分界线两侧的液面相互以大小相等、方向相反的拉力作用于对方，这种相互拉力就是表面张力. 实验表明，表面张力的方向与分界线垂直，并与液体表面相切. 如果液面是平面，表面张力就在平面内，如果液面是曲面，表面张力就在这个曲面的切面上. 其大小与被研究的液面分界线的长度 L 成正比. 用 F 表示作用在分界线 L 上的表面张力，则

$$F = \sigma L \tag{5-18}$$

式(5-18)中，比例系数 σ 称为液体的表面张力系数，它是作用在单位长度分界线上的表面张力，其单位是 $N \cdot m^{-1}$.

表面张力系数的大小与液体种类、温度及纯度有关. 同一种液体温度越高，σ 值越小. 表 5-1 列出了几种液体的表面张力系数.

表 5-1　不同液体与空气接触时的表面张力系数

液体	温度/℃	$\sigma/(N \cdot m^{-1})$	液体	温度/℃	$\sigma/(N \cdot m^{-1})$
丙酮	20	0.0237	肥皂液	20	0.025
甲醇	20	0.0226	血液	37	0.058
乙醇	20	0.0227	血浆	37	0.073
苯	20	0.0228	水	0	0.0756
氯仿	20	0.0271	水	20	0.0728
甘油	20	0.0634	水	30	0.0712
水银	20	0.476	水	100	0.0589

表面张力的产生源于分子力. 已知分子间的平衡距离 r_0 约为 10^{-10} m 数量级，当两分子间距离大于 r_0 而在 $10^{-10} \sim 10^{-9}$ m 时，分子间作用力表现为引力，而当分子间的距离大于 10^{-9} m 时，引力很快趋于零，所以分子引力的有效作用距离 r 为 10^{-9} m. 以 10^{-9} m 为半径作一球面，则只有在这个球面内的分子才对位于球心的分子有作用力，分子引力作用的范围是半径为 10^{-9} m 的球面，称为分子作用球，分子作用球的半径称为分子作用半径.

图 5-7 所示的液面下厚度等于分子作用半径的液体薄层称为液体表面层. 在表面层中的分子(如分子 m)与液体内部分子(如分子 m')受力情况不一样. 以分子 m 或 m' 为中心，画出分子作用球，可以看出在液体内部的分子所受周围分子的引力在各个方向大小相等而合力为零；在表面层的分子受下部周围分子对它的引力大于上部周围分子对它的引力，其合力(即 efg 部分分子对分子 m 的引力的合力)指向液体内部.

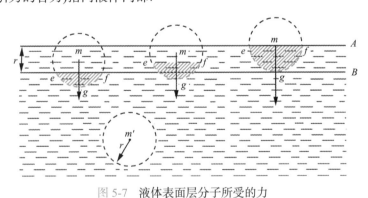

图 5-7　液体表面层分子所受的力

从图中可以看出，分子 m 越接近表面，合力就越大. 由此可见，处于液体表面层的分子都受到一个指向液体内部的力的作用，在这些力的作用下，液体表面层的分子都有向液体内部收缩的趋势，使液面处于一种绷紧的状态，在宏观上表现为表面张力.

2. 表面能

由于所有位于表面层的液体分子都有受到垂直于液面并指向液体内部的分子引力的作

用，这些引力分别被一些十分靠近的分子的斥力所平衡，使其能够停留在液体的表层. 如果要把液体内部的分子移到表面层，就必须反抗表面层下面的分子对它的引力而做功，从而增加这一分子的势能. 可见表面层的分子比液体内部的分子具有更多势能，表面层中所有分子高出液体内部分子的那部分势能的总和，称为液体的表面能(surface energy).

显然要增大液体表面积，就要把液体内部的一些分子拉到液体的表面层，使液体表面层的能量增大. 任何一个系统要处于稳定，必须使其势能减小到最小，因此，只要有可能，表面层的分子就要往液体内部迁移，使其表面缩到最小.

下面从外力做功的角度考察表面张力系数与液体表面能的关系. 图 5-8 为 U 形金属框 $ABCD$，上面有一层液体薄膜，金属框的一边 BC 长为 L，可自由滑动，由于表面张力的作用，薄膜要收缩，BC 边要向 AD 边移动. 要使 BC 边匀速向右移动，就必须施加一个与表面张力大小相等、方向相反的力 F. BC 边在力 F 的作用下向右移动一段距离为 Δx，达到图中 $B'C'$ 的位置，由于液膜有上、下两个表面，则增加液膜的表面积 $\Delta S = 2L \cdot \Delta x$，外力 $F = 2\sigma L$，这时外力所做的功为 $\Delta A = F \cdot \Delta x = 2\sigma L\Delta x = \sigma \Delta S$. 根据能量转换定律，在这一过程中外力 F 所做的功 ΔA 应等于液体表面势能的增量，如用 ΔE_p 表示表面能的增量，则

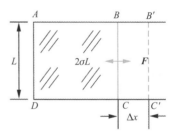

$$\Delta E_p = \Delta A = \sigma \Delta S \tag{5-19}$$

这样表面张力系数的另一种定义式为

$$\sigma = \frac{\Delta A}{\Delta S} = \frac{\Delta E_p}{\Delta S} \tag{5-20}$$

图 5-8 表面张力与表面能

表面张力系数与
表面能的关系

由式(5-20)可知，表面张力系数在数值上等于增加单位表面积时外力所做的功. 从能量角度看，表面张力系数的大小等于增加单位表面积时所增加的表面能. 表面张力系数的单位还可以用 $J \cdot m^{-2}$ 表示.

5.3.2 弯曲液面的附加压强

1. 弯曲液面的附加压强

静止液体的表面可以呈平面或弯曲面，如图 5-9 所示. AB 为液面的任一小面积，在三个力的作用下保持平衡. 它们是液面外气体压强 p_0 产生的压力，周围液面对 AB 液面作用的表面张力 F，液面下液体压强 p 产生的压力. 表面张力 F 作用于 AB 的整个周界，并垂直周界与液面相切，指向周界外侧. 当液面水平时，如图 5-9(a)所示，表面张力与液面平行，沿 AB 周界的表面张力恰好互相平衡，表面张力不会产生垂直于液面的附加压力，此时 $p = p_0$. 当液面为凸面时，如图 5-9(b)所示，表面张力作用在 AB 液面上的合力 F 指向液体内部，因此必然存在一个相反的力与之平衡，即液面还要受到一个从液面内指向外部的压力，此时只有液面下的压强大于外部压强，也就是说存在一个压强差 Δp 才能平衡，平衡时 $p = p_0 + \Delta p$. 当液面为凹面时，如图 5-9(c)所示，表面张力的合力 F 指向液体外部，同理使液面下的压强小于外部压强，平衡时 $p = p_0 - \Delta p$. 上述液面弯曲表面张力产生的压强差 Δp 称为附加压强(additional

pressure)，其值等于弯曲液面两侧的压强差.

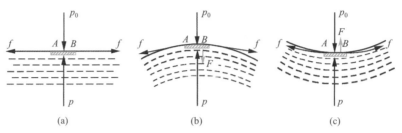

图 5-9　弯曲液面的附加压强

下面来研究球形液面附加压强的大小. 如图 5-10 所示，在液面处隔离出一个球冠状的小液块，分析其受力情况，小液块受三部分力的作用. 第一部分是通过小液块的边界线作用在液块上的表面张力，垂直于边界线，并与球面相切；第二部分是液体内外的压强差产生的作用于液块底面(即图中阴影部分)向上的压力；第三部分是小液块的重力，它比前两部分力要小得多，可以忽略不计.

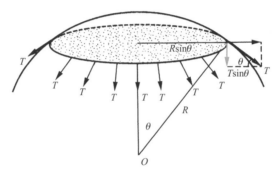

图 5-10　球形液面的压力和压强

设球形液面半径为 R，单位长度液体表面的张力为 T(大小即为液体的表面张力系数 σ)，T 的垂直向下分量为 $T\sin\theta$，则小液块边界线上所具有的总张力的向下分量为

$$2\pi R\sin\theta \times \sigma\sin\theta = \sigma \times 2\pi R\sin^2\theta$$

若液体内外的压强差用 Δp 表示，则小液块向上的压力为

$$\Delta p \times \pi R^2\sin^2\theta$$

这两部分力方向相反，在平衡时它们的大小应该相等. 所以

$$\sigma \times 2\pi R\sin^2\theta = \Delta p \times \pi R^2\sin^2\theta$$

$$\Delta p = \frac{2\sigma}{R} \tag{5-21}$$

上式为球形液面内外的压强差，即附加压强.

式(5-21)对于凸凹的球形液面都是适用的，如果液面是凸的，Δp 取正值，说明液面内的压强比液面外的压强大；如果液面是凹的，Δp 取负值，说明液面内的压强小于液面外的压强.

2. 球形液膜的内外压强差

图 5-11 是一个球形液膜(如肥皂泡). 液膜具有内外两个表面层，R_1 和 R_2 分别是液膜的内外半径.

设球形液膜内 C 点的压强为 p_C，液膜中 B 点的压强为 p_B，膜外 A 点的压强为 p_A. 因液膜的外表面是一个凸面，由式(5-21)知

$$p_B - p_A = \frac{2\sigma}{R_2}$$

而液膜的内表面是一个凹面，附加压强是负值，所以

$$p_B - p_C = -\frac{2\sigma}{R_1}$$

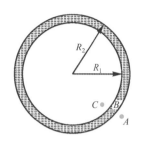

图 5-11　球形液膜的附加压强

因液膜很薄，可以认为 $R_1=R_2=R$，从上述两式中消去 p_B，则得

$$p_C - p_A = \frac{4\sigma}{R} \tag{5-22}$$

即球形液膜处于平衡时，膜内压强比膜外压强大 $\dfrac{4\sigma}{R}$.

这就是球形液膜产生的附加压强.

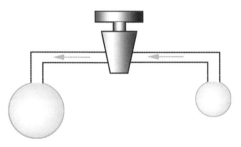

图 5-12　附加压强演示实验

图 5-12 是在一根管子的两端吹两个大小不等的肥皂泡. 打开中间活塞，使两泡相通，我们会看到小泡不断变小，而大泡却不断变大. 这是因为小泡中的空气压强比大泡中的空气压强大.

5.3.3　毛细现象和气体栓塞

1. 毛细现象

液体与固体接触处，常会看到两种不同的现象. 把水滴在干净的玻璃板上，水会沿板面展开，我们说水能润湿玻璃. 把水银滴在玻璃板上，水银将收缩成球形，我们说水银不润湿玻璃. 在液体和固体接触处，厚度等于分子作用半径的一薄层液体称为附着层，如图 5-13 所示. 附着层内的分子作用球只有一部分在液体中，另一部分在固体中，因此处在附着层内的液体分子都受到两种吸引力的作用，一种是液体分子与固体分子之间的相互引力，称为附着力 (adhesive force)，另一种是液体分子之间的引力，称为内聚力(cohesion). 当附着力大于内聚力时，附着层内的液体分子将受到指向固体的力，这种力使附着层有扩展趋势，这就是液体能够润湿固体，如图 5-13(a)所示. 当附着力小于内聚力时，附着层内的液体分子将受到指向液体内部的引力，这种力使附着层有缩小的趋势，这就是液体不能润湿固体，如图 5-13(b)所示.

在液体与固体的接触处，作液体表面的切线与固体表面的切线，这两切线在液体内部所成的角 θ，称为接触角(contact angle)，如图 5-14 所示.

通常用接触角的大小来判断润湿与不润湿. 当 θ 为锐角时，液体润湿固体，若 θ 为零，液体完全润湿固体；当 θ 为钝角时，液体不润湿固体，若 θ 为 180°，液体完全不润湿固体.

内径很小的管子称为毛细管. 将毛细管的一端插入液体中，液体润湿管壁时，管内液面上升，不润湿时则下降，这种现象称为毛细现象(capillarity).

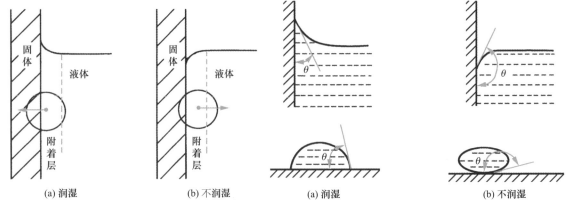

(a) 润湿   (b) 不润湿

图 5-13　附着层中分子所受的力

(a) 润湿   (b) 不润湿

图 5-14　接触角

毛细现象由表面张力和接触角所决定. 根据弯曲液面的附加压强和接触角, 可计算出液体在毛细管中上升或下降的高度.

如图 5-15 所示, 将两端开口的毛细管插入液体中, 管内稳定后液面与管壁的接触角为锐

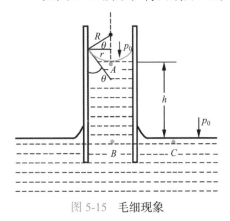

图 5-15　毛细现象

角 θ, 液面呈凹形, 因此液面下的压强 p_A 低于液面外的大气压强 p_0. 设液面的曲率半径为 R, 毛细管内管径为 r, 液体的密度为 ρ. 由式(5-21)得

$$p_0 - p_A = \frac{2\sigma}{R}$$

管内 B 点的压强 p_B, 应等于管外同一水平液面处的压强 p_0, 所以有

$$p_B = p_A + \rho g h = p_0$$

整理两式, 有

$$h = \frac{2\sigma}{\rho g R}$$

将 $r = R\cos\theta$ 代入得

$$h = \frac{2\sigma\cos\theta}{\rho g r} \tag{5-23}$$

式(5-23)表明, 接触角决定毛细管中的液面上升还是下降, 当 $\theta < 90°$ 时, 液面上升; 当 $\theta > 90°$ 时, 液面下降. 液面上升(或下降)的高度与液体的表面张力系数成正比, 与毛细管半径成反比.

毛细现象在日常生活及生命活动过程中都有重要意义. 在植物对水分和营养的输运以及动物的血液在毛细管中的流动过程中, 毛细现象都起着重要的作用. 毛细现象在医疗事业中也有很多应用. 生产药棉时, 需将棉花进行脱脂处理, 脱脂的目的就在于使其能为水所润湿, 以便吸取药水或创面的污液. 手术缝线事先要经过蜡处理, 因为线中的缝隙在缝合伤口后会成为皮肤内外的通道, 经蜡处理后, 由于它变得不润湿而封闭了这些缝隙, 因而可杜绝细菌的感染. 在农业生产中, 农民锄松地面的土壤就是为了破坏土壤表层的毛细管, 以减少水分的蒸发.

2. 气体栓塞

液体在细管中流动时, 如果管中有气泡, 液体的流动将受到阻碍, 气泡多时可发生阻塞,

这种现象称为气体栓塞(air embolism).

图 5-16(a)表示均匀毛细管中的一段润湿性液柱，中间有一个气泡，在左右两端的压强相等时，气泡两端的液面形成同样的凹弯月面，其曲率半径相等，因表面张力而出现的附加压强也相等，所以液柱不流动. 如果在毛细管左端增加压强Δp，这时气泡左边的曲率半径变大，右边的曲率半径变小，如图 5-16(b)所示. 因而使左端弯曲液面所产生的附加压强比右端弯曲液面所产生的附加压强小. 如果它们的差值正好等于Δp，则系统仍处于平衡状态，液柱不会向右移动. 只有当两端的压强差Δp超过某一临界值δ时，气泡才能移动. 这个临界值δ与液体和管壁的性质以及管的半径有关. 当管中有n个气泡时，只有当$\Delta p \geqslant n\delta$时液体才能带着气泡移动，如图 5-16(c)所示.

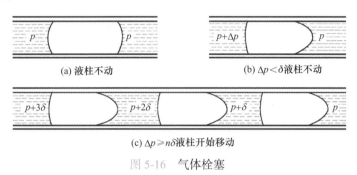

(a) 液柱不动　　　　　　　(b) $\Delta p < \delta$液柱不动

(c) $\Delta p \geqslant n\delta$液柱开始移动

图 5-16　气体栓塞

人体血管中是不允许有气泡存在的. 若气泡很小，则可通过液体循环由肺部排出. 若气泡大于血管内径，就会影响血液流动，甚至造成血管栓塞. 轻者会造成血液循环障碍，部分组织、细胞坏死，重者将危及生命.

人体血管中出现气泡的几种可能是：①静脉注射和输液时，空气可能随药液一起进入血管. 所以注射、输液前一定要将注射器中少量空气和输液管中的气泡排除干净. ②颈静脉处的血压低于大气压，一旦受伤，外界空气可自动进入静脉. 出现这种情况，应立即结扎静脉血管. ③潜水员从深处上来或患者从高压氧舱出来前，都要有适当的减压过程，否则在高压状态时溶于血液中的氧气、氮气，在常压状态下会迅速释放出来，导致微血管中血液析出的气泡过多，出现气体栓塞现象.

5.3.4　表面活性物质与表面吸附

1. 表面活性物质

当液体中掺入杂质时，液体的表面张力系数会发生变化. 有的溶质能使溶液的表面张力系数减小，有的反而使其增大. 能使液体表面张力系数减小的物质称为该液体的表面活性物质(surfactant). 水的表面活性物质有肥皂、胆盐、有机酸、酚醛、卵磷脂等. 溶于溶剂后使液体的表面张力系数增大的物质称为表面非活性物质，水的表面非活性物质有食盐、糖类、淀粉等.

表面活性物质溶于溶剂后，由于溶剂分子与溶质分子之间的吸引力小于溶剂分子之间的吸引力，所以位于表面层中的溶剂分子受到使它趋于液体内部的力大于表面层中溶质分子对它的吸引力，结果使溶剂分子尽可能地进入液体的内部，表面层中溶质的浓度增大，只是由于扩散现象，溶质浓度的增大有一定限度. 这样就减少了液体的表面能，增加了系统的稳定性. 由于表面活性物质容易聚集于液体的表面层，所以少量的表面活性物质就可以在很大程度上影响液体的表面性质，显著降低表面张力. 如果在溶剂中加入表面非活性物质，表面非活性物质将尽可能离开表面层进入液体内部，结果就使得表面非活性物质在液体内部的浓度大于表面层.

表面活性物质在肺的呼吸过程中起着重要的作用. 肺位于胸腔内，支气管在肺内分成许多小支气管，小支气管则越分越细，末端膨胀成囊状气室，每个气室又分成许多小气囊，称为肺泡. 人的肺泡总数为 3 亿～7 亿个，各个肺泡大小不一，而且有些肺泡是相连的. 在充满空气的肺中，既有肺组织的弹性力，又有衬在肺泡表面液层组成气-液界面上的表面张力，而相对于肺充气来说，大部分压力是用来克服表面张力的. 若每个肺泡的表面张力系数相同，小肺泡内压强将大于大肺泡内的压强，小肺泡内的气体将流向大肺泡，使小肺泡趋于萎缩而大肺泡膨胀，但这种情况在肺内并没有出现，原因就是表面活性物质的作用. 肺泡的表面层中分布有一定量的、由饱和卵磷脂和脂蛋白组成的表面活性物质，起降低表面张力系数的作用. 吸气时，肺泡体积增大，而表面活性物质的量不变，故单位面积上的表面活性物质的量随体积增大而减小，结果增大了表面张力系数，从而限制了肺泡的继续膨胀；呼气时，肺泡的体积减小，单位面积上的表面活性物质的量随体积减小而增多，减小了表面张力系数，减少了表面张力，从而防止了肺泡的萎缩. 因此，大小不等的肺泡在表面活性物质的作用下，可以保持平衡状态. 肺泡上表面活性物质对表面张力系数的调控作用，保证了呼吸过程正常进行.

在母体内的胎儿，肺泡是萎缩的，并为黏液所覆盖. 虽然临产时肺泡壁能分泌表面活性物质，降低黏液的表面张力，但新生儿仍须以大声啼哭的强烈动作进行第一次呼吸以克服肺泡的表面张力而获得新生.

2. 表面吸附

在某些情况下，表面层可以完全由溶质组成，表面活性物质在溶液的表面层聚集并伸展成薄膜的现象称为表面吸附(surface adsorption). 水面上的油膜就是常见的表面吸附现象. 固体和液体一样，表面能有趋于最小的倾向. 因为固体的体积不能改变，所以不能通过缩小表面积来降低表面能，但固体可以像液体那样在其表面吸附一层表面活性物质来达到这个目的，这被称为固体吸附. 固体表面对被吸附物质的分子引力非常大，许多物质都能被固体表面吸附，例如，吸附在玻璃表面的水蒸气分子，要在 400 ℃的真空中才能除去. 单位体积固体的吸附能力与它的表面积成正比，吸附能力随温度升高而减弱，多孔和粉状物质的表面积大，吸附能力就强，多孔活性炭和粉状白陶土都是很好的吸附剂，医药上常用来吸附胃肠道中的细菌、毒素以及其他毒素等.

知 识 拓 展

表面活性物质对早产儿呼吸窘迫综合征的治疗作用

早产儿呼吸窘迫综合征的发病机制最早由学者 Avry 和 Mead 提出，主要是由于肺泡缺乏表面活性物质. 早产儿出生时肺脏发育尚不完善，肺表面活性物质尚未分泌或分泌不足会导致进行性肺不张，肺通气功能障碍. 表面活性物质通过降低肺泡表面张力，减小吸气时塌陷肺泡产生的阻力，提高肺顺应性，从而保证肺泡与外界空气进行正常交换来维持正常的机体呼吸运动的进行；反之，表面活性物质的缺乏增大了肺泡表面张力，肺泡受到压力，从而造成肺不张，同时当肺组织中的血液流经这些肺不张的部分时，并不能完成正常的氧气交换过程，血液未发生氧合就重新流回心脏,从而导致动脉血中的氧含量明显降低,引起全身各个组织缺氧,机体在氧气不足的状态下会产生过多的酸性物质,进一步导致体内酸碱失衡,甚至出现酸中毒.所以说,表面活性物质的合成减少及其他相关因素所引起的表面活性物质分泌减少是早产儿呼吸窘迫综合征发生的主要原因.另外,表面活性物质的缺乏,同样会影响到肺部毛细血管的渗透性,从而容易诱发肺水肿.这一系列的连锁反应又会加重破坏肺部血管,使其不容易扩张,继而使血流阻力变大,右心室射血时阻力也随之加大,引起心室重塑,就会出现心脏卵圆孔及动脉导管开放,心脏血液分流严重则会使心脏70%~80%的射血量作为分流,机体缺氧征象更为加剧,可表现为明显的发绀及青紫.这样恶性循环,会导致肺小动脉阻力增大、肺内灌注血量减少以及肺血管的通透性大大增加,血浆蛋白与一些细胞大量渗出.受到严重损伤的肺汇集渗出的纤维蛋白、细胞,出现一层包裹在肺泡表面的透明状膜.国内外有研究指出,预防性使用表面活性物质能够明显降低新生儿气漏等并发症的发生率以及病死率,并可能改善其预后,如减少远期并发症的发生.肺表面活性物质注入终末气道内,由于降低了肺泡内气液交界面周围的表面张力,所以呼气时肺泡腔的大小保持稳定,降低气道和肺泡在开放时的压力有利于肺泡功能的恢复.由于降低了肺泡表面张力,原已萎缩的肺泡得以复张,肺氧合功能明显改善,减少了持续缺氧造成各重要脏器的损害.用表面活性物质治疗早产儿呼吸窘迫综合征,能快速有效地改善患儿肺功能,缩短机械通气时间、总吸氧时间,减少住院时间,减少肺出血、呼吸机相关性肺炎、气漏等严重并发症,提高早产儿存活率.

知识拓展

二维码

高压氧舱

习　题

5-1　气体处于热平衡状态时有什么特征?平衡态时可用哪些态参量描述气体的宏观状态?

5-2　理想气体压强公式推导过程中,哪些地方用到了理想气体的微观模型?哪些地方用到了统计假设?压强的微观本质是什么?

5-3　气体分子的三种统计速率与气体分子本身的性质和气体的温度有什么关系?

5-4　单、双、多原子分子气体的内能有什么不同?

5-5　能量按自由度均分原理中的能量指的是动能、势能还是机械能?

5-6　设盛有某种理想气体的容器漏气,气体的压强、分子数密度均减为原来的一半,那么气体的内能及气体分子的平均动能是否改变?为什么?

5-7　设储气筒容积为 20 L,内有 128 g 氧气,如果储气筒的温度为 27 ℃,则筒内氧气的压强为多少个大气压?分子数密度又是多少?

5-8　设某一氧气瓶的容积为 35 L,瓶内氧气压强为 1.5×10^7 Pa,在给病人输氧气一段时间以后,瓶内氧气压强降为 1.2×10^7 Pa,假定温度为 20 ℃,试问这段时间内用掉的氧气质量是多少?

5-9   设某容器内储有的气体压强为 1.33 Pa，温度为 27 ℃，试问容器内单位体积气体的分子数有多少？所有这些分子的总平均平动能是多少？

5-10   设 2 g 氢气装在 20 L 的容器内，若容器内氢气的压强为 3.996×10³ Pa，问氢气分子的平均平动能是多少？

5-11   假设在 0 ℃和压强为 1.114×10⁴ Pa 时，某一气体的密度为 1.0×10⁻⁵ g·cm⁻³，求此种气体的分子量，并判断它是什么气体.

5-12   试求氧气在 17 ℃时的最概然速率、平均速率和方均根速率.

5-13   在温度为 27 ℃时，试问 1 g 氢气、氮气的内能各为多少？

5-14   设某气体的温度为 27 ℃，压强为 1.5 atm，试问 2 L 该气体中有多少个分子？

5-15   试问在什么高度上的大气压强是地面的 75%？（设空气的温度为 0 ℃，$M=28.9$ g · mol⁻¹.）

5-16   设在某一高海拔处的温度为-10 ℃，氧分压为 5.3×10³ Pa，试问该处的海拔是多少？（提示：先求标准状态下的氧分压.）

5-17   吹一个直径为 10 cm 的肥皂泡，试求吹此肥皂泡所做的功，以及泡内外的压强差. 设肥皂液的表面张力系数为 $\sigma = 40×10^{-3}$ N·m⁻¹.

5-18   半径为 $r = 2.0×10^{-6}$ m 的许多小水滴融成一个半径为 $R = 2.0×10^{-3}$ m 的大水滴时，释放出来的能量是多少？

5-19   沼气池中距液面 1 m 处产生半径为 2.0×10⁻³ m 的气泡，求气泡内的实际压强（$\sigma_{水} = 0.0712$ N·m⁻¹）.

5-20   如题图 5-20 所示，一个 U 形玻璃管的两竖直管的直径分别为 1 mm 和 3 mm，试求两管内水面的高度差.（水的表面张力系数 $\sigma = 73×10^{-3}$ N·m⁻¹.）

5-21   在半径 $r = 0.30$ mm 的毛细管中注入水，如题图 5-21 所示，在管的下端形成一半径 $R=3.0$ mm 的水滴，求管中水柱的高度.

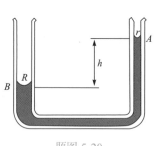

题图 5-20

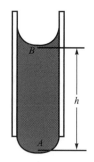

题图 5-21

5-22   表面张力系数为 72.7×10⁻³ N·m⁻¹ 的水在一毛细管中上升 2.5 cm，丙酮（$\rho = 792$ kg·m⁻³）在同样的毛细管中上升 1.4 cm. 设两者均完全润湿毛细管，求丙酮的表面张力系数.

（内蒙古科技大学包头医学院   计晶晶）

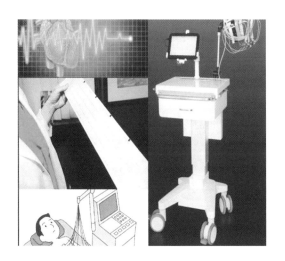

心电图是利用心电图机从人体表记录心脏每一心动周期所产生电活动变化的曲线图形。静息状态下，心肌细胞处于极化状态，呈现电中性，当心肌细胞兴奋时，细胞膜对离子的通透性发生改变，破坏原来的极化状态，细胞膜内外正、负电荷中心不再重合，这时心肌细胞等效于一个电偶极子。心脏内大量心肌细胞形成很多电偶极子，当兴奋在心肌内传播时，每一瞬间由这些电偶极子激发的合电场大小和方向都不相同，而且这种电场可以通过人体的组织和体液传到体表，人们通过测定人体体表电势随时间的变化关系就可以了解人体心脏的电活动。心电图检查作为临床上检查心脏功能及心脏疾病的重要手段，因有着快捷、简便、经济及无创性等优点而被广泛应用。

第 6 章

静 电 场

静止电荷在其周围空间产生的电场，称为**静电场**(electrostatic field)。静电场对场内的电荷也会发生力的作用，其强度的空间分布取决于激发电场的电荷种类和分布情况。本章介绍的主要内容为：描述静电场性质的两个物理量——电场强度和电势；静电场的基本定律——库仑定律；静电场的两条定理——高斯定理和环路定理。

6.1 电　场

6.1.1 库仑定律

自然界中存在着两种电荷(electric charge)：正电荷和负电荷. 物体所带净电荷数量的多少，称为物体所带的电荷量. 1913 年密立根(Millikan)从实验中得出，任何带电体的电荷量都是分立、不连续的，而且都是电子电量 e 的整数倍，称为电荷量子化(charge quantization). 其中 $e=1.60\times10^{-19}$ C(库仑). 如果物体所带的正电荷和负电荷的数量相同，对外不显电性，则物体被称为电中性(electric neutrality). 在一个与外界没有电荷交换的系统内部，正负电荷的代数和在任何过程中保持不变，称为电荷守恒定律(law of conservation of charge).

两个静止的带电体之间相互作用的静电力，不但与带电体所带的电量及它们的间距有关，还与它们的大小、形状及电荷的分布有关. 为了研究方便，引入带电体的理想模型——点电荷(point charge)，即如果带电体本身线度与它到研究点的距离相比足够小，就可以忽略带电体的形状、大小以及电荷分布，而把带电体所有电量集中到一个几何点上. 1785 年，法国物理学家库仑(Coulomb)在实验的基础上提出了真空中两个点电荷相互作用的基本规律，即库仑定律(Coulomb's law)，表述为：真空中两个静止点电荷 q_1 和 q_2 之间相互作用的静电力，大小与电量 q_1 和 q_2 的乘积成正比，与这两个点电荷之间的距离 r 的平方成反比，方向沿着这两个点电荷的连线，同号电荷相斥，异号电荷相吸. 这种力也称为库仑力，其大小的表达式为

$$F = k\frac{|q_1||q_2|}{r^2} \tag{6-1}$$

式中比例常数 $k = 8.9880\times10^9$ N·m²·C⁻²，上式也常写成

$$F = \frac{1}{4\pi\varepsilon_0}\frac{|q_1||q_2|}{r^2} \tag{6-2}$$

其中 $k = \dfrac{1}{4\pi\varepsilon_0}$，$\varepsilon_0$ 称为真空电容率或真空介电常量，在国际单位制中，$\varepsilon_0 = 8.85\times10^{-12}$ C²·N⁻¹·m⁻².

如果用 $\boldsymbol{F}_{12}$ 表示 q_2 对 q_1 的作用力，$\boldsymbol{F}_{21}$ 是 q_1 对 q_2 的作用力，$\boldsymbol{e}_{12}$ 表示从 q_1 到 q_2 的单位矢量，如图 6-1 所示，则库仑定律又可写成

$$\boldsymbol{F}_{21} = -\boldsymbol{F}_{12} = \frac{1}{4\pi\varepsilon_0}\frac{q_1 q_2}{r^2}\boldsymbol{e}_{12}$$

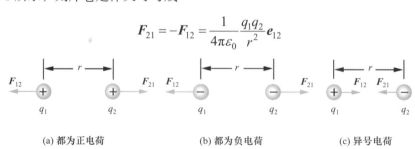

(a) 都为正电荷　　　　　　(b) 都为负电荷　　　　　　(c) 异号电荷

图 6-1　两个点电荷的相互作用力大小相等而方向相反

应当指出，静电力 F_{12} 和 F_{21} 大小相等、方向相反，是一对作用力与反作用力，满足牛顿第三定律.

6.1.2 电场强度叠加原理及其应用

1. 电场强度

现代理论证明，两个点电荷之间的相互作用不是超越距离的直接作用，而是通过电场来进行的. 任何电荷在其周围都会产生电场(electric field)，电场是一种特殊的物质，它和一切实物一样，具有能量、动量和质量等. 相对于观察者而言，把静止的电荷产生的电场称为静电场，把产生电场的电荷称为场源电荷(charge of field source). 电场的基本性质是它对放入其中的电荷有力的作用，即电场力，而且还对在电场中运动的带电物体做功.

为了研究电场的性质，在电场中引入一个足够小的试探电荷(正电荷)，并观察试探电荷所受电场力的情况. 研究表明，比值 F/q_0 与试探电荷本身无关，而只与其所在处电场的性质有关，所以我们把 F/q_0 定义为该点的电场强度 (electric field strength)，简称场强.电场强度是矢量，常用 E 表示

$$E = \frac{F}{q_0} \tag{6-3}$$

可见，电场中某点电场强度的大小等于单位电荷在该点所受电场力的大小，方向为正电荷在该点的受力方向. 在 SI 制中，电场强度的单位是 $N \cdot C^{-1}$，也可以写成 $V \cdot m^{-1}$.

如果已知电场强度的分布，根据式(6-3)就可以求得电场中任一点电荷 q 所受到的电场力，即

$$F = qE \tag{6-4}$$

值得注意的是，只要有电荷存在就有静电场存在，电场的存在是客观的，与是否引入试探电荷无关.

2. 点电荷的电场强度

在真空中距离场源电荷 q 为 r 的 P 点处放置一个试探电荷 q_0，q_0 受到的电场力为

$$F = \frac{q_0 q}{4\pi\varepsilon_0 r^2} e_r$$

其中 e_r 为 r 的单位矢量，方向由电荷 q 指向 P 点. 根据场强的定义，点电荷 q 在 P 点产生的电场强度为

$$E = \frac{F}{q_0} = \frac{q}{4\pi\varepsilon_0 r^2} e_r \tag{6-5}$$

上式表明，点电荷 q 在空间任一点所激发的电场强度的大小，与点电荷的电荷量 q 成正比，与点电荷到该点的距离 r 的平方成反比. 式(6-5)还指出，点电荷的电场具有球对称性，即在以 q 为球心的同一球面上，电场强度大小相等；如果 q 为正电荷，E 与 r 方向相同，即电场强度的方向垂直球面向外；q 为负电荷时，E 与 r 方向相反，即电场强度的方向垂直球面向球心，如图 6-2 所示. 但无论点电荷是正电荷还是负电荷，距离点电荷越近，电场强度越大.

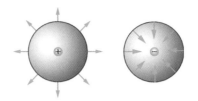

图 6-2 点电荷的电场

3. 电场强度的叠加原理

如果静电场是由许多个独立点电荷组成的点电荷系激发的, 那么试探点电荷 q_0 所受到的电场力服从矢量叠加原理. 假设点电荷系有 n 个独立的点电荷 q_1, q_2, …, q_n, 以 F_1, F_2, …, F_n 分别表示各点电荷单独存在时产生的电场施于电场中试探电荷 q_0 的力, 那么它们同时存在时施于该点试探电荷的合力 F 将是 F_1, F_2, …, F_n 的矢量和, 即

$$F = F_1 + F_2 + \cdots + F_n = \sum_{i=1}^{n} F_i$$

将上式除以 q_0, 就得到下面的关系式:

$$E = E_1 + E_2 + \cdots + E_n = \sum_{i=1}^{n} E_i \tag{6-6}$$

上式 E 为总场强. 可见, 由多个点电荷组成的点电荷系所产生的电场中, 某点的场强等于各个点电荷单独存在时在该点产生场强的矢量和. 这就是电场强度叠加原理(superposition principle of electric field intensity). 场强的可叠加性, 不仅对点电荷系成立, 对任意带电系统所产生的电场也成立.

对电荷连续分布的任意带电体来说, 可以将带电体所携带的电荷看成是由许多很小的电荷元 $\mathrm{d}q$ 组成的(图 6-3), 把每一电荷元 $\mathrm{d}q$ 看成一个点电荷, 则 $\mathrm{d}q$ 在场中某点产生的电场强度 $\mathrm{d}E$ 为

$$\mathrm{d}E = \frac{\mathrm{d}q}{4\pi\varepsilon_0 r^2} e_r \tag{6-7}$$

再求(6-7)式的矢量积分, 就得到带电体在该点的电场强度

$$E = \int \mathrm{d}E = \int \frac{\mathrm{d}q}{4\pi\varepsilon_0 r^2} e_r \tag{6-8}$$

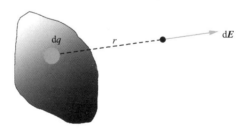

图 6-3 任意带电体的电场强度

4. 电场强度叠加原理的应用

利用积分法求解带电体的电场强度大致有以下步骤: ①建立合适的坐标系; ②根据带电

体的形状，选取合适的电荷元 dq；③写出 dq 产生的元场强 dE，并弄清 dE 的方向是否变化；④若 dE 的方向是变化的，将 dE 向各坐标轴分解得到元分量；⑤对各元分量分别进行积分，得到总场强的分量；⑥将各分量合成，得到总场强 E，并加以适当的讨论. 下面介绍用积分法求解带电体的电场强度的几个典型例子.

(1) 点电荷系的电场.

如果已知点电荷系中各点电荷 q_1，q_2，$\cdots$，q_n 到空间某点 P 的距离分别是 r_1，r_2，$\cdots$，r_n，根据电场强度的叠加原理，P 的电场强度为

$$E = \sum_{i=1}^{n} E_i = \sum_{i=1}^{n} \frac{q_i}{4\pi\varepsilon_0 r_i^2} e_{ir} \tag{6-9}$$

在具体计算中，通常将 E_i 在直角坐标系中的 x, y, z 坐标轴方向的分量写出，分别求各分量的代数和，即

$$E_x = \sum_{i=1}^{n} E_{ix}, \quad E_y = \sum_{i=1}^{n} E_{iy}, \quad E_z = \sum_{i=1}^{n} E_{iz}$$

再求合场强的大小

$$|E| = \sqrt{E_x^2 + E_y^2 + E_z^2}$$

例 6-1 两个电量相等、符号相反、相距很近的点电荷 $+q$ 和 $-q$ 构成的点电荷系称为电偶极子(electric dipole). 由 $-q$ 到 $+q$ 的矢量 l 称为电偶极子的轴，q 与 l 的乘积称为电偶极矩(electric dipole moment)，简称电矩，用 p 表示，$p = ql$. 电矩是矢量，其方向如图 6-4 所示，由负电荷指向正电荷，计算电偶极子中垂线上一点的场强.

解 建立如图 6-4 所示坐标系，则中垂线上任意一点 $P(0, y)$，$+q$ 和 $-q$ 分别在 P 点产生的场强为

$$E_+ = -\frac{q}{4\pi\varepsilon_0\left(y^2 + \dfrac{l^2}{4}\right)}\cos\theta\, i + \frac{q}{4\pi\varepsilon_0\left(y^2 + \dfrac{l^2}{4}\right)}\sin\theta\, j$$

$$E_- = -\frac{q}{4\pi\varepsilon_0\left(y^2 + \dfrac{l^2}{4}\right)}\cos\theta\, i - \frac{q}{4\pi\varepsilon_0\left(y^2 + \dfrac{l^2}{4}\right)}\sin\theta\, j$$

P 点的总场强为

$$E_P = E_+ + E_- = -2\frac{q}{4\pi\varepsilon_0\left(y^2 + \dfrac{l^2}{4}\right)}\cos\theta\, i$$

$$= \frac{ql}{4\pi\varepsilon_0\left(y^2 + \dfrac{l^2}{4}\right)^{3/2}}i$$

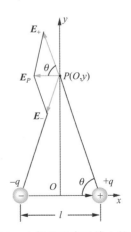

图 6-4　电偶极子中垂线上的电场

其中 $\cos\theta = l \big/ 2\sqrt{y^2 + l^2/4}$，考虑 OP 距离远大于电偶极子线度，即 $y \gg l$，则

$\left(y^2 + \dfrac{l^2}{4}\right)^{3/2} \approx y^3$，由此得到

$$E_P = -\frac{ql}{4\pi\varepsilon_0 y^3}\,\boldsymbol{i} = -\frac{\boldsymbol{p}}{4\pi\varepsilon_0 y^3}$$

此结果表明，电偶极子在其中垂线上距电偶极子中心较远处各点的电场强度与电偶极子的电矩成正比，与该点距离电偶极子中心的距离的三次方成反比，方向与电矩的方向相反.

(2) 线状带电体的电场强度.

如果连续带电体的电荷分布是不均匀的，为了描写电荷的分布情况，需要引入电荷密度的概念. 若电荷分布在线状带电体上，即电荷线分布，则可以定义单位长度带电体所带电荷量为电荷线密度，用 λ 表示，即 $\lambda = \dfrac{\mathrm{d}q}{\mathrm{d}l}$，那么长度为 $\mathrm{d}l$ 的带电线电荷量为 $\mathrm{d}q = \lambda\mathrm{d}l$，按式(6-7)写出 $\mathrm{d}q$ 在某点激发的电场强度

$$\mathrm{d}\boldsymbol{E} = \frac{\lambda\mathrm{d}l}{4\pi\varepsilon_0 r^2}\boldsymbol{e}_r \tag{6-10}$$

对上式求积分就可得到线状带电体在某点的电场强度.

例 6-2 如图 6-5 所示，电荷 q 均匀分布在长为 l 的细杆上，已知某点 P 与细杆距离为 a，且 P 和细杆两端的连线与细杆之间的夹角分别为 θ_1 和 θ_2，求 P 点场强.

解 建立如图 6-5 所示的坐标系，x 轴沿细杆、y 轴过 P 点，原点 O 是 P 点到细杆的垂足，在离原点 x 处取一长度 $\mathrm{d}x$. 因均匀带电细杆可看成电荷线分布，其电荷线密度 $\lambda = q/l$，所以 $\mathrm{d}x$ 带电为 $\mathrm{d}q = \lambda\mathrm{d}x$，按式(6-7)写出 $\mathrm{d}q$ 在 P 点激发的电场强度为

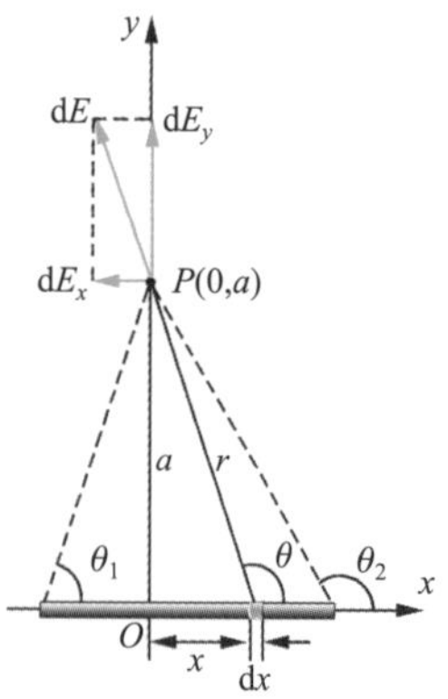

$$\mathrm{d}\boldsymbol{E} = \frac{\lambda\mathrm{d}x}{4\pi\varepsilon_0 r^2}\boldsymbol{e}_r$$

图 6-5 均匀带电细杆的电场强度

式中 $\boldsymbol{e}_r$ 为 $\mathrm{d}x$ 指向 P 点的单位矢量，因为 $\boldsymbol{E}$ 的方向是变化的，所以将 $\mathrm{d}\boldsymbol{E}$ 向各坐标轴方向分解得到元分量分别为 $\mathrm{d}E_x = \mathrm{d}E\cos\theta$，$\mathrm{d}E_y = \mathrm{d}E\sin\theta$，又从图中的几何关系可知

$$x = a\cdot\tan\left(\theta - \frac{\pi}{2}\right) = -a\cdot\cot\theta, \quad \mathrm{d}x = a\cdot\csc^2\theta\mathrm{d}\theta$$

$$r^2 = x^2 + a^2 = a^2\csc^2\theta$$

所以分量可以写成

$$\mathrm{d}E_x = \frac{\lambda}{4\pi\varepsilon_0 a}\cos\theta\mathrm{d}\theta, \quad \mathrm{d}E_y = \frac{\lambda}{4\pi\varepsilon_0 a}\sin\theta\mathrm{d}\theta$$

积分得

$$E_x = \int \mathrm{d}E_x = \int_{\theta_1}^{\theta_2} \frac{\lambda}{4\pi\varepsilon_0 a}\cos\theta\mathrm{d}\theta = \frac{\lambda}{4\pi\varepsilon_0 a}(\sin\theta_2 - \sin\theta_1)$$

$$E_y = \int \mathrm{d}E_y = \int_{\theta_1}^{\theta_2} \frac{\lambda}{4\pi\varepsilon_0 a}\sin\theta\mathrm{d}\theta = \frac{\lambda}{4\pi\varepsilon_0 a}(\cos\theta_1 - \cos\theta_2)$$

P 点合场强的大小为

$$E = \sqrt{E_x^2 + E_y^2} = \frac{\lambda}{4\pi\varepsilon_0 a}\sqrt{2 - 2\cos(\theta_1 - \theta_2)}$$

P 点场强的方向可用 $\boldsymbol{E}$ 与 Ox 轴的夹角 α 表示

$$\alpha = \arctan\frac{E_y}{E_x} = \arctan\frac{\cos\theta_1 - \cos\theta_2}{\sin\theta_2 - \sin\theta_1}$$

如果均匀带电的细杆是无限长，即 $\theta_1=0$，$\theta_2=\pi$，那么

$$E_x = 0, \quad E = E_y = \frac{\lambda}{2\pi\varepsilon_0 a}$$

　　均匀无限长带电的细杆附近某点的场强 $\boldsymbol{E}$ 与该点到细杆的距离 a 成反比，$\boldsymbol{E}$ 的方向垂直于细杆，若细杆带正电荷，$\boldsymbol{E}$ 的方向背离细杆；若细杆带负电荷，$\boldsymbol{E}$ 的方向指向细杆.

　　例 6-3　如图 6-6 所示，均匀带电细圆环半径为 R，细环的带电量为 $+q$，求通过圆环中心且垂直于圆环平面的轴线上任一点的场强.

　　解　建立如图 6-6 所示的坐标系，在轴线上任取一点 $P(x, 0)$，将圆环分割为许多极小的线元 $\mathrm{d}l$，$\mathrm{d}l$ 所带电量为 $\mathrm{d}q = q\mathrm{d}l/(2\pi R) = \lambda\mathrm{d}l$（$\lambda$ 为电荷线密度），$\mathrm{d}q$ 到 P 点的距离为 r，它在 P 点产生的场强大小

$$\mathrm{d}\boldsymbol{E} = \frac{\mathrm{d}q}{4\pi\varepsilon_0 r^2}\boldsymbol{e}_r = \frac{\lambda\mathrm{d}l}{4\pi\varepsilon_0 (R^2 + x^2)}\boldsymbol{e}_r$$

式中 $\boldsymbol{e}_r$ 为 $\mathrm{d}l$ 指向 P 点的单位矢量，因为 $\mathrm{d}\boldsymbol{E}$ 的方向是变化的，所以将 $\mathrm{d}\boldsymbol{E}$ 向各坐标轴方向分解，由于电荷分布的轴对称性，因此，在 y 轴方向上的各分量 $\mathrm{d}E_y$ 互相抵消，沿 x 轴方向的分量 $\mathrm{d}E_x$ 叠加，$E = E_x = \int \mathrm{d}E_x = \int \mathrm{d}E\cos\theta$，所以有

$$E = \int \mathrm{d}E\cos\theta = \frac{2\pi R x \lambda}{4\pi\varepsilon_0 (R^2 + x^2)^{3/2}}$$

$$= \frac{qx}{4\pi\varepsilon_0 (R^2 + x^2)^{3/2}}$$

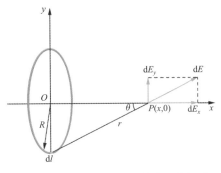

图 6-6　均匀带电细圆环轴线上的场强

讨论 (1)当 $x=0$ 时，即环心处的场强 $E=0$.

(2) 当 $x \gg R$ 时，$(x^2+R^2)^{3/2} \approx x^3$，$E=\dfrac{1}{4\pi\varepsilon_0}\dfrac{q}{x^2}$，即圆环在 P 点激发的场强与电量 q 全部集中在环心所激发的场强相同. 所以当某点远离带电圆环时，计算该点的电场强度，可将带电圆环视作电量全部集中在环心的点电荷来处理.

(3) 带电面的电场强度.

如果电荷均匀分布在很薄的表面层上，可以把带电薄层看成"带电面"，这种分布称为电荷面分布，把单位面积所带的电荷量定义为电荷面密度，用 σ 表示，即 $\sigma=\dfrac{\mathrm{d}q}{\mathrm{d}S}$，则面积为 $\mathrm{d}S$ 的表面带电量为 $\mathrm{d}q=\sigma\mathrm{d}S$，带电面 $\mathrm{d}S$ 在某点的电场强度为

$$\mathrm{d}\boldsymbol{E}=\frac{\sigma\mathrm{d}S}{4\pi\varepsilon_0 r^2}\boldsymbol{e}_r \tag{6-11}$$

对上式求积分就可得到带电体面在某点的电场强度.

例 6-4 均匀带电的薄圆盘半径为 R，圆盘的带电量为 $+q$. 求通过圆盘中心且垂直于圆盘平面的轴线上任一点的场强.

解 如图 6-7 所示，将圆盘看成面带电体，则圆盘的电荷面密度为 $\sigma=q/\pi R^2$，将圆盘分割为不同半径 r 的细圆环，利用例 6-3 的结果，半径为 r 的细圆环在轴线上任取一点 $P(x,0)$ 的场强为

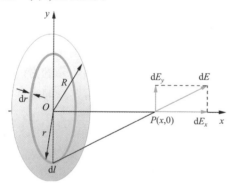

$$\mathrm{d}E=\frac{x\mathrm{d}q}{4\pi\varepsilon_0(r^2+x^2)^{3/2}}=\frac{x\cdot\sigma 2\pi r\mathrm{d}r}{4\pi\varepsilon_0(r^2+x^2)^{3/2}}$$

$$=\frac{x\sigma}{2\varepsilon_0(r^2+x^2)^{3/2}}\cdot r\mathrm{d}r$$

$\mathrm{d}\boldsymbol{E}$ 的方向沿 x 轴正方向，对整个圆盘积分就得到

$$E=\int\mathrm{d}E=\int_0^R\frac{x\sigma}{2\varepsilon_0(r^2+x^2)^{3/2}}\cdot r\mathrm{d}r$$

$$=\frac{\sigma}{2\varepsilon_0}\left(1-\frac{x}{\sqrt{R^2+x^2}}\right)$$

图 6-7 均匀带电圆盘轴线上的场强

或者

$$E=\frac{q}{2\pi\varepsilon_0 R^2}\left(1-\frac{x}{\sqrt{R^2+x^2}}\right)$$

讨论 (1)当 $R\to\infty$ 时，圆盘变为无限大平面，$E=\sigma/2\varepsilon_0$.

(2) 当 $x\ll R$ 时，即所讨论的点很靠近带电圆盘，$E=\sigma/2\varepsilon_0$ 仍然成立，此时带电圆盘仍可视为无限大带电平面.

(4) 带电体的电场强度.

如果电荷均匀分布在整个体积内，这种分布称为电荷体分布，则把单位体积所带的电荷量称为电荷体密度，用 ρ 表示，即 $\mathrm{d}q = \rho \mathrm{d}V$，同理可以求出带电体元 $\mathrm{d}q$ 在某点的电场强度

$$\mathrm{d}\boldsymbol{E} = \frac{\rho \mathrm{d}V}{4\pi\varepsilon_0 r^2}\boldsymbol{e}_r \tag{6-12}$$

进而通过积分求得整个带电体的电场强度.

6.2 静电场的电场强度分布

6.2.1 电通量

电场中每一点的场强都有确定的大小和方向. 为了形象地描述电场在空间的分布，引入了电场线的概念，即在电场中画出一系列曲线，曲线上每一点的切线方向都与该点处场强的方向一致，这些曲线称为电场线(electric field line). 如图 6-8 所示，电场线是一种假想的曲线，在电场中取一个与场强 $\boldsymbol{E}$ 方向垂直的面积元 $\mathrm{d}S_\perp$，假设穿过该面积元的电场线条数为 $\mathrm{d}\varPsi_E$，那么它们的关系为

$$E = \frac{\mathrm{d}\varPsi_E}{\mathrm{d}S_\perp} \tag{6-13}$$

显然，电场线的方向表示场强的方向，电场线的面密度表示场强的大小.

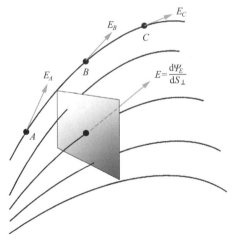

图 6-8 电场线

静电场的电场线有如下特性：①电场线始于正电荷终止于负电荷，不会在没有电荷的地方中断，即电场是有源场；②电场线不形成闭合曲线，即电场是无旋场；③任何两条电场线不会相交. 图 6-9 是几种常见电场的电场线.

把通过电场中某一个曲面的电场线的总条数，称为该曲面的电场强度通量(electric flux)，或电通量，用符号 $\varPsi_E$ 表示.

在匀强电场中，电场线是均匀分布且互相平行的，任取一平面 $\boldsymbol{S}$，假如 $\boldsymbol{S}$ 的法线方向与 $\boldsymbol{E}$ 的方向夹角为 θ，$\boldsymbol{S}$ 在垂直于 $\boldsymbol{E}$ 方向的投影面积 $S_\perp = S\cos\theta$，如图 6-10(a)所示，那么通过 $\boldsymbol{S}$ 的电通量为

$$\Psi_E = ES\cos\theta = \boldsymbol{E} \cdot \boldsymbol{S} \tag{6-14}$$

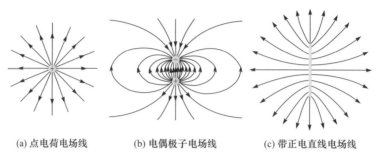

(a) 点电荷电场线　　　(b) 电偶极子电场线　　　(c) 带正电直线电场线

图 6-9　几种常见电场的电场线

若面 $\boldsymbol{S}$ 的法线方向与 $\boldsymbol{E}$ 的方向(电场线方向)平行，如图 6-10(b)所示，根据式(6-14)知，通过 $\boldsymbol{S}$ 的电通量为

$$\Psi_E = ES$$

如果电场是非均匀电场，如图 6-10(c)所示. 要计算任意曲面的电通量，我们首先把该曲面分割成许多小面积元 $\mathrm{d}\boldsymbol{S}$，每个面积元 $\mathrm{d}\boldsymbol{S}$ 都可以看成是平面，而且在面积元上 $\boldsymbol{E}$ 处处相等，那么通过每一小面积元的电通量为

$$\mathrm{d}\Psi_E = E \cdot \mathrm{d}S\cos\theta = \boldsymbol{E} \cdot \mathrm{d}\boldsymbol{S} \tag{6-15}$$

最后，再对所有面积元的电通量求和

$$\Psi_E = \int_S \mathrm{d}\Psi_E = \int_S E\cos\theta \mathrm{d}S = \oint_S \boldsymbol{E} \cdot \mathrm{d}\boldsymbol{S} \tag{6-16}$$

如果曲面为闭合曲面，上式可以写成

$$\Psi_E = \oint_S E\cos\theta \mathrm{d}S = \oint_S \boldsymbol{E} \cdot \mathrm{d}\boldsymbol{S} \tag{6-17}$$

电通量是标量，可正可负，正负取决于 $\boldsymbol{S}$ 的法线方向与 $\boldsymbol{E}$ 之间的夹角 θ. 对非闭合曲面，面积元 $\mathrm{d}\boldsymbol{S}$ 的正方向可以取曲面的任何一侧. 但对于闭合曲面，通常规定 $\mathrm{d}\boldsymbol{S}$ 的方向为由内侧指向外侧，当电场线从曲面内向外穿出时，$\theta < \pi/2$，电通量为正；反之，当电场线从曲面外向内穿入时，$\theta > \pi/2$，电通量为负.

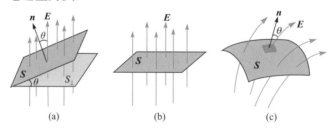

图 6-10　通过面积 S 的电通量

6.2.2　静电场的高斯定理

1. 静电场的高斯定理简介

静电场中高斯定理(Gauss's theorem)表述为：在真空中的静电场，通过任意一个闭合曲面的电通量，等于该闭合曲面所包围的电荷量的代数和除以真空介电常量，与闭合曲面外的电荷无关. 其数学表达式为

$$\Psi_E = \oint_S \boldsymbol{E} \cdot \mathrm{d}\boldsymbol{S} = \frac{1}{\varepsilon_0} \sum_i q_i \tag{6-18}$$

上式中闭合曲面 S, 又称为高斯面, 它所包围的电荷量的代数和为 $\sum\limits_i q_i$. 高斯定理能够表征静电场的性质, 是静电学中一个重要的定理, 下面通过电场强度叠加原理导出高斯定理.

(1) 包围一个点电荷 q 的同心球面 S 的电通量如图 6-11(a)所示, 以正点电荷 q 为中心、半径为 r 的球面 S 上任一点的电场强度 $\boldsymbol{E}$ 的大小都等于

$$E = \frac{q}{4\pi\varepsilon_0 r^2}$$

球面上任意一点的电场强度方向都沿矢径方向, 即处处与球面正交. 根据式(6-18), 可求得通过这球面的电通量为

$$\Psi_E = \oint_S \boldsymbol{E} \cdot \mathrm{d}\boldsymbol{S} = \oint_S \frac{q}{4\pi\varepsilon_0 r^2} \mathrm{d}S = \frac{q}{4\pi\varepsilon_0 r^2} 4\pi r^2 = \frac{q}{\varepsilon_0}$$

上式表明, 球面 S 的电通量与球面半径无关, 只与球面 S 所包围的电荷 q 有关. 对以 q 为球心的任意半径的闭合球面来说, 通过它们的电通量都等于 q/ε_0, 也就是说, 通过这些球面的电场线总条数相等.

(2) 包围点电荷 q 的任意闭合曲面 S' 的电通量显示在图 6-11(a)中, 如果包围点电荷 q 的不是球面, 而是任意闭合曲面 S', 但是 S' 和 S 包围同一点电荷 q, 根据电场线的特性, 可以看出通过闭合曲面 S' 和球面 S 的电场线的条数是一样的. 因此, 通过闭合曲面 S' 的电通量的量值也等于 q/ε_0.

(3) 闭合曲面 S'' 内没有点电荷时的电通量如图 6-11(b)所示, 如果点电荷 q 在任意闭合曲面 S'' 之

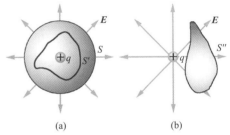

(a)　　　　　(b)

图 6-11　推导高斯定理用图

外, 那么 q 所激发的电场线从某个侧面穿入闭合曲面 S'', 必定会从另一侧面穿出, 即穿入与穿出该闭合曲面的电场线条数相等, 因此, 通过该闭合曲面的电通量的代数和为零

$$\Psi_E = \oint_{S''} \boldsymbol{E} \cdot \mathrm{d}\boldsymbol{S} = 0$$

(4) 对一个由点电荷 q_1, q_2, $\cdots$, q_n 构成的带电系统, 在电场中任取一闭合曲面 S, 其中第 1 至第 k 个点电荷在闭合曲面内, 第 $k+1$ 至第 n 个点电荷在闭合曲面外, 利用场强叠加原理知道, 某点的场强等于各个点电荷(不管该电荷是否在闭合曲面 S 内)激发的场强的矢量和, 即

$$\boldsymbol{E} = \boldsymbol{E}_1 + \boldsymbol{E}_2 + \cdots + \boldsymbol{E}_n$$

通过闭合曲面 S 的电通量为

$$\begin{aligned}
\Psi_E &= \oint_S \boldsymbol{E} \cdot \mathrm{d}\boldsymbol{S} \\
&= \oint_S \boldsymbol{E}_1 \cdot \mathrm{d}\boldsymbol{S} + \oint_S \boldsymbol{E}_2 \cdot \mathrm{d}\boldsymbol{S} + \cdots + \oint_S \boldsymbol{E}_k \cdot \mathrm{d}\boldsymbol{S} + \cdots + \oint_S \boldsymbol{E}_n \cdot \mathrm{d}\boldsymbol{S} \\
&= \Psi_{E_1} + \Psi_{E_2} + \cdots + \Psi_{E_k} + 0 = \sum_{i=1}^k \Psi_{E_i}
\end{aligned}$$

虽然在闭合曲面 S 包围之外的电荷对闭合曲面 S 上各点的场强有贡献, 但对闭合曲面 S 的

电通量没有贡献，只有在闭合曲面 S 内的电荷才有电通量，所以上式可以写成

$$\Psi_E = \oint_S \boldsymbol{E} \cdot \mathrm{d}\boldsymbol{S} = \frac{1}{\varepsilon_0} \sum_{i=1}^{k} q_i$$

上式中的 $\sum\limits_{i=1}^{k} q_i$ 为闭合曲面所包围的所有电荷电量的代数和，并且 $\boldsymbol{E}$ 为合场强. 由此验证了高斯定理.

应用高斯定理时要注意以下几点：①高斯定理表达式中的场强 $\boldsymbol{E}$ 是曲面上各点的场强，它是由全部电荷(包括闭合曲面内外)共同产生的总电场，并非只由闭合曲面内的电荷产生. ②通过闭合曲面总的电通量 Ψ_E 只取决于该曲面内部的电荷，闭合曲面外的电荷对其没有贡献，但对曲面上的场强 $\boldsymbol{E}$ 有贡献. ③静电场的高斯定理是和静电场的有源性联系在一起的，若闭合曲面内净电荷为正，$\Psi_E > 0$，表明电场线从正电荷发出并穿过闭合曲面向外，所以正电荷是静电场的源头；若闭合曲面内净电荷为负，$\Psi_E < 0$，电场线从外面穿进闭合曲面并终止于负电荷. 所以说，静电场是有源场，电场线始于正电荷，终于负电荷. 静电场的高斯定理实际上是静电场有源性的数学表达.

2. 高斯定理的应用

静电场中的高斯
定理及其应用

一般情况下，由高斯定理只能求出通过某一闭合曲面的电通量，而很难求出电场中各点的场强，但是如果场源电荷的分布具有某种对称性，使得电场分布也具有某种对称性，利用高斯定理就能很方便地求出某点的电场强度. 具体方法是：首先分析场源电荷分布的对称性，确定电场的对称性；然后通过选取一个恰当的闭合曲面(即高斯面)，使高斯面各点场强大小相等，方向与场强垂直或平行，以便 $\oint_S \boldsymbol{E} \cdot \mathrm{d}\boldsymbol{S}$ 中的 $\boldsymbol{E}$ 能以标量的形式从积分号内提出来；最后，利用高斯定理就可求出高斯面上各点的场强. 下面我们介绍三种电荷对称分布的情况.

1) 球面对称

例 6-5 求半径为 R、带电量为 $+Q$ 的均匀带电球壳的电场分布.

解 因为电量 Q 均匀分布于球壳上，说明电荷的分布具有球对称性，它们所激发的电场的分布也具有球对称性. 取带电球壳的同心球面作为高斯面，高斯面上各点的电场强度大小相等，方向与各点面积元垂直，如图 6-12(a)所示.

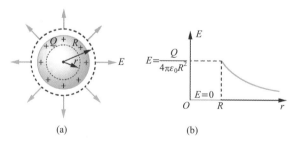

图 6-12 (a) 均匀带电球面的场强；(b) 均匀带电球面的场强 E-r 曲线

先计算带电球壳外任一点的场强. 取半径为 r ($r > R$)的高斯面，通过此高斯面的电

通量为

$$\Psi_E = \oint_s \boldsymbol{E} \cdot \mathrm{d}\boldsymbol{S} = \oint_s E \mathrm{d}S = E \oint_s \mathrm{d}S = 4\pi r^2 E$$

因高斯面包围的电荷量为 Q，根据高斯定理

$$4\pi r^2 E = \frac{1}{\varepsilon_0} \sum q = \frac{Q}{\varepsilon_0}$$

则

$$E = \frac{Q}{4\pi\varepsilon_0 r^2} \quad (r>R)$$

再计算带电球壳内一点的场强. 取半径为 $r(r<R)$ 的高斯面，由于高斯面内没有电荷，根据高斯定理，应该有

$$4\pi r^2 E = 0$$

即

$$E = 0 \quad (r<R)$$

根据上述结果，均匀带电球面的电场分布可以用 E-r 曲线表示，图 6-12(b) 中 $\boldsymbol{E}$ 的大小随距离变化，从 E-r 曲线可见，在表面 $(r=R)$ 上，电场强度是不连续的.

2) 轴(柱面)对称

例 6-6   求无限长均匀带电直线的电场分布. 已知直线上电荷线密度为 $\lambda(\lambda>0)$.

解   均匀带电直线的电荷分布是轴对称的，而且带电直线是无限长，可以确定其电场分布也具有轴对称性，即与直线距离相等的各点，其场强 $\boldsymbol{E}$ 的大小相等，方向是垂直于带电直线而沿径向(图 6-13).

为求任一点 P 的电场强度，做一个过 P 点并与带电直线共轴的圆柱形闭合面为高斯面 S，柱高为 h，底面半径为 r. 可见高斯面 S 由上、下底面(S_1 和 S_2)和侧面(S_3)组成. 其总的电通量为

$$\Psi_E = \oint_S \boldsymbol{E} \cdot \mathrm{d}\boldsymbol{S}$$
$$= \int_{S_1} \boldsymbol{E} \cdot \mathrm{d}\boldsymbol{S} + \int_{S_2} \boldsymbol{E} \cdot \mathrm{d}\boldsymbol{S} + \int_{S_3} \boldsymbol{E} \cdot \mathrm{d}\boldsymbol{S}$$

由于场强方向与高斯面的上、下底面平行，其电通量等于零. 而在侧面上各点 $\boldsymbol{E}$ 的方向与各点的曲面垂直，所以有

$$\Psi_E = \oint_S \boldsymbol{E} \cdot \mathrm{d}\boldsymbol{S} = \int_{S_3} \boldsymbol{E} \cdot \mathrm{d}\boldsymbol{S} = E \cdot 2\pi r h$$

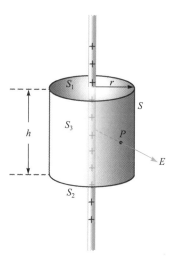

图 6-13   无限长均匀带电直线的场强

由于高斯面内包围的电荷为 $q=\lambda h$，由高斯定理得

$$E \cdot 2\pi rh = \frac{\lambda h}{\varepsilon_0}$$

由此得到

$$E = \frac{\lambda}{2\pi r\varepsilon_0}$$

这一结果也可以通过场强叠加原理积分出来，但利用高斯定律计算显然要简便得多.

3) 平面对称

例 6-7 求无限大均匀带电平面的电场分布. 已知带电平面的电荷面密度为 $\sigma(\sigma>0)$.

解 由于场源电荷分布在无限大平面上，其电场也是均匀对称地分布在平面的两侧，在与带电平面等远处，场强大小相等，方向垂直于带电平面，为求任一点 P 的电

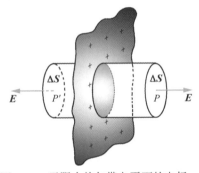

图 6-14 无限大均匀带电平面的电场

场强度，过 P 点和平面另一侧对称的点 P' 作一个圆柱形闭合面为高斯面 S，其轴线垂直于带电平面，两底面与带电平面平行，如图 6-14 所示.

通过圆筒侧面的电通量为零. 假定圆筒的底面积为 ΔS，根据高斯定理，通过两底面的电通量为

$$\Psi_E = \oint_S \boldsymbol{E} \cdot \mathrm{d}\boldsymbol{S} = 2\boldsymbol{E} \cdot \Delta\boldsymbol{S} = \frac{1}{\varepsilon_0}\sigma\Delta S$$

场强 E 的大小为

$$E = \frac{\sigma}{2\varepsilon_0}$$

这一结果表明，无限大均匀带电平面周围是匀强电场，与到平面的距离无关；场强方向垂直于带电平面，当 $\sigma>0$ 时，场强方向指向平面两侧；当 $\sigma<0$ 时，场强方向由两侧指向平面.

由上面例题看出，应用高斯定理，首先要分析电场分布的对称性，然后选取合适的高斯面，最后用高斯定理就可以通过简单的代数运算求出场强分布，而不需要用积分法.

6.3 电 势

6.3.1 电势叠加原理

1. 静电场力做功和电势能

静止的点电荷在电场中会受到电场力的作用，若移动点电荷，电场力必然做功. 如图 6-15 所示，取一试探电荷 q_0 在场源点电荷 $+q$ 所产生的电场中由 a 点沿任意路径到达 b 点，在这

个过程中，q_0 受到的电场力为变力，因此把路径分成许多位移元 dl，在 dl 内场强 E 可视为不变，则电场力做功 dA 为

$$dA = \boldsymbol{F} \cdot d\boldsymbol{l} = q_0 \boldsymbol{E} \cdot d\boldsymbol{l}$$

那么由 a 点移动到 b 点，电场力所做的功为

$$A = \int_a^b dA = \int_a^b q_0 \boldsymbol{E} \cdot d\boldsymbol{l} = \int_a^b q_0 E \cos\theta dl$$

从图中得到 $\cos\theta \cdot dl = dr$，且 $E = q/4\pi\varepsilon_0 r^2$，代入上式得

$$A = \frac{q_0 q}{4\pi\varepsilon_0} \int_a^b \frac{dr}{r^2} = \frac{q_0 q}{4\pi\varepsilon_0} \left(\frac{1}{r_a} - \frac{1}{r_b} \right) \qquad (6\text{-}19)$$

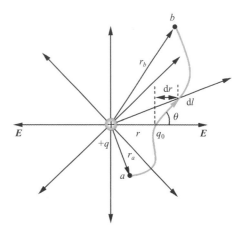

图 6-15　点电荷电场中电场力做功的计算

式中 r_a、r_b 分别表示场源电荷到试探电荷的始点 a 和终点 b 的距离. 它表明，在点电荷电场中，电场力对试探电荷 q_0 所做的功与 q_0 所带电量及它移动的始末位置有关，而与它的路径无关. 如果静电场由任意带电体所激发，上述结论依然正确. 结论也表明静电力与重力、万有引力一样是保守力，静电场是保守力场，这是静电场的一个重要特性.

类似于物体在重力场中具有重力势能，电荷在静电场中一定的位置也具有一定的势能，称为电势能(electric potential energy)，用 W 表示. 重力做功等于重力势能的减少，同样，静电场力对电荷所做的功等于电荷电势能的减少.

设带电粒子 q_0 在 a 点和 b 点的电势能分别为 W_a 和 W_b，静电力做功为

$$A_{ab} = \int_a^b q_0 \boldsymbol{E} \cdot d\boldsymbol{l} = -(W_b - W_a) \qquad (6\text{-}20)$$

电势能也是一个相对量，要确定电荷在某点电势能的大小，必须在电场中选择参考点，并设该参考点的电势能为零. 零电势能的选择是任意的，但在通常情况下，对于有限的带电体，我们选择 q_0 在无穷远处的电势能为零，如果上式取 b 点在无穷远，即 $W_b = 0$，则带电粒子在 a 点的电势能为

$$W_a = A_{a\infty} = \int_a^\infty q_0 \boldsymbol{E} \cdot d\boldsymbol{l} \qquad (6\text{-}21)$$

即带电粒子在电场中某点电势能的大小等于把带电粒子从该点移到无穷远处(电势能为零)静电力所做的功.

2. 电势

式(6-21)表示，电势能 W_a 不但与电场的性质有关，还与试验电荷 q_0 有关，它并不能直接描述 a 点电场的性质，但比值 W_a/q_0 却与 q_0 无关，只由 a 点电场的性质决定. 因此我们用比值 W_a/q_0 作为表征电场中某点电场性质的物理量，称为电势(electric potential)，用 V_a 表示 a 点的电势，其数学表达式为

$$V_a = \frac{W_a}{q_0} = \int_a^\infty \boldsymbol{E} \cdot d\boldsymbol{l} \qquad (6\text{-}22)$$

上式表明，静电场中某一点 a 的电势 V_a，在数值上等于单位正电荷在该点的电势能. 或者表达为：静电场中某一点 a 的电势 V_a，在数值上等于把单位正电荷从 a 点移到无穷远处(零电势能)静电场力所做的功.

电势是标量，它是描写电场性质的另一个重要的物理量，由场源电荷决定，与试探电荷无关. 电势与电势能一样，也是一个相对量，其量值与电势零点的选择有关. 从式(6-22)知，电势零点即为电势能的零点，当电势零点选定之后，电场中各点电势就由式(6-22)唯一地确定了. 相对于零电势，电势有正有负. 在国际单位制中，电势的单位是 V(伏特)，$1\,\text{V} = 1\,\text{J} \cdot \text{C}^{-1}$.

静电场中任意两点 a、b 间电势之差称为电势差(electric potential difference)，或电压(voltage)，用 U_{ab} 表示

$$U_{ab} = V_a - V_b = \frac{W_a}{q_0} - \frac{W_b}{q_0} = \int_a^b \boldsymbol{E} \cdot \mathrm{d}\boldsymbol{l} \tag{6-23}$$

即静电场中 a、b 两点的电势差 U_{ab}，数值上等于把单位正电荷从 a 点经过任何路径到达 b 点时静电场力所做的功. 电势差是个绝对量，与零势能参考点的选择无关.

如果知道 a、b 两点的电势差，由上式可以很方便地求得将电荷 q_0 从 a 点移到 b 点电场力所做的功

$$A_{ab} = q_0 \int_a^b \boldsymbol{E} \cdot \mathrm{d}\boldsymbol{l} = q_0(V_a - V_b) \tag{6-24}$$

比如，一个电子在电场中通过电势差为 $1\,\text{V}$ 的区域，电场力对它所做的功的大小为

$$A = eU = 1.6 \times 10^{-19}\,\text{C} \times 1\,\text{V} = 1.6 \times 10^{-19}\,\text{J}$$

即电子获得了 $1.6 \times 10^{-19}\,\text{J}$ 的能量，在近代物理中，为了方便定义原子或亚原子领域的能量，常把这个值作为能量单位，称为电子伏特(electron-volt)，符号为 eV，即 $1\,\text{eV} = 1.6 \times 10^{-19}\,\text{J}$.

3. 电势的叠加原理

先求点电荷电场的电势. 设场源点电荷为 q，根据电势的定义及点电荷场强的公式，求得距离 q 为 r 的 P 点电势为

$$V_P = \frac{q}{4\pi\varepsilon_0 r} \tag{6-25}$$

上式为真空中静止点电荷产生的电场中各点电势的表达式，如果 q 是正电荷，电场中各点电势均为正值，离电荷越远处电势越低，无穷远处电势为零；如果 q 是负电荷，电场中各点电势均为负值，离电荷越远处电势越高，无穷远处电势最大为零. 容易看出，在点电荷电场中，以点电荷为中心的任意球面上各点电势都是相等的.

如果电场是由 n 个独立的点电荷 q_1，q_2，$\cdots$，q_n 所激发，它们与空间某点 P 的距离分别是 r_1，r_2，$\cdots$，r_n，根据电场强度的叠加原理，P 点电势为

$$V_P = \int_P^\infty \boldsymbol{E} \cdot \mathrm{d}\boldsymbol{l} = \int_{r_1}^\infty \boldsymbol{E}_1 \cdot \mathrm{d}\boldsymbol{l} + \int_{r_2}^\infty \boldsymbol{E}_2 \cdot \mathrm{d}\boldsymbol{l} + \cdots + \int_{r_n}^\infty \boldsymbol{E}_n \cdot \mathrm{d}\boldsymbol{l}$$

$$= \sum_i^n \int_{r_i}^\infty \boldsymbol{E}_i \cdot \mathrm{d}\boldsymbol{l} = \sum_{i=1}^n V_{Pi}$$

即

$$V_P = \sum_i^n \frac{q_i}{4\pi\varepsilon_0 r_i} \tag{6-26}$$

上式表明，在点电荷系激发的静电场中，任意给定点 P 的电势，等于各个点电荷单独存在时在该点激发的电势的代数和. 这个性质称为电势的叠加原理.

如果静电场是由电荷连续分布的带电体所激发，可以把带电体分成许多电荷元 $\mathrm{d}q$，每个 $\mathrm{d}q$ 看成是一个点电荷，它到任一点 P 的距离用 r 表示，那么 $\mathrm{d}q$ 在 P 点激发的电势由式(6-25)给出

$$\mathrm{d}V = \frac{\mathrm{d}q}{4\pi\varepsilon_0 r} \tag{6-27}$$

整个带电体在 P 点的电势为

$$V = \int \frac{\mathrm{d}q}{4\pi\varepsilon_0 r} \tag{6-28}$$

式(6-28)的积分是标量积分，所以电势的计算比电场强度的计算简便.

例 6-8　计算电偶极子电场中任一点的电势. 已知电偶极子的轴为 l.

解　如图 6-16 所示，设 P 点到 $+q$、$-q$ 和电偶极子中心 O 的距离分别为 r_+，r_- 和 r，电矩 $\boldsymbol{p}$ 与 $\boldsymbol{r}$ 的夹角为 θ. 根据式(6-26)，得

$$V_P = \frac{q}{4\pi\varepsilon_0 r_+} - \frac{q}{4\pi\varepsilon_0 r_-} = \frac{q}{4\pi\varepsilon_0}\left(\frac{r_- - r_+}{r_- \cdot r_+}\right)$$

由于 $r \gg l$，所以有 $r_- - r_+ \approx l\cos\theta$ 和 $r_- \cdot r_+ \approx r^2$，那么 P 点的电势近似为

$$V_P = \frac{q}{4\pi\varepsilon_0}\frac{l\cos\theta}{r^2} = \frac{p\cos\theta}{4\pi\varepsilon_0 r^2}$$

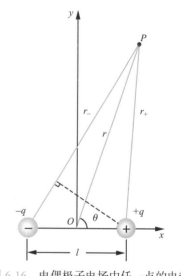

图 6-16　电偶极子电场中任一点的电势

例 6-9　一半径为 R 的均匀带电细圆环，所带电量为 $+q$，求在圆环轴线上任意一点 P 的电势.

解　如图 6-17 所示，在圆环上取一个极小的线元 $\mathrm{d}l$，线元 $\mathrm{d}l$ 的带电量为 $\mathrm{d}q = q\mathrm{d}l/(2\pi R) = \lambda\mathrm{d}l$（$\lambda$ 为电荷线密度），$\mathrm{d}q$ 到 P 点的距离为 r，它在 P 点的电势为

$$\mathrm{d}V = \frac{\mathrm{d}q}{4\pi\varepsilon_0 r} = \frac{\lambda\mathrm{d}l}{4\pi\varepsilon_0}\frac{1}{\sqrt{R^2 + x^2}}$$

根据式(6-28)，整个圆环在 P 点的电势为

$$V = \int \mathrm{d}V = \int_0^{2\pi R} \frac{\lambda\mathrm{d}l}{4\pi\varepsilon_0}\frac{1}{\sqrt{R^2 + x^2}} = \frac{q}{4\pi\varepsilon_0\sqrt{R^2 + x^2}}$$

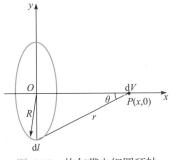

图 6-17　均匀带电细圆环轴
线上任一点的电势

另一种求解方法是根据已知场强求电势. 由例 6-3 可知

圆环在轴线上任意一点的场强分布 $E = \dfrac{qx}{4\pi\varepsilon_0 (R^2 + x^2)^{3/2}}$

根据式(6-28)有

$$V = \int_x^\infty \boldsymbol{E} \cdot \mathrm{d}\boldsymbol{x}$$

$$= \int_x^\infty \frac{q}{4\pi\varepsilon_0} \frac{x}{(R^2 + x^2)^{3/2}} \mathrm{d}x = \frac{q}{4\pi\varepsilon_0 \sqrt{R^2 + x^2}}$$

两种方法的结果一样.

6.3.2　电场强度和电势的关系

1. 等势面

在静电场中，把具有相同电势的邻近的点连起来所构成的曲面称为等势面(equipotential surface). 为了使等势面像电场线一样能够形象地描写电场强度的强弱，规定：任何两个相邻等势面间的电势差都相等，这样等势面的疏密程度就表示了场强的强弱，即等势面越密处的电场强度越大，等势面越疏处的电场强度越小.

我们从点电荷电场来研究等势面的性质，已知在点电荷 q 激发的电场中，距离 q 为 r 的点的电势都等于 $V = q / (4\pi\varepsilon_0 r)$，这些点所构成的面就是等势面，它是以 r 为半径的球面. 可见，点电荷的等势面是一系列以点电荷为中心的同心球面，如图 6-18(a)所示，图中虚线表示等势面的横截面，实线是电场线. 图 6-18(b)和(c)分别是均匀电场和电偶极子电场的电场线和等势面的横截面.

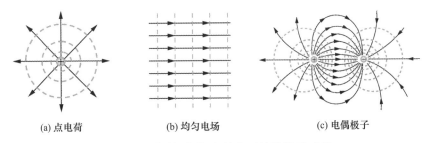

(a) 点电荷　　　　　(b) 均匀电场　　　　　(c) 电偶极子

图 6-18　电场线(实线)和等势面的横截面(虚线)

从图中看出，等势面有以下两个特点：第一，等势面与电场线互相垂直，且电场线的方向指向电势降落的方向. 在等势面上任取相距为 $\mathrm{d}l$ 的两点 a 和 b 的电势差为 $\mathrm{d}U = E\cos\theta\, \mathrm{d}l = 0$，但 $E \neq 0$，$\mathrm{d}l \neq 0$，所以 $\cos\theta = 0$，即 $\theta = \pi/2$，说明等势面垂直于电场线. 另外，当沿某一条电场线的方向移动正电荷时，电场力做正功，电荷所具有的电势能减少，说明沿电场线方向电势降低. 第二，电荷在同一等势面上两点之间移动时，电场力对该电荷所做的净功为零. 在等势面上任取两点 a 和 b，电势差为 $V_a - V_b = 0$，故移动电荷 q_0 所做的功 $A_{ab} = q_0 (V_a - V_b) = 0$. 由于电场力做功与路径无关，对于任何连接 a 和 b 的路径，电场力做功 A_{ab} 都等于零，不管该路径是否完全位于该等势面上.

2. 电场强度和电势的关系

电场强度和电势都是描写电场性质的物理量，知道它们其中一个量就可以求出另一个量. 如果已知场强，我们可以用式(6-22)给出的积分关系来计算电势.

下面我们研究两者之间的微分关系. 如图 6-19 所示虚线为一簇等势面的横截面，取相距很近的两个等势面，它们之间的电势差为 $\mathrm{d}V(>0)$，在等势面上任取一点 P，P 点的场强 E 垂直通过 P 点的等势面.

假设有一正的试探电荷 q_0 从 P 点沿微小位移 $\mathrm{d}l$ 到达相邻等势面，如果 $\mathrm{d}l$ 和 E 夹角为 θ，电场力所做的功为

$$q_0 \boldsymbol{E} \cdot \mathrm{d}\boldsymbol{l} = q_0 \left[V - (V + \mathrm{d}V) \right] = q_0 E \cos\theta \mathrm{d}l$$

即

$$E \cos\theta = -\frac{\mathrm{d}V}{\mathrm{d}l}$$

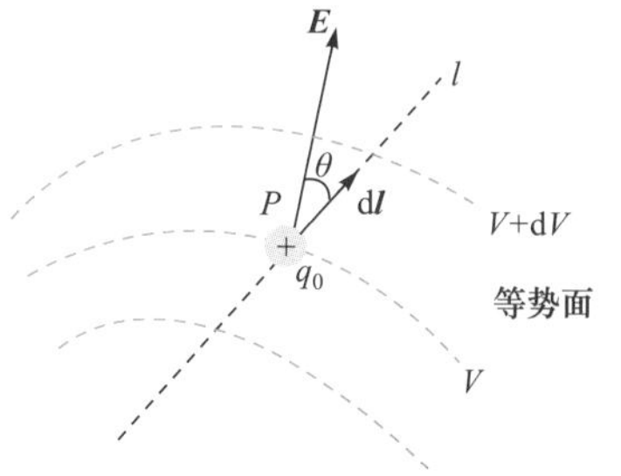

由于 $E\cos\theta$ 是 E 沿 $\mathrm{d}l$ 方向的分量，用 E_l 表示，则上式可写成

图 6-19　电场强度与电势的关系

$$E_l = -\frac{\mathrm{d}V}{\mathrm{d}l} \tag{6-29}$$

$\dfrac{\mathrm{d}V}{\mathrm{d}l}$ 为沿 $\mathrm{d}l$ 方向单位长度上电势的变化量. 式(6-29)表明，电场中某一点的电场强度沿任一方向的分量，等于该点的电势沿该方向的电势变化率的负值.

一般来说，在直角坐标系中，电势 V 是 x、y 和 z 的函数，由上式可求得电场强度在三个坐标轴方向的分量为

$$E_x = -\frac{\partial V}{\partial x}, \quad E_y = -\frac{\partial V}{\partial y}, \quad E_z = -\frac{\partial V}{\partial z}$$

电场强度与电势的关系的矢量表达式可写成

$$\boldsymbol{E} = -\left(\frac{\partial V}{\partial x}\boldsymbol{i} + \frac{\partial V}{\partial y}\boldsymbol{j} + \frac{\partial V}{\partial z}\boldsymbol{k} \right) = -\frac{\mathrm{d}V}{\mathrm{d}l_n}\boldsymbol{e}_n \tag{6-30}$$

式(6-30)就是电场强度与电势的微分关系. 它表明：静电场中任意一点的电场强度，沿任一方向的分量，等于该点的电势沿等势面法线方向的变化率的负值. 由于电场强度是矢量，电势是标量，而标量计算比矢量计算来得简单，因此在实际应用中，先求电势，再根据两者的微分关系求电场强度，这样可以避免复杂的矢量运算.

例 6-10　计算电偶极子电场中任一点的电场强度.

解　根据例 6-8 的结果，电偶极子电场中任一点 $P(x, y)$ 的电势为

$$V_P = \frac{p\cos\theta}{4\pi\varepsilon_0 r^2}$$

在直角坐标系中知

$$r^2 = x^2 + y^2, \qquad \cos\theta = \frac{x}{r} = \frac{x}{\sqrt{x^2 + y^2}}$$

所以

$$V = \frac{px}{4\pi\varepsilon_0(x^2 + y^2)^{3/2}}$$

根据式(6-30)，有

$$E_x = -\frac{\partial V}{\partial x} = -\frac{p}{4\pi\varepsilon_0}\left[\frac{1}{(x^2+y^2)^{3/2}} - \frac{3x^2}{(x^2+y^2)^{5/2}}\right]$$

$$= \frac{p(2x^2 - y^2)}{4\pi\varepsilon_0(x^2+y^2)^{5/2}}$$

$$E_y = -\frac{\partial V}{\partial y} = \frac{3pxy}{4\pi\varepsilon_0(x^2+y^2)^{5/2}}$$

那么 P 点的合场强为

$$E = \sqrt{E_x^2 + E_y^2} = \frac{p\sqrt{4x^2 + y^2}}{4\pi\varepsilon_0(x^2+y^2)^2}$$

当 P 点在 y 轴上时，$x=0$，得

$$E_x = -\frac{p}{4\pi\varepsilon_0 y^3}, \qquad E_y = 0$$

得到的结果与应用点电荷场强公式及场强叠加原理求得的结果完全一致.

6.3.3 静电场的环路定理

从前述结论我们知道，静电场是保守力场，静电场力对试探电荷 q_0 所做的功与试探电荷 q_0 的电量及其始末位置有关，与路径无关. 电场的这一特征还可以用另一种形式来表达，设试探电荷 q_0 在静电场中从 a 点出发，沿着任何路径 l 回到 a 点，电场力做功应该为零. 用数学表达式为

$$A_{aa} = q_0 \oint_l \boldsymbol{E} \cdot \mathrm{d}\boldsymbol{l} = 0$$

式中 q_0 为试探电荷的电量，不可能为零，故上式简化为

$$\oint_l \boldsymbol{E} \cdot \mathrm{d}\boldsymbol{l} = 0 \tag{6-31}$$

式(6-31)表明，在静电场中，电场强度 $\boldsymbol{E}$ 沿任意闭合路径的线积分为零. 电场强度沿任意闭合路径的线积分又称为电场强度的环流，所以又可以这样表达：在静电场中，电场强度的环流为零，这就是静电场的环路定理(circuital theorem of electrostatic field). 它与"静电力做功与路径无关"的说法是等效的.

静电场的高斯定理和环路定理并列为静电场的基本定理，高斯定理说明了电场是有源场；环路定理说明了电场是无旋的，是保守场.

知 识 拓 展

电　泳

　　电泳是指混悬于溶液中的带电微粒，在外加电场的作用下向着与其电性相反的电极迁移的现象. 对于溶液样品中的各种分子因其带电性质以及分子本身大小、形状等性质的差异，带电分子产生不同的迁移速度，从而对样品进行分离、鉴定或提纯的技术称为电泳技术. 电泳技术除用于小分子物质的分离分析外，还可以用于蛋白质、核酸、酶，甚至病毒与细胞的研究，这些生物分子都具有可电离基团，它们在某个特定的 pH 下可以带正电或负电. 例如，利用电泳技术可以把血浆中含有的血清蛋白、球蛋白、纤维蛋白原等分离，有利于分别对它们的结构及内容进行研究. 由于某些电泳技术具有设备简单、操作方便、分辨率高和选择性强等特点，成为分子生物学研究工作中不可缺少的重要分析手段，被广泛应用于基础理论研究、农业科学、医药卫生、工业生产、国防科研、法医学和商检等许多领域. 高效毛细管电泳技术被认为是当今分离生物分子的最重要工具，是分离 DNA 片段的首选方法. 图 6-20 为毛细管电泳装置示意图，在一根长 10～100 cm、内径 10～100 μm 的毛细管中充入含有被分离样品的缓冲液，毛细管的两端置于两个缓冲液池中，在两个缓冲液池中有两个电极，电极之间施加了 5～30 kV 的高压电源，用检测器对电泳结果进行采样和分析.

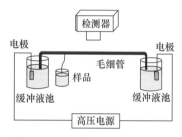

图 6-20　毛细管电泳装置示意图

知识拓展

二维码

心电图发现的轶事

习　题

　　6-1　闭合曲面 S 中包围有电荷 q_1 和 q_2，而 q_3 和 q_4 位于闭合曲面外，由于闭合曲面 S 的电通量 $\oint_S \boldsymbol{E} \cdot \mathrm{d}\boldsymbol{S}$ 只与 q_1，q_2 有关，所以闭合曲面 S 上各点电场强度 $\boldsymbol{E}$ 只是由 q_1 和 q_2 电荷产生的. 上述结论正确吗？为什么？

　　6-2　点电荷 q 位于立方体中心，若以该立方体表面为高斯面，可以用高斯定律求出该立方体表面上任一点的电场强度. 上述结论正确吗？为什么？

　　6-3　场强为零的地方，电势也一定为零. 电势为零的地方，场强也一定为零. 此说法是否正确？请说明.

　　6-4　如题图 6-4 所示，三个电量为 $-q$ 的点电荷分别放在边长 r 的等边三角形的三个顶点上，一电荷 $Q(Q>0)$ 放在三角形的重心上. 为使每个负电荷受力为零，Q 值应为多大？

6-5 一半径为 R 的半圆细环上均匀分布着电荷 Q，如题图 6-5 所示，求环心处的电场强度.

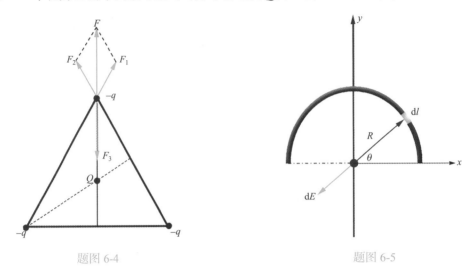

题图 6-4   题图 6-5

6-6 两条无限长平行直导线相距为 r_0，均匀带有等量异号电荷，电荷线密度为 λ.

(1) 求两导线构成的平面上任一 P 点的电场强度(设该点到其中一线的垂直距离为 x，如题图 6-6 所示)；

(2) 求每一根导线上单位长度导线受到另一根导线上电荷作用的电场力.

6-7 如题图 6-7 所示，真空中有两个点电荷相距为 $2R$，带电量分别为 Q 和 $-Q$，若以负电荷所在处 O 点为中心，以 R 为半径作高斯球面 S，求通过该球面的电场强度通量 ψ_E 以及 a 点和 b 点的场强和电势.

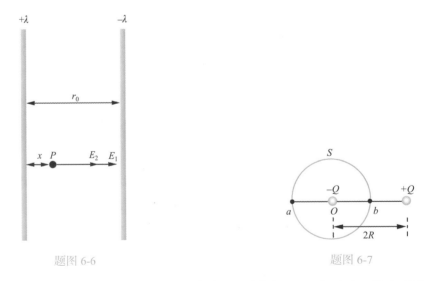

题图 6-6   题图 6-7

6-8 在均匀电场 E 中有一半径为 R 的半球面 S(题图 6-8)，求通过 S 的电通量.

6-9 边长为 a 的立方体置于非均匀电场中，建立如题图 6-9 所示直角坐标系，已知电场强度为 $E = (E_1 + kx)i + E_2 j$，E_1、E_2 为常量，求电场对立方体各表面的电场强度通量.

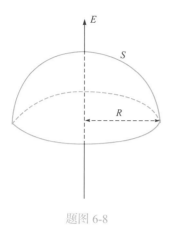

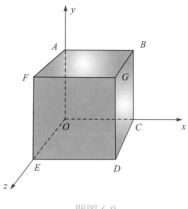

题图 6-8

题图 6-9

6-10 "无限长"均匀带电的空心圆柱体(如题图 6-10 所示),内半径为 a,外半径为 b,电荷体密度为 ρ. 求圆柱体内外空间的电场分布.

6-11 一半径为 R 的带正电球体,其电荷体密度分布为 $\rho = Ar(r \leqslant R)$, $\rho = 0(r > R)$, A 为大于零的常量. 试求球体内外的场强分布及其方向.

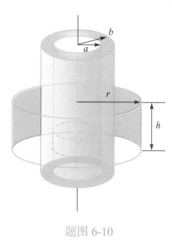

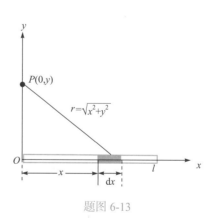

题图 6-10

题图 6-13

6-12 有两个同心的均匀带电球面,半径分别为 R_1、$R_2(R_1 < R_2)$,若大球面的面电荷密度为 σ,且大球面外的电场强度为零,求:(1) 小球面上的面电荷密度;(2) 大球面内各点的电场强度.

6-13 长为 l 的细棒上,每单位长度分布着 $\lambda = kx$ 的正电荷,其中 k 为常数. 建立如题图 6-13 所示坐标系,若取无限远处电势为零,试求:(1) y 轴上任一点 P 的电势;(2) 试用场强与电势关系求 y 轴上任一点 P 沿 y 轴方向的电场强度 E_y.

(广西医科大学 张 燕)

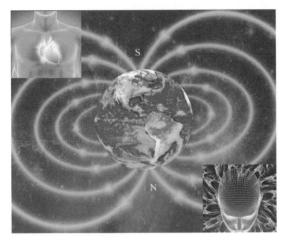

常见的磁场有地磁场和电磁场，人们每时每刻都处在地球的磁场中，地磁场的磁南极在地理北极附近，磁北极在地理南极附近. 地磁场为 0.5～0.6Gs. 很多迁徙动物都是凭借地磁场定位的. 电荷的运动可以产生电磁场，匝数为 800 的螺线管通有 10 A 的电流，其内部的磁场为 100 Gs. 磁共振的主磁场大于 1.5 T (1 T= 10^4 Gs). 电子绕核旋转产生的磁场是几十 T，但它们取向杂乱无章互相抵消了. 由于生物电流的存在，人体内也会产生磁场. 心磁场很微弱，为 10^{-6} Gs 数量级，更微弱的脑部磁场甚至小于 10^{-9} Gs.

第 7 章

磁　　场

电荷周围的空间存在着电场. 运动电荷周围的空间不仅有电场，还有磁场 (magnetic field). 磁场和电场一样，是物质存在的一种形式. 当电荷运动形成稳定电流时，在它周围产生的磁场也是恒定的，即不随时间而变化的恒定磁场. 本章介绍的主要内容为：描述磁场性质的物理量——磁感应强度；磁场的基本定律——毕奥-萨伐尔定律；磁场的两个定理——高斯定理和安培环路定理；磁场对电流和电荷的作用力——安培力和洛伦兹力.

7.1 磁感应强度

7.1.1 磁现象

磁现象和电现象虽然早已被人们发现，但很长时期人们曾认为磁与电是互不相关的，直到十九世纪初，一系列重大发现才使人们开始认识到磁与电之间有着不可分割的联系. 1819 年丹麦物理学家奥斯特在实验中发现，通电直导线附近的小磁针会发生偏转，它表明电流可以对磁铁施加作用力，这便是历史上著名的奥斯特实验. 后来安培发现，磁铁也会对电流施加作用力，电流与电流之间也有相互作用力. 例如，悬挂在蹄形磁铁两极间的载流直导线会发生平动，如图 7-1(a)所示：两根平行直导线通有同向电流时相互吸引，通有反向电流时相互排斥，如图 7-1(b)所示. 此外，两载流线圈之间也会发生类似的相互作用.

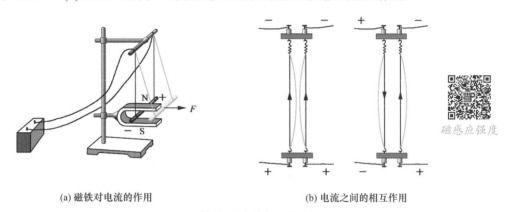

(a) 磁铁对电流的作用   (b) 电流之间的相互作用

图 7-1　磁场与电流的相互作用

实验及近代理论证明磁铁和电流在本源上是一致的. 一切磁现象的根源是电流，1822 年，安培提出了有关物质磁性本质的假说，认为任何物质的分子都存在回路电流，称为**分子电流 (molecular current)**. 磁铁是由分子和原子组成的，原子核外电子绕核运动和自旋运动形成的环形电流就是分子电流. 在磁铁内部，这些分子电流若定向排列起来，在宏观上就显示出磁性. 磁铁之间或磁铁与电流之间的相互作用，实际上就是磁铁内部整齐排列的分子电流之间或它们与导线中定向运动电荷之间的相互作用. 因此，无论是电流与电流之间还是电流与磁铁之间的相互作用都可归结为运动电荷之间的相互作用，一切磁现象起源于电荷的运动.

7.1.2 磁场的描述

电流或运动电荷的周围存在磁场，磁场对引入其中的运动电荷、载流导体或永久磁体有磁场力的作用. 实验发现，一个试验电荷 q_0 以速率 v 通过磁场中某一点 P 时，其运动方向不同，所受的磁场力大小是不同的，但磁场力的方向总是与电荷运动方向垂直. 实验进一步证明，当点电荷沿磁场方向或其反方向运动时，它不受磁场力作用，当点电荷垂直于磁场方向运动时，它所受的磁场力最大，用 $\boldsymbol{F}_m$ 表示.

$\boldsymbol{F}_m$ 的大小正比于运动电荷的电荷量 q_0 和它的速率 v，但比值 $\dfrac{F_m}{q_0 v}$ 仅与磁场在该点的性质有关，而与 q_0 和 v 的值无关，由此可见这个比值反映了磁场的强弱. 我们可以引入一个物理量来描述磁场的强弱和方向，它是一个矢量，用 $\boldsymbol{B}$ 来表示，定义为磁感应强度(magnetic induction). 若电荷 q_0 以速度 v 在磁场中运动，设其在某点 P 处受力最大值为 F_m，则该点磁感应强度的大小定义为

$$B = \frac{F_\mathrm{m}}{q_0 v} \tag{7-1}$$

$\boldsymbol{B}$ 的方向的判断可用右手定则：右手拇指伸直，四指由 F_m 的方向，沿小于 π 的角度弯向速度 v 的方向，此时拇指的方向即为 $\boldsymbol{B}$ 的方向，如图 7-2 所示.

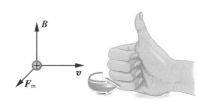

图 7-2　$\boldsymbol{B}$ 方向的确定

在国际单位制(SI)中，磁感应强度的单位是 T，称作"特斯拉"(Tesla)，简称"特". 1 T=1 N·m^{-1}·A^{-1}.

地球磁场大约是 5×10^{-5} T，临床用磁共振成像仪(MRI)的磁场目前可以达到 3.0 T，原子核附近的磁场可以高达 10^4 T，人体内的生物电流也会产生微弱的磁场，如心电磁场约为 3×10^{-10} T，测量人体的磁场分布可以为医疗诊断提供很大的帮助.

7.1.3　磁场的高斯定理

和电场线类似，我们也可以用磁感应线来描绘磁场的分布. 在磁场中画出一系列曲线，使曲线上每一点的切线方向与该点磁感应强度 $\boldsymbol{B}$ 的方向一致，通过与 $\boldsymbol{B}$ 垂直的单位面积上的曲线条数应等于该点 $\boldsymbol{B}$ 的量值. 磁感应线密集表示磁感应强度大，稀疏表示磁感应强度小. 每一条磁感应线都是闭合曲线，这说明磁场是涡旋场，图 7-3 是几种不同形状的电流所激发磁场的磁感应线图.

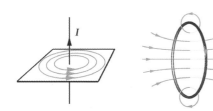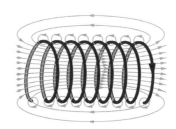

磁场的高斯定理

图 7-3　几种不同形状的电流所激发磁场的磁感应线

在磁场中，通过某一给定曲面的磁感应线的总数称为通过该曲面的磁通量(magnetic flux)，用 $\varPhi$ 来表示. 设 S 是磁场中的一个任意曲面，如图 7-4 所示，在曲面上取面积元 $\mathrm{d}S$，其法线方向与该点处磁感应强度 $\boldsymbol{B}$ 的方向之间的夹角为 θ，于是通过面积元 $\mathrm{d}S$ 的磁通量为

$$\mathrm{d}\varPhi = \boldsymbol{B} \cdot \mathrm{d}\boldsymbol{S} = B\cos\theta \mathrm{d}S$$

通过整个曲面的磁通量为

$$\varPhi = \oint_S B\cos\theta \mathrm{d}S \tag{7-2}$$

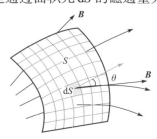

图 7-4　通过曲面 S 的磁通量

磁通量的单位为 Wb(韦伯)，1 Wb=1 T·m^2.

由于磁感应线是闭合曲线，如果在磁场中做一闭合曲面，那么，由闭合曲面一侧穿入的磁感应线必从曲面的另

一侧穿出. 设穿入的磁通量为负, 穿出的磁通量为正, 则通过磁场中任意闭合曲面的磁通量必为零, 即

$$\oint_S B\cos\theta \mathrm{d}S = 0 \tag{7-3}$$

上式称为磁场中的高斯定理(Gauss's theorem), 说明了磁场是涡旋场这一重要特性.

7.2 毕奥–萨伐尔定律

7.2.1 毕奥–萨伐尔定律的描述

本节仅限于研究恒定电流所产生的磁场. 在静电场中计算任意带电体在某点的电场强度 $\boldsymbol{E}$ 时, 我们把带电体先分解成无限多个电荷元, 求出每个电荷元在该点的电场强度 $\mathrm{d}\boldsymbol{E}$, 然后求积分. 与此类似, 为了求任意形状的电流分布所激发的磁场, 可以把恒定电流分割成无穷多小段, 每一小段称为电流元, 可用矢量 $I\mathrm{d}\boldsymbol{l}$ 表示, 其中 $\mathrm{d}\boldsymbol{l}$ 表示在载流导线中所取得的线元, I 为电流强度, I 的方向即为电流元的方向. 毕奥(J. B. Biot)和萨伐尔(F. Savart)给出了电流元在真空中某点产生的磁感应强度. 假设在真空中某一载流导线上的电流元为 $I\mathrm{d}\boldsymbol{l}$, 方向如图 7-5 中所示, r 表示由电流元到磁场中某一点 P 的矢径, θ 表示 r 与 $I\mathrm{d}\boldsymbol{l}$ 之间的夹角, 则电流元在 P 点产生的磁感应强度大小为

$$\mathrm{d}B = \frac{\mu_0}{4\pi}\frac{I\mathrm{d}l\sin\theta}{r^2} \tag{7-4}$$

其中 $\mu_0 = 4\pi\times 10^{-7}\ \mathrm{T\cdot m\cdot A^{-1}}$, 为真空磁导率(permeability of vacuum). $\mathrm{d}B$ 的方向垂直于 $I\mathrm{d}\boldsymbol{l}$ 与 r 所构成的平面, 指向为右手四指从电流元 $I\mathrm{d}\boldsymbol{l}$ 方向经小于π的角转向矢径 r 方向弯曲握拳, 大拇指所指方向即为 $\mathrm{d}B$ 的方向, 如图 7-5 所示. 毕奥–萨伐尔定律的矢量表达式为

$$\mathrm{d}\boldsymbol{B} = \frac{\mu_0}{4\pi}\frac{I\mathrm{d}\boldsymbol{l}\times\boldsymbol{e}_r}{r^2} \tag{7-5}$$

其中 $\boldsymbol{e}_r$ 表示电流元到 P 点方向的单位矢径, 式(7-5)就是毕奥–萨伐尔定律(Biot-Savart's law). 任意载流导体在 P 点的磁感应强度可以用积分求得

$$\boldsymbol{B} = \int\mathrm{d}\boldsymbol{B} = \int\frac{\mu_0}{4\pi}\frac{I\mathrm{d}\boldsymbol{l}\times\boldsymbol{e}_r}{r^2} \tag{7-6}$$

式(7-5)、式(7-6)仅适用于恒定电流产生的磁场.

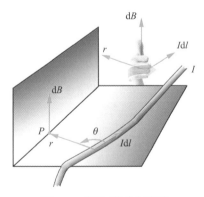

图 7-5 毕奥–萨伐尔定律

7.2.2 毕奥–萨伐尔定律的应用

使用毕奥–萨伐尔定律可以计算一些常见的载流系统产生磁场的磁感应强度. 下面我们对此进行分别讨论.

1. 长直载流导线的磁场

如图 7-6 所示，长直载流导线 A_1A_2，通有电流 I，方向由下向上，试求该电流周围任一点 P 处的磁感应强度 $\boldsymbol{B}$，设 P 与导线的距离为 r_0.

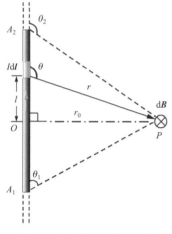

解 在距离 O 点为 l 处取一电流元 $I\mathrm{d}\boldsymbol{l}$，它在 P 点产生的磁场 $\mathrm{d}\boldsymbol{B}$ 的大小为

$$\mathrm{d}B = \frac{\mu_0}{4\pi}\frac{I\mathrm{d}l\sin\theta}{r^2}$$

根据右手定则，$\mathrm{d}\boldsymbol{B}$ 的方向垂直于纸面向里. 长直载流导线上各电流元的方向相同，在 P 点所产生的磁感应强度方向都相同，所以，P 点的磁感应强度就等于各电流元在该点所产生磁感应强度的代数和. 对于载流导线 A_1A_2，在 P 点产生的磁感应强度大小为

$$B = \int_{A_1}^{A_2}\mathrm{d}B = \frac{\mu_0}{4\pi}\int_{A_1}^{A_2}\frac{I\mathrm{d}l\sin\theta}{r^2} \tag{7-7a}$$

图 7-6 长直载流导线的磁场

上式中的 r、$\mathrm{d}l$ 和 θ 都是变量，根据它们之间的联系统一用变量 θ 计算该积分，由图可知

$$l = r_0\cot(\pi-\theta) = -r_0\cot\theta \tag{7-7b}$$

$$\mathrm{d}l = \frac{r_0}{\sin^2\theta}\mathrm{d}\theta \tag{7-7c}$$

$$r = \frac{r_0}{\sin(\pi-\theta)} = \frac{r_0}{\sin\theta} \tag{7-7d}$$

将式(7-7b)、式(7-7c)和式(7-7d)代入式(7-7a)，可得

$$B = \frac{\mu_0 I}{4\pi r_0}(\cos\theta_1 - \cos\theta_2) \tag{7-7}$$

上式中，θ_1、θ_2 分别为载流直导线首端、末端 $I\mathrm{d}\boldsymbol{l}$ 与 $\boldsymbol{r}$ 之间的夹角.

若导线为无限长，则 $\theta_1 = 0$，$\theta_2 = \pi$，可得

$$B = \frac{\mu_0 I}{2\pi r_0} \tag{7-8}$$

可见，长直载流导线周围的磁感应强度 $\boldsymbol{B}$ 的大小与导线中的电流强度成正比，与距离成反比. $\boldsymbol{B}$ 的方向也可由右手定则确定：用右手握住直导线，使拇指的方向与电流方向一致，则四指的环绕方向即为磁感应强度的方向.

2. 载流圆环导线轴线上的磁场

设一载流圆环导线(或称圆电流)半径为 R，通有电流 I，P 点为其轴线上任意一点，与圆心的距离为 x，如图 7-7 所示. 求线圈轴线上任一点 $P(OP = x)$ 处的磁感应强度 $\boldsymbol{B}$.

解 在载流圆环导线上任取一电流元 $I\mathrm{d}\boldsymbol{l}$，方向垂直纸面向外如图，根据毕奥-萨伐尔定律，在 P 点产生磁感应强度大小为

$$\mathrm{d}B = \frac{\mu_0}{4\pi}\frac{I\mathrm{d}l\sin90°}{r^2} = \frac{\mu_0}{4\pi}\frac{I\mathrm{d}l}{r^2}$$

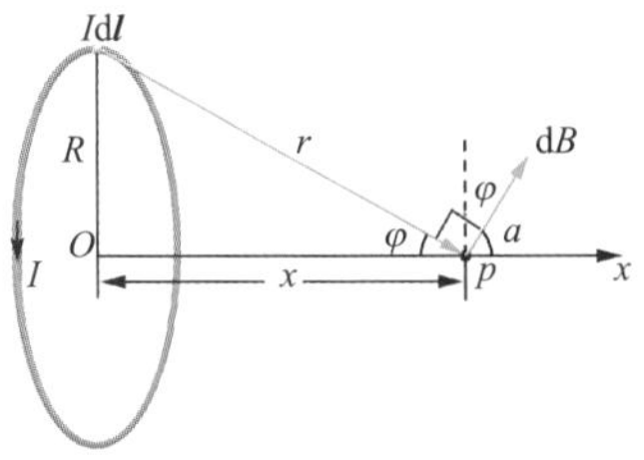

$\mathrm{d}\boldsymbol{B}$ 方向由右手定则判定，如图所示. $\mathrm{d}\boldsymbol{B}$ 可分解为垂直于轴线分量 $\mathrm{d}\boldsymbol{B}_\perp$ 和平行于轴线分量 $\mathrm{d}\boldsymbol{B}_{/\!/}$. 圆电流上所有电流元在 P 点产生的磁感应强度 $\mathrm{d}\boldsymbol{B}$ 的分布具有轴对称性，因此垂直分量 $\mathrm{d}\boldsymbol{B}_\perp$ 相互抵消，总磁感应强度方向为沿轴线方向，其大小为

图 7-7 载流圆环导线的磁场

$$B = \oint \mathrm{d}B_{/\!/} = \oint \frac{\mu_0}{4\pi}\frac{I\mathrm{d}l}{r^2}\cos\alpha = \frac{\mu_0 I\cos\alpha}{4\pi r^2}\cdot 2\pi R$$

又根据图中几何关系有

$$r^2 = R^2 + x^2$$

$$\cos\alpha = \frac{R}{r}$$

$$B = \frac{\mu_0 I R^2}{2\left(x^2 + R^2\right)^{\frac{3}{2}}} \tag{7-9}$$

可见，x 越大，B 越小，即越远离圆电流中心，磁场越弱.

在圆心处，$x=0$，这时

$$B = \frac{\mu_0 I}{2R} \tag{7-10}$$

3. 载流直螺线管中的磁场

设螺线管长为 L，半径为 R，单位长度上绕有 n 匝线圈，通有电流 I. 若线圈是密绕的，则可将螺线管近似看成是许多圆线圈并排起来组成的，如图 7-8 所示. 求轴线上任意一点 P 的磁感应强度.

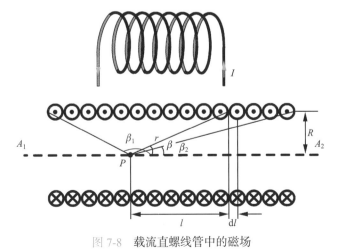

图 7-8 载流直螺线管中的磁场

解 在螺线管上距 P 点 l 处任取长为 $\mathrm{d}l$ 的一小段，将它视为一个载流圆线圈，其电流为 $In\mathrm{d}l$，应用载流圆环导线磁场公式，可得这一小段螺线管在 P 点产生的磁感应强度 $\mathrm{d}\boldsymbol{B}$ 的大小为

$$\mathrm{d}B = \frac{\mu_0 R^2}{2\left(l^2 + R^2\right)^{3/2}} nI\mathrm{d}l$$

设螺线管的两个端点为 A_1、A_2，则整个螺线管在 P 点产生的磁感应强度为

$$B = \int_{A_1}^{A_2} \mathrm{d}B = \int_{A_1}^{A_2} \frac{\mu_0 R^2}{2\left(l^2 + R^2\right)^{3/2}} nI\mathrm{d}l \tag{7-11}$$

将积分变量统一为 β，从图中可以看出

$$l = R\cot\beta$$

对 l 微分得

$$\mathrm{d}l = -\frac{R}{\sin^2\beta}\mathrm{d}\beta$$

又因为

$$R^2 + l^2 = r^2 = \frac{R^2}{\sin^2\beta}$$

将上述关系式代入式(7-11)，且以 β_1 和 β_2 为积分的上下限，经积分整理得

$$B = \frac{1}{2}\mu_0 nI\left(\cos\beta_2 - \cos\beta_1\right) \tag{7-12}$$

对于无限长或 $L \gg R$ 的螺线管，$\beta_1 = \pi$，$\beta_2 = 0$，这时

$$B = \mu_0 nI \tag{7-13}$$

上式表明，载流密绕无限长直螺线管($L \gg R$)内部的磁感应强度是均匀的，方向沿轴线，与电流绕向满足右手定则.

7.3 安培环路定理

7.3.1 安培环路定理的描述

"通量"和"环流"是用来研究矢量场性质的两个重要物理量. 在讨论静电场时，曾计算过电场强度 $\boldsymbol{E}$ 的环流 $\oint_l \boldsymbol{E} \cdot \mathrm{d}l = 0$，说明静电场是保守力场. 恒定磁场中磁感应强度 $\boldsymbol{B}$ 的环流不再为零，而是与闭合曲线内包围的电流有关，具体的关系就是恒定磁场的安培环路定理 (Ampère's circuital theorem).

安培环路定理：在恒定磁场中，磁感应强度 $\boldsymbol{B}$ 沿任意闭合曲线的积分($\boldsymbol{B}$ 的环流)，等于该闭合曲线所包围的所有电流的代数和的 μ_0 倍，即

$$\oint_L \boldsymbol{B} \cdot \mathrm{d}\boldsymbol{l} = \oint_L B\mathrm{d}l\cos\theta = \mu_0 \sum_{i=1}^n I_i \tag{7-14}$$

式中 θ 为闭合曲线上某点磁感应强度 $\boldsymbol{B}$ 与该点所取电流元 $I\mathrm{d}\boldsymbol{l}$ 之间的夹角. 电流强度的符号规定: 若电流强度的方向与积分回路的绕行方向符合右手螺旋关系, 电流强度为正, 反之为负.

现以载流长直导线为例说明安培环路定理的正确性. 由前面计算, 无限长直电流周围的磁感应强度大小为

$$B = \frac{\mu_0 I}{2\pi r}$$

磁感应线为在垂直于导线的平面内围绕载流导线的同心圆.

现在垂直于载流导线的平面内围绕电流取一任意形状的闭合路径 L(称为安培环路), 如图 7-9(a)所示, 则

$$\oint_L \boldsymbol{B} \cdot \mathrm{d}\boldsymbol{l} = \oint_L B\mathrm{d}l\cos\theta = \oint Br\mathrm{d}\varphi$$

$$= \int_0^{2\pi} \frac{\mu_0 I}{2\pi r} r\mathrm{d}\varphi = \frac{\mu_0 I}{2\pi} \int_0^{2\pi} \mathrm{d}\varphi = \mu_0 I$$

结果说明: 闭合路径在垂直于直导线的一个平面内, 且包围直导线时, $\boldsymbol{B}$ 的环流等于穿过这一路径电流的 μ_0 倍.

闭合路径在垂直于直导线的一个平面内, 但它不包围直导线, 如图 7-9(b)所示.

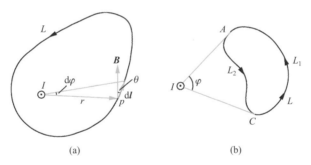

(a)   (b)

图 7-9 安培环路定理的说明

在直导线上作 L 的两条切线, 把 L 分成两部分, 两切线间夹角为 φ, $\cos\theta \cdot \mathrm{d}l = -r\mathrm{d}\varphi$, 则

$$\oint_L \boldsymbol{B} \cdot \mathrm{d}\boldsymbol{l} = \int_{L_1} \boldsymbol{B} \cdot \mathrm{d}\boldsymbol{l} + \int_{L_2} \boldsymbol{B} \cdot \mathrm{d}\boldsymbol{l} = \int_{L_1} B\mathrm{d}l\cos\theta + \int_{L_2} B\mathrm{d}l\cos\theta = 0$$

可知闭合路径在垂直于直导线的一个平面内, 但不包围直导线时, $\boldsymbol{B}$ 的环流等于零.

如果空间存在多条无限长通电直导线被闭合路径 L 包围, 则可由叠加原理得到

$$\oint_L \boldsymbol{B} \cdot \mathrm{d}\boldsymbol{l} = \oint_L (\boldsymbol{B}_1 + \boldsymbol{B}_2 + \cdots + \boldsymbol{B}_n) \cdot \mathrm{d}\boldsymbol{l} = \mu_0 I_1 + \mu_0 I_2 + \cdots + \mu_0 I_n = \mu_0 \sum_{i=1}^n I_i$$

亦即

$$\oint_L \boldsymbol{B} \cdot \mathrm{d}\boldsymbol{l} = \mu_0 \sum_{i=1}^n I_i$$

结果说明: 闭合路径在垂直于直导线的一个平面内时, $\boldsymbol{B}$ 的环流等于穿过闭合路径所有电

流代数和的 μ_0 倍. 安培环路定理只适用于闭合恒定电流产生的磁场, 表达式中的磁感应强度 B 是所有电流产生磁感应强度的矢量和, 其中也包括那些不穿过 L 的电流产生的磁场, 只不过后者磁场对沿 L 的 B 的环流无贡献.

7.3.2 安培环路定理的应用

与电场的高斯定理类似, 应用安培环路定理也可以方便地计算某些对称性分布电流产生的磁场. 利用安培环路定理求磁场分布的关键在于: 利用电流产生的磁场是对称分布的, 选取合适的闭合路径. 选取原则是使待求的 B 能移到安培环路定理的积分号外.

例 **7-1** 有一无限长载流圆柱面, 半径为 R, 总电流为 I. 求磁场分布.

解 根据对称性可知, 载流圆柱面的磁感应线是以轴线为圆心、圆周平面与轴线垂直的圆, 磁感应线上各点的磁感应强度大小相等. 选取以轴线为圆心、圆周平面与轴线垂直、半径为 r 的圆周作为闭合路径 L, 路径绕向与磁感应线同方向. 如图 7-10 所示. 于是有

$$\oint_L \boldsymbol{B} \cdot \mathrm{d}\boldsymbol{l} = B \cdot 2\pi r = \mu_0 \sum I_i$$

在柱内 $(0 < r < R)$

$$\oint_l \boldsymbol{B} \cdot \mathrm{d}\boldsymbol{l} = 0, \quad B = 0$$

在柱外 $(r > R)$

$$\oint_l \boldsymbol{B} \cdot \mathrm{d}\boldsymbol{l} = \mu_0 I$$

$$B = \frac{\mu_0 I}{2\pi r}$$

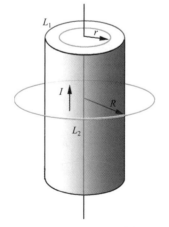 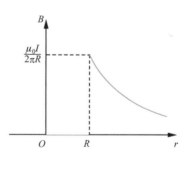

图 7-10 载流长直螺线管

例 7-2 长直螺线管，单位长度上有 n 匝线圈，通过电流为 I．如图 7-11 所示．求螺线管内的磁场．

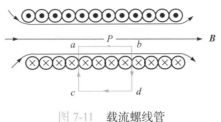

图 7-11 载流螺线管

解 实验证明，当管长度远大于管直径时管可视为无限长直螺线管，此时管外没有磁场，管内可看作磁感应线平行轴线的匀强磁场．作如图所示的矩形闭合曲线 $abdca$，根据安培环路定理

$$\oint_L \boldsymbol{B} \cdot \mathrm{d}\boldsymbol{l} = \int_a^b \boldsymbol{B} \cdot \mathrm{d}\boldsymbol{l} + \int_b^d \boldsymbol{B} \cdot \mathrm{d}\boldsymbol{l} + \int_d^c \boldsymbol{B} \cdot \mathrm{d}\boldsymbol{l} + \int_c^a \boldsymbol{B} \cdot \mathrm{d}\boldsymbol{l}$$
$$= B \cdot l + 0 + 0 + 0 = \mu_0 n I l$$

所以

$$B = \mu_0 n I$$

(其中，在 $b \to d$ 段及 $c \to a$ 段，因 $\boldsymbol{B} \perp \mathrm{d}\boldsymbol{l}$，故 $\boldsymbol{B} \cdot \mathrm{d}\boldsymbol{l} = 0$；而在 $d \to c$ 段，因该处 $B = 0$ 故 $\boldsymbol{B} \cdot \mathrm{d}\boldsymbol{l} = 0$).

这和用毕奥-萨伐尔定律得出的结论完全相同，可以看出，在某些情况下利用安培环路定理比用毕奥-萨伐尔定律求电流的磁场更简便．

7.4 磁 场 力

7.4.1 洛伦兹力

如图 7-12 所示，电荷在磁场中运动时会受到磁场力的作用，这个力称为洛伦兹力(Lorentz force)．其公式表示为

$$\boldsymbol{F} = q\boldsymbol{v} \times \boldsymbol{B} \tag{7-15}$$

由该式可知，洛伦兹力 $\boldsymbol{F}$ 与 $\boldsymbol{v}$ 相互垂直，因此 $\boldsymbol{F}$ 只能改变运动电荷速度的方向而不能改变速度的大小，即洛伦兹力对运动电荷不做功，这一点与库仑力不同．洛伦兹力的大小 $F = qvB\sin\theta = qv_\perp B$．可见，当 $\theta = 0°$ 时，$F = 0$；当 $\theta = 90°$ 时，受力为 $F_{\max}$，方向由右手定则判定．带电粒子在电场中受库仑力作用，在磁场中会受洛伦兹力作用，可以利用外加的电场和磁场来控制带电粒子流的运动，这在现代科学技术中的应用非常广泛．

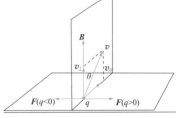

图 7-12 运动电荷在磁场中受力

1. 质谱仪

质量为 m 带电量为 q 的粒子，以匀速 v 进入均匀磁场，若 v 与 B 平行，所受的洛伦兹力为零，粒子继续做匀速直线运动. 若垂直于磁场方向进入磁场，$v \perp B$，所受洛伦兹力总是垂直于 v 与 B 构成的平面，且在同一个平面内，此力将作为向心力使粒子的运动轨迹为一圆周，见图 7-13.

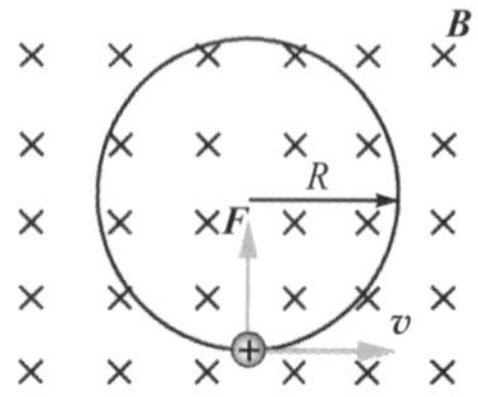

由 $F = qvB = m\dfrac{v^2}{R}$ 得到匀速圆周运动的半径 R 和周期 T

$$R = \frac{mv}{qB} \tag{7-16}$$

$$T = \frac{2\pi R}{v} = \frac{2\pi m}{Bq} \tag{7-17}$$

图 7-13　带电粒子垂直进入均匀磁场

由式(7-16)，对于带电量 q 相同、运动速度 v 相同的不同质量的带电粒子，它们的运动轨道半径 R 与质量 m 成正比. 质谱仪(mass spectrograph)就是根据这一规律制作的，它是利用磁场对运动电荷的作用力，将电量相等而质量不同的带电粒子分离的一种仪器，最初由英国物理学家阿斯顿于 1919 年开发，是研究同位素的一种重要工具. 质谱仪的基本结构如图 7-14 所示. 待分析带正电的离子经过电场加速后，进入由相互垂直的磁场 B_1 和电场 E 组成的速度选择区. 离子通过速度选择区时，同时受到洛伦兹力和电场力的作用，当两力大小相等，方向相反时，$B_1 q v = qE$，$v = E/B_1$，即只有速度为 E/B_1 的离子所受合力为零，才能直线通过狭缝. 这个过程称为离子速度选择. 所有通过狭缝的离子都带同一种电荷，并且具有相同的速度.

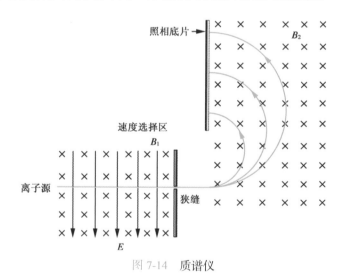

图 7-14　质谱仪

通过狭缝后的离子进入匀强磁场 B_2 区域，B_2 的方向垂直于纸面向里. 在该区域内，离子在洛伦兹力的作用下做圆周运动，由式(7-16)，R 只与粒子的质量电荷比 m/q 呈比例. q 一定时，半径 R 与质量成正比，即不同质量的离子圆周运动的半径不同，这样就将电荷相等而质量不同的带电粒子分开了，最后射在照相底片的不同位置，形成质谱.

质谱仪最重要的应用是分离同位素并测定它们的原子质量及相对丰度，其测定原子质量的精度超过化学测量方法. 此外, 可通过对矿石中提取的放射性衰变产物元素的分析测量, 确定矿石的地质年代; 质谱方法还可用于有机化学分析, 特别是微量杂质分析, 测量分子量, 为确定化合物的分子式和分子结构提供可靠的依据; 质谱仪在工业生产中也得到了广泛应用.

2. 回旋加速器

由式(7-17), m、q 均相同的粒子, 它们的运动周期 T 也相同, 与运动速度 v 无关. 若引进一变化周期为 T 的交变加速电场, 可使 m、q 相同的粒子不断得到加速, 回旋加速器就是根据这个原理制成的, 见图 7-15. 两个 D 形盒 D_1、D_2 之间有较窄的缝隙, 中心附近放置离子源如质子、氘核或 α 粒子等. 盒间安装两个电极, 其间加高频交变电压, 缝隙之间形成交变电场. 将装置放在强大的均匀磁场 B 中, 设初始 D_2 电势高, 带正电的粒子从离子源发出, 经缝隙被电场加速, 由于粒子在 D 形盒内做周期相同的圆周运动, 第一次被加速的离子会同时来到缝隙进行第二次加速, 每经过一次缝隙带电粒子被电场加速一次, 以此类推, 带电粒子不断得到加速.

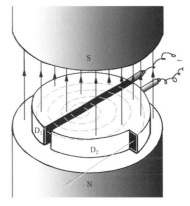

图 7-15 回旋加速器原理

该装置是美国物理学家劳伦斯于 1929 年发明的, 后来称为回旋加速器(cyclotron), 也有人称它为"原子击破器", 世界第一台回旋加速器于 1932 年建成.

3. 霍尔效应

把一块导体板放在均匀磁场 B 中, 通以电流, 电流强度为 I, 如图 7-16 所示. 设导体中载流子密度为 n, 载流子带电量为 q、漂移速度为 v. 我们得到电流强度 I 与漂移速度 v 的关系

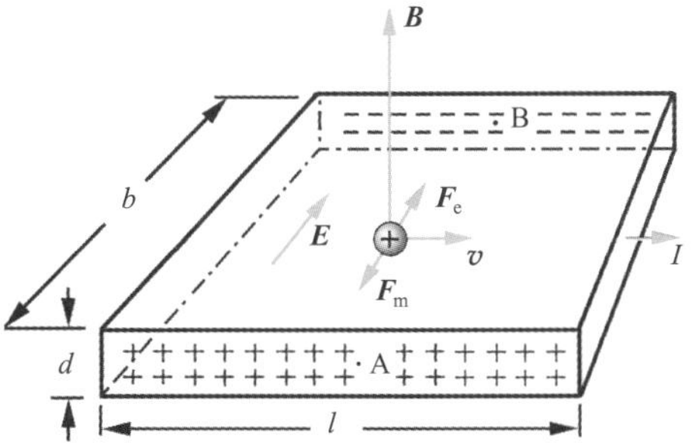

$$I = \frac{\Delta Q}{\Delta t} = \frac{qn(bdv\Delta t)}{\Delta t} = qnbdv$$

$$v = \frac{I}{qnbd} \tag{7-18}$$

图 7-16 霍尔效应原理图

假设载流子带正电, 载流子在漂移中受到洛伦兹力 $F_m = qv \times B$, 方向垂直纸面向外, 于是电荷 q 向导体外侧偏转, 使得导体板内外侧面带异号电荷形成附加电场 E, 方向自外向内. 这样, 载流子又受到向内的电场力 $F_e = qE$.

当载流子所受的洛伦兹力与电场力平衡, 即 $qvB = qE$ 时, 将不再有漂移电荷的偏转, 此时板的内外侧面出现稳定的电势差 U_H

$$U_H = E \cdot b = vBb \tag{7-19}$$

把式(7-18)代入式(7-19), 得

$$U_H = \frac{I}{qnbd} \cdot Bb = \left(\frac{1}{qn}\right) \cdot \frac{IB}{d}$$

令 $R_H = 1/(qn)$，则上式可写为

$$U_H = R_H \cdot \frac{IB}{d} \tag{7-20}$$

式(7-20)称为霍尔公式. 式中 R_H 为霍尔系数，U_H 为霍尔电压. 在磁场中，通电导体板在既垂直于电流又垂直于磁场的方向上出现电势差的现象，是霍尔于1879年发现的，称为霍尔效应 (Hall effect).

在电流方向和磁场方向不变的情况下，若载流子带负电，霍尔电势差的方向与带正电的相反.

霍尔效应应用非常广泛，测定半导体材料电学参数，用霍尔元件测量磁场，磁流体发电，电磁无损探伤，霍尔传感器等. 利用该效应制成的霍尔器件已广泛用于非电量的测量、自动控制和信息处理等方面. 在工业生产要求自动检测和控制的今天，作为敏感元件之一的霍尔器件，将有更广泛的应用前景.

7.4.2 安培力

运动电荷在磁场中要受到洛伦兹力的作用. 而电流是由电荷的定向运动形成的，所以载流导线中的运动电荷在磁场中也要受到洛伦兹力的作用，使得这些电荷在运动中与导体中的晶格碰撞，从而把力传递到导线上，因此载流导线在磁场中会受到磁场对它的作用力，这种力称为安培力. 从洛伦兹力公式出发，可推导出安培公式.

在载流导线上任取电流元 $I\mathbf{d}l$，设电流元所处位置的磁感应强度为 $\mathbf{B}$，$\mathbf{B}$ 与 $I\mathbf{d}l$ 的夹角为 θ，如图7-17所示. 设导线横截面积为 S，单位体积内的电荷数为 n，则电流元中电荷的总数为 $nSdl$. 设电荷的漂移速度均为 v，每个电荷所受的洛伦兹力 $\mathbf{F} = q\mathbf{v} \times \mathbf{B}$，其大小为 $qvB\sin\theta$，方向相同，都垂直于 v 与 $\mathbf{B}$ 决定的平面，电流元所受到的合力大小为

$$dF = nqvSdlB\sin\theta$$

通过导线的电流强度 $I = nqvS$，故上式可写成

$$dF = IB\sin\theta dl$$

考虑到合力的方向

$$d\mathbf{F} = I\mathbf{d}l \times \mathbf{B} \tag{7-21}$$

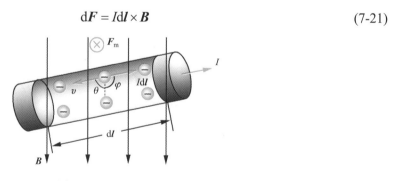

图7-17　安培力原理图

$d\mathbf{F}$ 就是电流元 $I\mathbf{d}l$ 在磁场中所受到的力，即磁场对电流元的作用力，称为安培力 (Ampère's force). 式(7-21)也称安培公式. 安培力的方向也可由右手定则确定. 任意形状长为 L

的载流导线在磁场中所受到的力为各个电流元所受到安培力的矢量和，即

$$F = \int_L dF = \int_L IB \sin \theta dl \tag{7-22}$$

例 7-3 求如图 7-18 所示不规则的平面载流导线在均匀磁场中所受的力，已知 **B** 和 I.

解 一段导线所受磁力等于导线上所有电流元所受磁力的矢量和. 任取一段电流元 Idl，其所受安培力为

$$dF = Idl \times B$$

其大小为 $dF = BIdl$，在坐标轴上作投影为

$$dF_x = dF \sin \theta = BIdl \sin \theta$$

$$dF_y = dF \cos \theta = BIdl \cos \theta$$

在坐标轴上分别做积分得

$$F_x = \int dF_x = BI \int_0^0 dy = 0$$

$$F_y = \int dF_y = BI \int_0^L dx = BIL$$

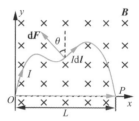

图 7-18 不规则平面载流导线在均匀磁场中的受力

用矢量式表示为

$$F = F_y = BILj$$

结论：任意平面载流导线在均匀磁场中所受到的力与其始点和终点相同的载流直导线所受到的磁场力相同.

7.4.3 磁场对载流线圈的作用

将一矩形线圈 $abcd$ 放在匀强磁场 **B** 中，线圈内通有电流 I，两边长分别为 l_1 和 l_2，线圈平面与 **B** 之间的夹角为 θ，如图 7-19(a)所示，则 ab 和 cd 两边所受的安培力分别为

$$F_1 = Il_1 B \sin \theta$$

$$F_1' = Il_1 B \sin(\pi - \theta) = Il_1 B \sin \theta$$

两力大小相等，但方向相反，且作用在一条直线上，所以这两个力互相抵消.

边 bc 和 da 所受的安培力分别为

$$F_2 = Il_2 B \sin 90° = Il_2 B$$

$$F_2' = Il_2 B \sin 90° = Il_2 B$$

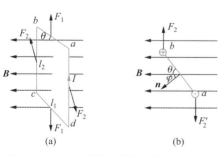

图 7-19 载流线圈在磁场中的受力情况

两力大小相等，方向如图 7-19(b)所示，虽然相反，但

不是作用在一条直线上，形成一对力偶. 由于力臂为 $l_1\cos\theta$ ，因此载流线圈在磁场中所受磁力矩大小为

$$M = IBl_1l_2\cos\theta \tag{7-23}$$

或

$$M = IBS\sin\varphi \tag{7-24}$$

令 $S = Sn$ ， n 为线圈法线方向单位矢量，考虑到磁力矩的方向，可将磁力矩写成矢量形式

$$\boldsymbol{M} = I\boldsymbol{S}\times\boldsymbol{B} = \boldsymbol{m}\times\boldsymbol{B} \tag{7-25}$$

式中 $\boldsymbol{m}$ 称为线圈的磁矩(magnetic moment),磁矩的方向是线圈平面的法线方向(由线圈中电流流向按右手定则确定)，其单位为 $\mathrm{A\cdot m^2}$. 如果线圈有 N 匝，则线圈的总磁矩 $\boldsymbol{m} = NI\boldsymbol{S}$. 以上不仅对矩形线圈成立，而且对在均匀磁场中任意形状的平面线圈都成立. 由式(7-25)还可以看出磁力矩总是使线圈磁矩转向外磁场方向，即磁场对磁矩有取向作用.

例 7-4 如图 7-20 所示，无限长直导线中通有电流 I_1 ，其右边有一边长分别为 l_1 、 l_2 的矩形线圈，线圈中通有电流 I_2 ，问：

(1) 矩形线圈受到的合力大小及方向，线圈将如何运动？

(2) 如果电流 I_2 的方向与图中所示相反，情况又如何？

解 (1)由于线圈处于非均匀磁场中，因此各边所受到的磁场力不尽相同，由右手定则可判定各边受力方向如图所示，其大小为

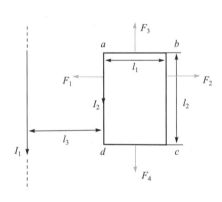

图 7-20 例 7-4 图

$$F_1 = I_2l_2B_1 = I_2l_2\frac{\mu_0I_1}{2\pi l_3} = \frac{\mu_0I_1I_2l_2}{2\pi l_3}$$

$$F_2 = I_2l_2B_2 = I_2l_2\frac{\mu_0I_1}{2\pi(l_3+l_1)} = \frac{\mu_0I_1I_2l_2}{2\pi(l_3+l_1)}$$

由于 ab 段和 cd 段所在位置对称，通过的电流方向相反，因此两段所受力 $\boldsymbol{F}_3$ 、 $\boldsymbol{F}_4$ 大小相等，方向相反，两个力相互抵消，故线圈所受合力大小为

$$F = F_1 - F_2$$
$$= \frac{\mu_0I_1I_2l_2}{2\pi}\left(\frac{1}{l_3} - \frac{1}{l_3+l_1}\right)$$
$$= \frac{\mu_0I_1I_2l_1l_2}{2\pi l_3(l_3+l_1)}$$

$\boldsymbol{F}$ 方向向左，因 $l_3 + l_1$ 越小， $\boldsymbol{F}$ 越大，所以线圈向左做加速度逐渐增大的变加速直线运动.

(2) 如果电流 I_2 的方向与图中所示相反，则线圈所受合力仍由上式确定，只是合力方向向右，线圈向右做加速度逐渐减小的变加速直线运动.

7.4.4　磁力的功

载流导线或载流线圈在磁场中要受到磁力(安培力)或磁力矩的作用，如果载流导线或载流线圈的位置及形状发生变化，则磁场力就做了功. 下面我们来推导磁场力做功的一般公式.

由于任意形状的载流导线都可看成由许多电流元组成，所以磁场力对电流元做功的总和，就是磁力对载流导线所做的功.

在载流导线上任取一段电流元 $Id\boldsymbol{l}_1$，设电流元所在之处的磁感应强度为 $\boldsymbol{B}$，该电流元在磁力的作用下移动了位移 $d\boldsymbol{l}_2$，如图 7-21 所示. 则电流元所受磁场力为 $d\boldsymbol{F}=Id\boldsymbol{l}_1\times\boldsymbol{B}$；在电流元移动过程中，磁力做功为

$$dA=d\boldsymbol{F}\cdot d\boldsymbol{l}_2=(Id\boldsymbol{l}_1\times\boldsymbol{B})\cdot d\boldsymbol{l}_2=Id\boldsymbol{l}_2\cdot(d\boldsymbol{l}_1\times\boldsymbol{B})$$
$$=I\boldsymbol{B}\cdot(d\boldsymbol{l}_2\times d\boldsymbol{l}_1)=I\boldsymbol{B}\cdot d\boldsymbol{S}=Id\boldsymbol{\Phi}_m$$

即

$$dA=Id\boldsymbol{\Phi}_m \tag{7-26}$$

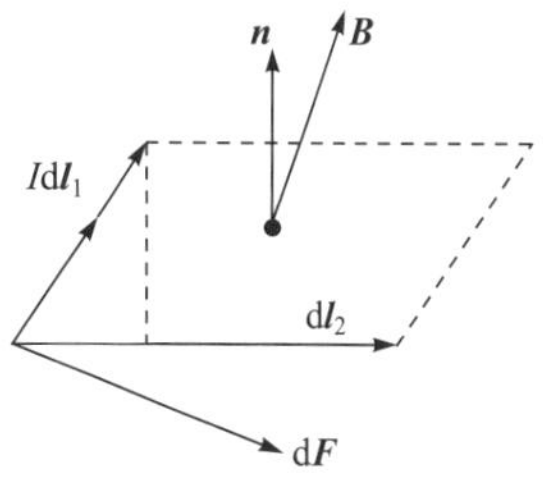

图 7-21　磁力的功

于是磁场力对载流导线做的总功为

$$A=\int dA=\int_{\varPhi_1}^{\varPhi_2}Id\varPhi_m=I(\varPhi_2-\varPhi_1)=I\Delta\varPhi_m$$

即

$$A=I\Delta\varPhi_m \tag{7-27}$$

式(7-27)就是计算磁场力(或磁力矩)做功的公式. 如果是计算磁力对一段载流导线做功，$\Delta\varPhi_m$ 是这段导线在移动过程中切割的磁感应线的条数；如果是计算磁力对通电线圈做功，$\Delta\varPhi_m$ 是线圈在移动过程中通过线圈的磁通量的改变量.

7.5　磁场中的磁介质

7.5.1　磁介质的磁化

如果磁场中有实物物质存在，在磁场作用下，物质内部发生状态变化，产生附加磁场使原有磁场发生改变，这种现象称为物质的磁化(magnetization)，能被磁化或能对磁场产生影响的物质称为磁介质(magnetic medium).

物质由分子或原子组成，每个原子中都有若干电子绕原子核做轨道运动；此外电子和原子核还有自旋运动. 把分子或原子中所有电子运动对外产生磁效应的总和用一个等效圆电流来替代，称为分子电流. 分子电流产生的磁矩称为分子磁矩，用 $\boldsymbol{m}$ 表示，可对外产生磁效应.

1. 顺磁质的磁化

顺磁质分子都具有固有磁矩 $\boldsymbol{m}$. 没有外磁场存在时，由于分子热运动，物质中各分子磁矩的取向杂乱无章，在每一个宏观体积元内分子磁矩的矢量和为零，因而对外界不显示磁性. 在有外磁场 $\boldsymbol{B}_0$ 存在时，每个分子磁矩都受到磁场的作用，各分子磁矩取向都有趋向外磁场方向的趋势，如图 7-22 所示.

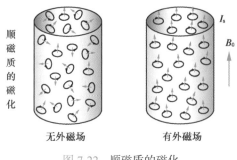

顺磁质的磁化

无外磁场　　　　有外磁场

图 7-22　顺磁质的磁化

外磁场越强，分子磁矩的方向越与外磁场方向取齐，物质中分子磁矩的矢量和不再为零，宏观上相当于在介质圆柱体表面上有一层电流流过，这种电流称为磁化电流，或称束缚电流，其面电流密度用 j 表示. 磁化电流和传导电流一样要激发磁场，顺磁质的磁化电流方向与磁介质中外磁场的方向呈右手螺旋关系，它激发的磁场与外磁场方向相同，因而磁介质中的磁场加强，表现为顺磁性. 自然界中大多数物质是顺磁质，如氧、铝、铬等.

2. 抗磁质的磁化

抗磁质分子的固有磁矩 m 为零，在无外磁场存在时，物质对外不表现磁性. 有外磁场时，附加磁场的方向与外磁场方向相反. 这是因为抗磁质分子中单个电子的轨道磁矩不为零，电子的轨道运动形成角动量 L 和磁矩 m_e，电子带负电使得 L 和 m_e 反向，见图 7-23(a). 在外磁场 B_0 中，电子轨道磁矩受磁力矩 M 作用，由式(7-25)，M 与磁矩 m_e 和 B_0 都垂直，即与轨道角动量 L 垂直，按照图中 L 位置，此时 L 所受磁力矩方向垂直纸面向内，M 转到新位置后仍与 L 垂直. 类似于高速旋转的陀螺受垂直其角动量的重力矩作用而产生绕重力方向的进动，电子的轨道角动量(或磁矩)也同样绕 B_0 沿逆时针方向进动. 可以证明，若将 L 反向也不会改变进动方向. 因此，一个分子中所有的电子都绕着外磁场进动，产生一个等效逆时针流动的圆电流. 显然该圆电流产生的分子附加磁矩的方向与外磁场方向相反，若这样的分子组成一个圆柱体，在其内部任取一横截面，该面上任何相邻一对圆电流的流向相反，互相抵消，圆柱体表面形成逆时针流动的磁化电流，如图 7-23(b)所示. 可见，激发的磁场与外磁场方向相反，因而磁介质中的磁场减弱，表现为抗磁性. 抗磁质物质主要有水、水银、铜、银、硫、氯等.

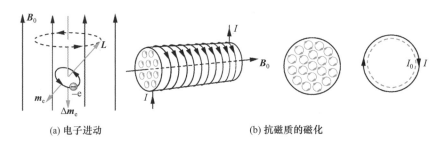

(a) 电子进动　　　　　　　　(b) 抗磁质的磁化

图 7-23　抗磁质的磁化

顺磁质分子在外磁场中也存在抗磁效应，只是这种抗磁效应比顺磁效应小得多，没有宏观的体现.

3. 铁磁质的磁化

铁磁质的磁性主要来源于电子自旋磁矩. 无外磁场时，电子之间存在着一种很强的交换耦合作用，使铁磁质中电子自旋磁矩在微小区域内取向一致，形成一个个自发磁化的微小区域，称为磁畴，每个磁畴都有一定的磁矩. 磁畴形状大小不一，每个磁畴约含 10^{15} 个原子，占 $10^{-15} \sim 15^{-15}$ m^3 的体积. 在无外磁场情况下，各磁畴磁矩方向杂乱无章，在宏观上不显磁性.

在外磁场作用下，磁畴具有并吞效应，起初磁化方向与外磁场方向接近的磁畴吞并附近那些与外磁场方向大致相反的磁畴，继而磁畴的磁化方向在不同程度上转向外磁场方向. 若加大外磁场，直至所有磁畴的磁化取向与外磁场方向相同，此时磁化达到饱和，产生比外磁场大得多的附加磁场，显示了很强的磁性. 铁磁性物质主要有铁、钴、镍等.

居里发现，不同的铁磁质各自存在一个特定的临界温度(称为"居里点")，当温度升高到居里点时，剧烈的热运动能使磁畴内部解体，铁磁质变为顺磁质.

可以看出磁介质在外磁场 $\boldsymbol{B}_0$ 中时，介质内磁场 $\boldsymbol{B}$ 将会与 $\boldsymbol{B}_0$ 不同，两者之间的关系为

$$B = \mu_r B_0 \tag{7-28}$$

式中 μ_r 称为磁介质的相对磁导率. 顺磁质的 μ_r 为略大于 1 的常数，抗磁质的 μ_r 为略小于 1 的常数，铁磁质的 $\mu_r \gg 1$ 且不为常数.

7.5.2 磁介质中的安培环路定理

将磁介质放入磁场中，磁介质的磁化将在磁介质表面产生磁化面电流，所以应用安培环路定理时要考虑磁化面电流的影响. 因此在有磁介质时安培环路定理应为

$$\oint_L \boldsymbol{B} \cdot \mathrm{d}\boldsymbol{l} = \mu_0 \sum (I_i + I_i') \tag{7-29}$$

式中 I_i 为环路所包围的传导电流，I_i' 为环路所包围的因磁化产生的磁化电流.

由于磁化电流不易确定，下面我们通过一种比较简单的情况，推导传导电流在磁介质中的安培环路定理.

现有一长直螺线管，其管内均匀充满相对磁导率为 μ_r 的磁介质. 设导线中通以传导电流 I_0，真空时它在螺线管内产生的磁感应强度为 $\boldsymbol{B}_0$. 对任意回路 L，应用安培环路定理得

$$\oint \boldsymbol{B}_0 \cdot \mathrm{d}\boldsymbol{l} = \mu_0 \sum I_0$$

又因为

$$\boldsymbol{B} = \mu_r \boldsymbol{B}_0$$

将 $\boldsymbol{B}_0$ 代入上式，得

$$\oint \frac{\boldsymbol{B}}{\mu_r} \cdot \mathrm{d}\boldsymbol{l} = \mu_0 \sum I_0 \tag{7-30}$$

令 $\boldsymbol{H} = \dfrac{\boldsymbol{B}}{\mu_0 \mu_r}$，称为**磁场强度(magnetic field strength)**，国际单位制中，$\boldsymbol{H}$ 的单位是 $A \cdot m^{-1}$，$\mu = \mu_0 \mu_r$，称为磁介质的磁导率. 得到

$$\oint \boldsymbol{H} \cdot \mathrm{d}\boldsymbol{l} = \sum I_0 \tag{7-31}$$

这个公式就是磁介质中的安培环路定理. 它表明，在磁场中沿任一闭合路径，$\boldsymbol{H}$ 的环流等于穿过该闭合路径的传导电流的代数和. 因此引入 $\boldsymbol{H}$ 这个辅助矢量后，在磁场及磁介质的分布具有某些特殊对称性时，可以根据传导电流的分布先求出 $\boldsymbol{H}$ 的分布，再由磁感应强度与磁场强度的关系求出 $\boldsymbol{B}$ 的分布.

例 7-5   在如图 7-24 所示的测定铁磁质磁化特性的实验中，所用的环形螺线管是一个细管，其平均半径 R 为 0.15 m，管上绕线总匝数为 1000 匝. 当通过电流为 I=2.00 A 时，测得环内磁感应强度 B=1.0 T. 求：

(1) 螺线管铁芯内的磁场强度 H；

(2) 铁芯的磁导率 μ 及相对磁导率 μ_r 的值.

解   (1)环形螺线管是一个细管时，可以认为管内磁感应强度或磁场强度的大小不随空间变化.

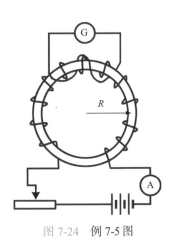

图 7-24   例 7-5 图

由安培环路定律 $\oint_L \boldsymbol{H} \cdot \mathrm{d}\boldsymbol{l} = \sum I_i$，用平均半径 R 代入计算，有

$$H \cdot 2\pi R = NI$$

磁场强度为

$$H = \frac{NI}{2\pi R} = 2.12 \times 10^3 \ \mathrm{A \cdot m^{-1}}$$

(2) 磁导率

$$\mu = \frac{B}{H} = 4.71 \times 10^{-4} \ \mathrm{T \cdot A \cdot m^{-1}}$$

相对磁导率

$$\mu_r = \frac{\mu}{\mu_0} = 375$$

7.6 电 磁 感 应

既然电流能够激发磁场，人们自然想到磁场是否也会产生电流. 1824 年，英国科学家法拉第(1791～1867)提出了"磁能否产生电"的疑问，他以锲而不舍的精神，独创性地做了十年的实验研究，终于在 1831 年 8 月，以其出色的实验发现了电磁感应(electromagnetic induction)现象，电磁感应中产生的电流称为感应电流(induction current).

7.6.1 法拉第电磁感应定律

电磁感应定律是建立在大量实验基础上的，如图 7-25(a)中线圈两端接到电流计上，形成闭合电路. 当磁铁在线圈中不动时，电流计指针不发生偏转；当磁铁插入线圈时，电流计指针发生偏转；拔出磁铁时，指针反向偏转. 这个实验说明当穿过闭合线圈的磁通量变化时会出现感应电流. 以载有恒定电流的细长线圈代替磁铁重做上述实验(图 7-25(b))，也能得到类似的结果. 前面两个实验中磁通量的变化都是由磁场与线圈之间的相对运动引起的. 然而，相对运动并非是引起磁通量变化的唯一原因，当激发磁场的电流发生变化时，也会引起磁通量的变化，如图 7-25(c). 当开关 K 处于接通或切断状态时，电流计指针都不动，但在开关接通或切断的瞬间，指针突然偏转.

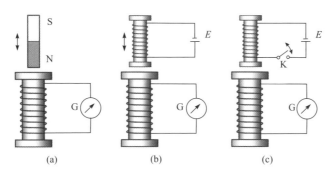

图 7-25 电磁感应演示实验

以上实验表明：不管什么原因使穿过闭合导体回路所包围面积内的磁通量发生变化(增加或减少)，回路中都会出现电流，这种电流称为感应电流. 在磁通量增加和减少的两种情况下，回路中感应电流的方向相反. 感应电流的大小则取决于穿过回路中的磁通量变化的快慢. 变化越快，感应电流越大；反之，就越小. 闭合回路当中有感应电流应该是由某种电动势来驱动的. 这种由电磁感应引起的电动势称为感应电动势(induction electromotive force).

法拉第从实验中总结出了感应电动势与磁通量变化之间所遵从的规律. 法拉第电磁感应定律(Faraday's law of electromagnetic induction)可表述为：通过闭合回路的感应电动势 ε 与穿过这个回路的磁通量的变化率 $\mathrm{d}\Phi/\mathrm{d}t$ 成正比. 在国际单位制中，Φ 的单位为韦伯，t 的单位为秒，ε 的单位为伏特，此时法拉第电磁感应定律的数学形式为

$$\varepsilon = -\frac{\mathrm{d}\Phi}{\mathrm{d}t} \tag{7-32}$$

式中的负号反映了感应电动势 ε 的方向. ε 的方向可以这样确定：在回路中先选一个绕行方向作为 ε 的方向，约定 ε 的方向与 B 的方向满足右手螺旋关系，如图 7-26 所示，此时磁通量 Φ 为正，反之为负. 可以看出 ε 的实际方向可以由上述定律来确定. 当磁通量 Φ 增加时，$\mathrm{d}\Phi/\mathrm{d}t > 0$，$\varepsilon$ 为负，实际方向与约定方向相反；当磁通量 Φ 减少时，$\mathrm{d}\Phi/\mathrm{d}t < 0$，$\varepsilon$ 为正，实际方向与约定方向相同. 这与楞次定律是一致的，即感应电流产生的磁通量总是力图阻碍引起感应电流的磁通量的变化.

有时一个闭合回路是由多匝线圈串联组成的，此时回路的总电动势应该是每匝线圈中的电动势之和.

$$\varepsilon = -N\frac{\mathrm{d}\Phi}{\mathrm{d}t} \tag{7-33}$$

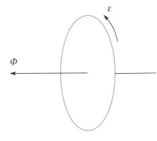

图 7-26 ε 与 Φ 的关系

式中，N 为线圈匝数，Φ 为单匝线圈的磁通量.

7.6.2 动生电动势与感生电动势

根据法拉第电磁感应定律，磁通量变化就会产生感应电动势. 磁通量变化归纳起来有两种基本情况. 一种情况是磁场不变，由导体回路的形状、大小或位置变化而引起的磁通量变化，这种情况下产生的感应电动势称为动生电动势. 此时一定会有回路或其一部分在磁场中做相对运动；另一种情况是导体回路不发生任何变化，而是磁场随时间变化. 从而引起磁通量变化而产生感应电动势，这种叫感生电动势.

1. 动生电动势

如图 7-27 所示，在匀磁场 **B** 中有一固定的 U 形导线框，上面挂着一个长度为 l 的可在线框上滑动的活动边框 ab，并以速度 v 向右平移，我们来求回路中的感应电动势．首先设定顺时针方向为动生电动势的正方向，根据右手定则，磁通量的正方向垂直纸面向内．

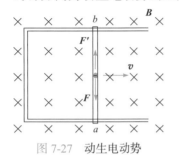

设 $t=0$ 时，回路的面积为 S_0，则根据法拉第电磁感应定律可得

$$\Phi(t) = B(S_0 + l \cdot vt) = BS_0 + Blvt$$

$$\varepsilon = -\frac{\mathrm{d}\Phi(t)}{\mathrm{d}t} = -Blv$$

$\varepsilon = -Blv < 0$，说明实际动生电动势的方向与设定的正方向相反，回路中感应电流的方向为逆时针方向．

图 7-27　动生电动势

动生电动势只与活动边扫过的磁通量相关，这说明动生电动势是分布在活动边框上的．当活动导体边框 ab 以速度 v 向右运动时，其中的自由电子也以同样的速度随导体一起向右运动．由于边框 ab 处在匀强磁场中，向右运动的电子就要受到方向向下的洛伦兹力 **F** 的作用．电子沿导体向 a 端移动，结果在 a 端出现负电荷，而 b 端出现等量的正电荷．这些电荷在导体内部产生静电场 **E**，方向由 b 指向 a，使导体中的电子受到一个向上的电场力 $F' = eE$．由于电荷的持续积累，最后电场力和洛伦兹力持平

$$Eq = qvB$$

$$E = vB$$

此时，ab 两端的电压也达到一定值．当外电路处于开路时，这个电压等于电源的电动势，即动生电动势．可见，动生电动势是洛伦兹力作用的必然结果．

2. 感生电动势

把一闭合导体回路放置在变化的磁场中时，穿过此闭合回路的磁通量发生变化，从而在回路中激起感应电流．要形成电流，不仅要有可以移动的电荷，而且还要有迫使电荷做定向运动的电场．但是，由穿过闭合导体回路的磁通量变化而引起的电场不可能是静电场，于是麦克斯韦在分析了一些电磁感应现象以后，提出了如下假设：变化的磁场在其周围空间要激发一种电场，这个电场称为感生电场，感生电场用 E_i 表示．感生电场与静电场的相同之处是都对电荷有力的作用．它们之间的不同之处是：静电场存在于静止电荷周围的空间内，而感生电场则是由变化的磁场所激发，不是由电荷所激发；静电场的电场线起于正电荷而终于负电荷，是不闭合的曲线，而感生电场的电场线都是闭合的无头无尾的连续曲线，因此感生电场也叫涡旋电场 (vortex electric field)．正是由于感生电场的存在，闭合回路中才形成了感生电动势．

$$\varepsilon = \oint_l E_i \cdot \mathrm{d}l = -\frac{\mathrm{d}\Phi}{\mathrm{d}t} \tag{7-34}$$

这个感生电动势表达式，不只适用于由导体所构成的闭合回路，实际上，只要穿过空间内某一闭合回路所围面积的磁通量发生变化，此闭合回路上的感生电动势总是等于感生电场 E_i 沿该闭合回路的环流．

由于磁通量为

$$\Phi = \oint_S \boldsymbol{B} \cdot \mathrm{d}\boldsymbol{S}$$

所以，感应电动势也可写成

$$\varepsilon = \oint_l \boldsymbol{E}_i \cdot d\boldsymbol{l} = -\frac{d}{dt} \int_S \boldsymbol{B} \cdot d\boldsymbol{S} \tag{7-35}$$

若闭合回路是静止的, 它所围的面积 S 也不随时间变化, 则上式亦可写成

$$\varepsilon = \oint_l \boldsymbol{E}_i \cdot d\boldsymbol{l} = -\int_S \frac{d\boldsymbol{B}}{dt} \cdot d\boldsymbol{S} \tag{7-36}$$

上式中 $\frac{d\boldsymbol{B}}{dt}$ 是闭合回路所围面积内某点的磁感应强度随时间的变化率. 上式表明, 只要存在着变化的磁场, 就一定会有感生电场.

7.6.3 电场和磁场的能量

任何带电系统在带电的过程中, 总要通过外力做功, 把其他形式的能量转换为电能储存在电场中. 说明电能是电场所具有的, 并储存在电场中. 所谓带电体系的能量, 实质上是这一体系所建立的电场能量.

单位体积电场的能量称为电场的**能量密度(energy density)**, 以 w_e 表示, 理论上可以求得

$$w_e = \frac{1}{2}\varepsilon E^2 \tag{7-37}$$

这里的 ε 表示电介质的介电常量, 公式表明电场的能量密度仅仅与电场中的场强及电介质有关. 对于非均匀电场, 其能量密度是随空间各点而变化的. 若欲计算某一区域中的电场能量, 则需用积分的方法

$$W = \int_V w_e dV = \int_V \frac{1}{2}\varepsilon E^2 dV \tag{7-38}$$

类似电场, 磁场同样具有能量. 理论上可以求出真空中磁场的能量密度公式

$$w_m = \frac{1}{2}\frac{B^2}{\mu_0} \tag{7-39}$$

利用磁场能量密度可以计算一般非均匀磁场的能量. 在非均匀磁场中取一个体积元 dV, 在体积元内磁场都可以看作是均匀的, 所以磁场能量密度也可以看作是均匀的. 若磁感应强度为 $\boldsymbol{B}$, 则由磁场能量密度公式, 即可求出体元内的磁场能量密度 w_m, 进而求出体元内的磁场能量

$$dW_m = w_m dV = \frac{1}{2}\frac{B^2}{\mu_0} dV$$

而空间中某一体积 V 中的磁场能量为

$$W_m = \int_V w_m dV = \int_V \frac{1}{2}\frac{B^2}{\mu_0} dV \tag{7-40}$$

知 识 拓 展

生物磁学简介

生物磁学是研究磁场磁性与生命现象相互联系、相互影响的边缘科学.现代科学的发展表明, 一切物质都具有磁性, 任何空间都存在磁场. 这正是生物磁学产生、发展和应用的基础.

从宏观看生物磁场主要有下列特点: 生物在生命活动中产生微弱的磁场, 既有直流磁场,

也有交变磁场，强度都远低于地磁场.这些微弱的生物磁场及其变化与生物的生命活动、生理和病理状态密切相关，构成生物体的各种生物材料和组织都具有微弱的磁性，仅在个别情况和极少组织中出现强磁性.外加磁场对生物会产生影响，称为磁场的生物效应.不同强度、分布和频率的磁场产生的生物效应也是不相同的，与生物的种类和层次有关，这就增加了磁场在生物学和医学上应用的复杂性.

磁场对生物的作用还显示出下列特点：磁场必须超过一定强度才有生物效应，磁场作用必须经过一定时间后才表现滞后效应.磁场作用的能量虽小，但引起的生物效应较大.研究表明地磁场在地球的长期历史中，不但强度曾有过多种周期性和非周期性变化，而且地球磁极的极性也曾有过多次改变，产生地磁场反向.地磁场的这些变化对地球上的生物和人类都会有多种影响.例如，一些鸟类的导航和候鸟迁徙，一些地质时期古生物的灭绝，都可能与地磁场的变化有关.在生物学和医学研究应用中，MRI技术已在医学中得到重要的应用；心磁图和脑磁图已显示出比心电图、脑电图更多的优点；磁性液体、磁示踪剂和磁性药囊等都具有体外控制和检测的特点.

生物磁现象的微观机制：在生命活动中，生物自身既产生微弱的生物磁场又具有弱磁性，例如，人的心磁场和脑磁场.生物磁场的来源有两种，一种是由生物电流产生的生物磁场，另一种是由生物体内的强磁物质的剩磁产生的生物磁场.

生物体材料一般为弱磁性，并且绝大部分生物材料为抗磁性，只有少数生物材料(如血红蛋白和自由基)在一定条件下显示顺磁性.生物材料的这些弱磁性是产生生物磁现象和生物磁效应的一种重要基础.

近年来在少数生物体中观测到少量的强磁物质(Fe_3O_4).许多实验表明，磁性细菌和信鸽展示的地磁场导航行为是同这些强磁物质有关联的.在一些生物的组织、细胞、叶绿体和线粒体中，低温下可观测到自旋玻璃和反铁磁性的磁有序现象，这些新的生物磁现象发现都丰富和促进了其微观机制的研究.

外磁场在生物体中引起的效应是多种多样的，其中许多效应已在医学、农业、工业和环境科学等中得到了应用，这些磁场生物效应的微观机制主要有下面几种：磁场影响电子和离子的运动，磁场影响自由基和原子的蛋白质和酶的活动，磁场影响生物膜渗透和生物代谢，影响生物发育和遗传.

知识拓展

二维码

磁共振成像设备中的强磁场

习　题

7-1　如何理解磁场中的高斯定理?

7-2　什么是霍尔效应? 它有哪些用途?

7-3　有一根无限长的直导线，中部被弯成半圆弧形(如题图 7-3 所示 BCD 部分)且半径长度为 0.10 m，求当直导线中通过电流为 2.0 A 时，半圆弧中心 O 点的磁感应强度.

7-4　两根长度相同的细漆包铜线分别密绕在半径为 R 和 r 的两个长直圆筒上形成两个螺

线管，两个螺线管的长度相同，$R=2r$，两根细导线通过的电流相同为 I，两个螺线管中的磁感应强度之比是多少？

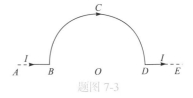
题图 7-3

7-5　在均匀磁场中有一直电流，当电流沿 x 正方向时受力指向 y 正方向；当电流沿 y 负方向时受力指向 x 正方向. 若电流中电荷的定向运动速度为 7×10^{-4} m·s^{-1}，单位电荷所受的磁场力为 2.8×10^{-4} N，求磁感应强度的大小和方向.

7-6　半径为 R 的圆环，以角速度 ω 绕中心轴做匀速转动，如果圆环带电量为 q，求圆心处的磁感应强度为多少？

7-7　质子和电子以相同的速度垂直飞入磁感应强度为 $\boldsymbol{B}$ 的匀强磁场中，试求质子轨道半径 R_1 与电子轨道半径 R_2 的比值.

7-8　如题图 7-8 所示，在垂直纸面向内的匀强磁场 $\boldsymbol{B}$ 中，试证明通以相同恒定电流 I 的直径 AOC 与半圆 ADC 受磁场力相等.

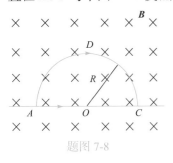
题图 7-8

7-9　已知截面积 10 mm^2 的裸铜线允许通过 50 A 电流而不会使导线过热. 电流在导线横截面上均匀分布. 求：

(1) 导线内、外磁感应强度的分布；

(2) 导线表面的磁感应强度.

7-10　相距为 a，通电流为 I_1 和 I_2 的两根无限长平行载流直导线，电流方向都垂直向上.

(1) 推导出载流导线单位长度上所受力的公式.

(2) 如果两个导线电流方向相反，受力情况如何？

7-11　如图题 7-11 所示，磁场方向垂直纸面向里，线圈在纸面内. 线圈的磁通量随时间的变化关系为 $\Phi_B = (6t^2 + 7t + 1) \times 10^{-3}$ Wb，式中 t 的单位为 s. 试求 $t=2.0$ s 时，回路中感应电动势的大小和方向.

7-12　如题图 7-12 所示，一条平行导轨上垂直地放置着一金属杆 AB. 导轨左端连接着 $R=0.9\ \Omega$ 的电阻. 金属杆 AB 长 $l=10$ cm，电阻 $r=0.1\ \Omega$，以速度 $v=10$ m·s^{-1} 匀速向右运动. 匀强磁场垂直于导轨平面，磁感应强度 $B=1.0$ T. 忽略导轨的电阻. 求：

(1) 动生电动势的大小和方向；

(2) AB 两端的电压 U_{AB}；

(3) 使 1 C 的电子在金属杆 AB 内从 A 移动到 B 洛伦兹力所做的功.

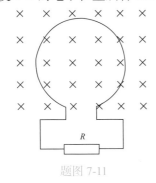
题图 7-11

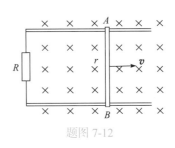
题图 7-12

(内蒙古医科大学　栾江宁)

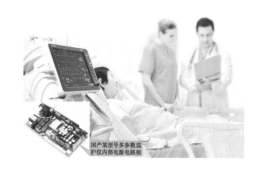

多参数监护仪可 24 小时连续监护病人的多项生理参数，如心电、呼吸、无创血压、血氧饱和度、脉搏、体温及有创血压、呼吸末二氧化碳、呼吸力学、麻醉气体、心输出量(有创和无创)等，为医生应急处理和进行治疗提供依据. 电源板是监护仪的重要组成部分，为主控部分、测量部分、显示屏及记录仪等供电，一般半导体电路都是工作在低压直流供能系统中，监护仪的电源板将外部输入的交流市电转换为 5 V 或 12 V 的直流低压电源，提供给监护仪电子系统的各个组成部分.

国产某型号多参数监护仪内部电源电路板

第 8 章

直 流 电

电荷在电场力作用下的定向移动形成电流(electric current)，电流可以起到传输能量和传递信息的作用. 电流不仅与人们的日常生活密切相关，而且在生命活动的过程中也起着很重要的作用，许多生命活动都伴随着电流的产生. 本章将从电流密度(current density)这个基本概念出发，讨论欧姆定律(Ohm's law)的微分形式以及电流在复杂电路中的流动规律，并分析电容器的充电(charge)和放电(discharge)过程，为今后深入学习生命现象中的电现象提供必要的理论基础.

8.1 恒 定 电 流

8.1.1 电流密度

形成电流的带电粒子统称为载流子,含有大量载流子的物体称为导体(conductor). 金属中的载流子是自由电子,电解质溶液中的载流子是正、负离子. 由带电粒子定向运动形成的电流称为传导电流(conduction current),带电体做机械运动时形成的电流称为运流电流(convection current). 在无外电场作用时,导体内部的载流子做无规则的热运动,不形成电流;而当导体两端保持一定的电势差时,导体内部的载流子将在电场力作用下,做规则定向移动形成电流,载流子的这个规则定向运动的平均速度 $\bar{v}$ 称为漂移速度(drift velocity). 可见,产生传导电流的条件是:物体中有可以自由运动的载流子;物体中存在电场,即物体两端存在电势差. 电流的大小用单位时间内通过导体任一横截面的电荷量来度量,称为电流强度(current strength)(简称电流),用符号 I 表示,如果在 dt 时间内通过导体某一截面的电荷量为 dQ ,则电流 I 为

$$I = \frac{\mathrm{d}Q}{\mathrm{d}t} \tag{8-1}$$

如果导体中电流的大小和方向不随时间变化,这种电流称为恒定电流(steady current),又称直流电(direct current).

电流是标量,习惯上规定正电荷定向运动的方向为电流方向,电流的单位是安培(A),常用的单位还有毫安(mA)和微安(μA).

$$1\,\mathrm{A} = 10^3\,\mathrm{mA} = 10^6\,\mathrm{\mu A}$$

在普通的导线中,可以不必考虑电流在导线中的分布情况,只需知道流经导线的电流. 但在大块的容积导体中,如大块金属、容器中的电解质溶液、人体的躯干等,电流的分布则往往比较复杂,有时必须加以考虑. 图 8-1 是一些容积导体中电流的分布情况,图 8-1(a)表示半球形接地电极附近的电流分布,图 8-1(b)表示电疗时电流通过下肢时的情况,图 8-1(c)表示电解质溶液内两个点电极之间的电流分布. 由此可见,对于容积导体,仅有电流强度的概念是不够的,为了精确描述各种导体内部各点电流的分布情况,引入了一个新的物理量——电流密度.

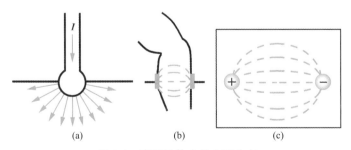

(a)　　　　　　(b)　　　　　　(c)

图 8-1 容积导体中的电流分布

某一点的电流密度 $\boldsymbol{J}$ 是一个矢量,其方向为该点的电流方向(图 8-2),其大小等于通过该点垂直于电流方向单位面积的电流,即

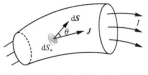

图 8-2 电流密度的定义

$$J = \lim_{\Delta S \to 0} \frac{\Delta I}{\Delta S_\perp} = \frac{dI}{dS_\perp} \tag{8-2}$$

电流密度的单位为安培每平方米($A \cdot m^{-2}$), 式中 $dS_\perp = dS\cos\theta$.

根据电流密度的分布, 可以求出通过任意截面的电流. 设通过面积元 dS 的电流为

$$dI = \boldsymbol{J} \cdot d\boldsymbol{S} \tag{8-3}$$

则通过任意曲面的电流应等于通过各面积元电流的积分, 即

$$I = \int_S \boldsymbol{J} \cdot d\boldsymbol{S} \tag{8-4}$$

由此可见, 在电流场中, 通过某一面积的电流就是通过该面积电流密度的通量. 对于恒定电流有

$$\oint_S \boldsymbol{J} \cdot d\boldsymbol{S} = 0 \tag{8-5}$$

8.1.2 欧姆定律的微分形式

欧姆定律的一般形式为

$$I = \frac{\Delta U}{R} \tag{8-6}$$

该式反映了在确定的温度下, 通过粗细均匀导体中的电流与导体两端电势差的关系, 被称为欧姆定律的积分形式. 式中的 R 是导体的电阻, 它与导体的材料和几何形状有关.

由实验得知, 对于粗细均匀的导体, 当导体的材料和温度一定时, 导体的电阻与它的长度 l 成正比, 与它的横截面积 S 成反比, 即

$$R = \rho \frac{l}{S} \tag{8-7}$$

式中比例系数 ρ 称为电阻率(resistivity), 它与材料的性质有关, 单位是欧姆·米($\Omega \cdot m$). 电阻率的倒数 $\gamma = 1/\rho$, 称为电导率(conductivity), 单位是西门子每米($S \cdot m^{-1}$).

对于不均匀的导体, 需要了解导体内部各点的导电情况. 在通有电流的导体中, 沿电流方向取长度为 dl、底面积为 dS 的圆柱体元, 两端的电势差为 $U-(U+dU) = -dU(dU<0)$, 如图 8-3 所示. 由欧姆定律的积分形式可知, 通过圆柱体元的电流为

$$dI = -\frac{dU}{R}$$

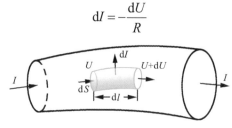

图 8-3 欧姆定律的微分形式

根据电阻定律可知, 圆柱体元的电阻可表示为 $R = \rho \dfrac{dl}{dS_\perp}$, 代入上式得

$$dI = -\frac{dU}{R} = -\frac{1}{\rho}\frac{dU}{dl}dS_\perp$$

整理后得

$$\frac{dI}{dS_\perp} = -\frac{1}{\rho}\frac{dU}{dl}$$

因为 $\frac{dI}{dS_\perp} = J$,再根据电场强度与电势梯度的关系，$E = -\frac{dU}{dl}$ ，上式可写为

$$J = \frac{E}{\rho} = \gamma E \tag{8-8}$$

由于电流密度 J 和电场强度 E 都是矢量，且方向相同，因此上式可写成矢量式

$$J = \frac{E}{\rho} = \gamma E \tag{8-9}$$

这就是欧姆定律的微分形式，它表明通过导体中任一点的电流密度与该处的电场强度成正比，其方向与该点的电场强度方向一致。当材料均匀且不随时间变化时，导体中各点的 γ 值都相等。在恒定电场中，由于各点的电场强度 E 的大小和方向都不随时间改变，所以各点的电流密度 J 的大小和方向也不改变，导体中的电流呈现恒定分布状态；在可变电场中，各点的电流密度 J 随电场强度 E 的变化而变化，式(8-9)也是成立的。当导电材料或温度不均匀，且随时间变化时，导体中各点的 γ 值并不相同，但式(8-9)仍然成立。欧姆定律的微分形式表述了容积导体中的电场与电流分布之间的函数关系，比积分形式的欧姆定律具有更深刻的意义，它适用于任何导体以及非恒定电场。

在人体内部的导电过程中，电解质溶液的导电有十分重要的地位。电解质溶液中的载流子是正、负离子。人体中的载流子主要是 Na^+、K^+、Ca^{2+}、Mg^{2+}等金属离子，此外还有各种带电微粒。人体的不同组织、器官中，离子的种类与密度均不相同，因而不同的组织、器官有着不同的电导率，亦即导电性能不同。当电流流经人体时，可在体内形成许多电流密度不同的分支。人体各组织、器官受电流作用的程度，取决于通过其电流密度的大小。电场强度相同时，由于脑脊液、血液和神经的电导率较大，所以电流密度相对较大，受到的电流作用较强；而骨、皮肤和脂肪的电导率较小，电流密度亦较小，受到的电流作用程度相对较弱；此外，人体中电流的分布与体表电极放置的位置有关，电流不变，电极面积越小，电流密度越大，局部作用越强。电流密度的概念在研究人体导电中有很重要的意义。

8.1.3 电流的功和功率

当一段电路中有电流通过时，从能量的角度看，是电场力在推动电荷运动做功，在这个做功的过程中，被消耗的电势能转化为其他形式的能量，如热能、机械能、化学能等。如果电路中只有电阻，没有电动机、电解槽等其他的能量转换装置，则电场力所做的功就全部转化为电阻材料的热能(内能)，并以热量的形式散发出去，这种现象称为电流热效应。电流在一段时间内通过某一电路，电场力所做的功称为电功。

若电路只含电阻 R ，其两端的电势差为 ΔU ，在 Δt 时间内有电量 q 通过，设电功 W 全部以热量 Q 的形式散发出去，则根据能量转化和守恒定律有

$$Q = W = \Delta U \cdot q \tag{8-10}$$

由于电流 $I = q / \Delta t$，上式可改写为 $Q = \Delta U \cdot I \cdot \Delta t$．利用欧姆定律 $\Delta U = I \cdot R$，可得

$$Q = I^2 R \Delta t \qquad (8\text{-}11)$$

此式为电流热效应的定量规律，由英国物理学家焦耳(J．P．Joule)于 1840 年首先从实验中得出，被称为焦耳定律(积分形式)，电流通过电阻时散发的热量 Q 称为焦耳热．

单位时间内电场力推动电荷运动所做的功称为电功率(electric power)，即

$$P_{电} = \frac{W}{\Delta t}$$

电流通过电阻，单位时间向外散发的热量称为热功率 $P_{热}$，即

$$P_{热} = \frac{Q}{\Delta t}$$

如果电场力所做的功全部以热量的形式散发出去，则有 $P_{电} = P_{热} = P$，即

$$P = \frac{W}{\Delta t} = \frac{Q}{\Delta t} \qquad (8\text{-}12)$$

将式(8-11)代入，得

$$P = I^2 R \qquad (8\text{-}13)$$

这是导体的焦耳热功率公式．如果电场力所做的功没有全部以热量的形式散发出去，而是有一部分转化为其他形式的能量，则有 $P_{电} > P_{热}$，应加以区分．

电烙铁、电炉、电饭锅、电热水器等都是利用电流热效应制成的．但是，请注意，在电子仪器设备的输电线路中散发的焦耳热是有害的，不仅造成电能的浪费，降低传输效率，还会由散热不良导致温升，烧坏绝缘层引起短路，造成损失．为了避免这种事故的发生，必须采取有效的冷却降温措施及保护措施，所以许多电子仪器设备要规定额定功率或额定电流．

8.1.4 电动势

要得到恒定电流，就必须使导体两端维持恒定的电势差，要做到这一点，仅靠静电力是不能实现的．如图 8-4 所示，在闭合电路中，假定开始时 a 板带正电，b 板带负电，则有 $U_a > U_b$，a、b 两板之间存在电势差，此时导线中有电场，在电场力的作用下，正电荷从极板 a 通过导线运动到极板 b，导线中有电流存在，由 a 流向 b，但是随着电流的继续，a 板正电荷逐渐减少，电势降低，b 板负电荷被中和，电势逐渐升高，a、b 两板之间的电势差很快趋于零，电流也随之消失，显然不能在导线中形成恒定电流．如果能够借助某种非静电力，使流到 b 板的正电荷再重新回到 a 板，通过非静电力做功，将其他形式的能量转化为电势能，保持两极板间的电势差不变，那么电流的大小就不会衰减，也就形成了恒定电流．这种能够提供非静电力的装置称为电源(power source)，电源的作用犹如水泵一样，它把正电荷从低电势的负极源源不断地输送到高电势的正极，因此，可以把电源称为"电荷泵"．不同类型的电源产生非静电力的物理本质是不同的，如电池是化学作用，发电机是电磁感应，光电池是光电效应等．

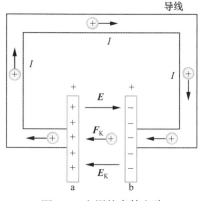

图 8-4　电源的内外电路

在不同的电源内，由于非静电力不同，相同的正电荷由负极移动到正极时，非静电力做的功也是不同的，为了定量描述电源非静电力的做功能力，定义电源电动势(electromotive force)为将单位正电荷从电源负极经过电源内部移到电源正极时，非静电力所做的功，即

$$\varepsilon = \frac{W}{q}$$

如图 8-4 所示，仿照静电场电场强度的定义，用 E_K 表示作用在单位正电荷上的非静电力，即非静电电场强度，于是 $E_K = \dfrac{F_K}{q}$，则非静电力 F_K 把电荷 q 从负极经电源内部输运到正极时所做的功 W 可以表示为

$$W = \int_b^a \boldsymbol{F}_K \cdot \mathrm{d}\boldsymbol{l} = q \int_b^a \boldsymbol{E}_K \cdot \mathrm{d}\boldsymbol{l}$$

则

$$\varepsilon = \frac{W}{q} = \int_b^a \boldsymbol{E}_K \cdot \mathrm{d}\boldsymbol{l}$$

因此，在电源外部只有静电场 E，而在电源内部，除了 E 之外，还有非静电场 E_K，E_K 的方向与 E 相反，可得电源内部欧姆定律的微分形式是

$$\boldsymbol{J} = \gamma(\boldsymbol{E}_K + \boldsymbol{E}) \tag{8-14}$$

上式表明：电源内部的电流是静电力和非静电力共同作用的结果. 电源都有两个电极，电势高的称为正极，电势低的称为负极，在电源内部，非静电力由负极指向正极. 当电源的两极由导体在外部接通后，在静电力的作用下，在电源的外部，形成由正极流向负极的电流，在电源内部，非静电力的作用使电流由负极流向正极，使电荷的流动形成闭合的循环.

电源的电动势是由电源性质决定的，它与外电路的性质以及是否接通没有关系，它反映了电源内部非静电力的做功本领. 在分析问题时，为了方便起见，可以将电源内部由负极指向正极的方向定为电动势的方向. 电动势的单位是伏特(V).

从能量的观点来看，电动势也等于单位正电荷从负极移到正极时由非静电力做功所增加的电势能，换句话说，电动势就等于从负极到正极非静电力所引起的电势升高.

8.2 直 流 电 路

8.2.1 一段含源电路的欧姆定律

电动势恒定不变的电源称为直流电源，直流电源与电阻连接构成的闭合电路称为直流电路. 图 8-5 是从某个电路网中划出的一段直流电路，电路由若干个电阻和电源组成，其各部分电流的大小并不相同，这样的电路称为一段含源电路.

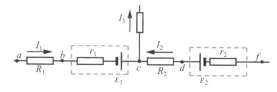

图 8-5　含源电路两端的电势差

在实际工作中，往往需要计算一段含源电路中任意两点的电势差(电压)，如图 8-5 中 a、f

两点的电势差 U_{af}. 在直流电路中, 相对于电势参考点而言, 电路中各点电势的值都是确定的, 不随时间发生变化. 因此, a、f 两点的电势差应等于从 a 点出发到 f 点途径的各元件两端电势差(电压)的代数和, 即

$$U_{af} = U_a - U_f = U_{ab} + U_{bc} + U_{cd} + U_{df}$$

由于电路中电流从 a 点流向 b 点, a 点电势高于 b 点电势, 因此 $U_{ab} = U_a - U_b = +I_1R_1$; 电源两端的电势差由电源电动势和内阻确定, 由于电源的 ε_1 正极与 c 点相连, 而负极与 b 点相连, 若不考虑电源内阻, b 点电势低于 c 点电势, 考虑电源内阻, 有

$$U_{bc} = U_b - U_c = -\varepsilon_1 + I_1r_1$$

又

$$U_{cd} = U_c - U_d = -I_2R_2$$

同理, 电源 ε_2 两端的电势差

$$U_{df} = U_d - U_f = +\varepsilon_2 - I_2r_2$$

将各元件两端的电势差相加得

$$U_{af} = +I_1R_1 + (-\varepsilon_1 + I_1r_1) + (-I_2R_2) + (+\varepsilon_2 - I_2r_2)$$
$$= I_1R_1 + I_1r_1 - I_2R_2 - I_2r_2 - (\varepsilon_1 - \varepsilon_2)$$

将电阻(包括电源内阻)两端的电势降落及电源电动势作为代数和, 设定沿 a 点到 f 点的方向为规定方向, 即沿着所求电势差起点到终点的方向, 若电阻 R(包括内阻 r)中电流 I 的方向与之相同, 该电阻两端的电势降落取正值, 为 $+IR$; 若相反, 电势降落取负值, 为 $-IR$. 将电源电动势从负极沿电源内部指向正极的方向称为电动势的方向, 若电动势方向与规定方向相同, 该电源电动势取正值, 为 $+\varepsilon$; 若相反, 电源电动势取负值, 为 $-\varepsilon$. 按此规定, a、f 两点的电势差可以写为

$$U_{af} = \sum_{i,j}(\pm I_iR_j) - \sum_n(\pm \varepsilon_n) \tag{8-15}$$

上式称为一段含源电路的欧姆定律, 即电路中任意两点之间的电势差等于这段电路所有电阻(包括电源内阻)上电势降落的代数和减去所有电源电动势的代数和.

对于闭合电路, 绕闭合电路一周电势差为零, 故有

$$\sum_n(\pm \varepsilon_n) = \sum_{i,j}(\pm I_iR_j) \tag{8-16}$$

若闭合电路是无分岔的串联电路, 则通过各元件的电流大小、方向均相同, 以电流方向为规定方向, 上式可化简为

$$I = \frac{\sum_n(\pm \varepsilon_n)}{\sum_j R_j} \tag{8-17}$$

这就是闭合电路的欧姆定律, 也称全电路欧姆定律, 其中 $\sum_j R_j$ 包括电源内阻.

例 8-1 在如图 8-6 所示的电路中, 已知 ε_1、ε_2 分别为 2.0 V 和 4.0 V, 电源内阻 r_1、r_2 和电阻 R_1、R_2 的阻值分别为 1.0 Ω、2.0 Ω 和 3.0 Ω、2.0 Ω. 试计算:

(1) 电路中的电流强度；

(2) 电源 ε_1、ε_2 的端电压 U_{ac}、U_{ab}；

(3) 电源 ε_2 所消耗的化学能功率及其输出的有效功率；

(4) 输入电源 ε_1 的功率及转变为化学能的功率(设该电源为干电池).

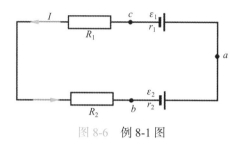

图 8-6　例 8-1 图

解　(1)由于 $\varepsilon_1 < \varepsilon_2$，电流方向为逆时针方向，以此为规定方向，根据闭合电路的欧姆定律，ε_1 方向与规定方向相反，取负值，ε_2 方向与规定方向相同，取正值，有

$$I = \frac{\varepsilon_2 - \varepsilon_1}{R_1 + R_2 + r_1 + r_2} = \frac{4.0 - 2.0}{3.0 + 2.0 + 1.0 + 2.0} = 0.25 \,(\text{A})$$

(2) 以经 ε_1 内部由 a 到 c 为规定方向(也可选电源外部电路)，根据含源电路的欧姆定律，电流方向与规定方向相同，而电动势方向与规定方向相反，则电源 ε_1 的路端电压为

$$U_{ac} = U_a - U_c = +Ir_1 - (-\varepsilon_1) = (0.25 \times 1.0) + 2.0 = 2.25 \,(\text{V})$$

以经 ε_2 内部由 a 到 b 为规定方向，可得电源 ε_2 的路端电压

$$U_{ab} = U_a - U_b = -Ir_2 - (-\varepsilon_2) = -(0.25 \times 2.0) + 4.0 = 3.5 \,(\text{V})$$

电源 ε_1 的端电压(2.25 V)大于 ε_1 的电动势，ε_1 的电动势的方向与电流方向相反，所以电源 ε_1 处于充电状态；电源 ε_2 处于放电状态.

(3) 电源 ε_2 的化学能功率

$$P_2 = I\varepsilon_2 = 0.25 \times 4.0 = 1.0 \,(\text{W})$$

其输出的有效功率

$$P_2' = IU_{ab} = 0.25 \times 3.5 \approx 0.88 \,(\text{W})$$

(4) 输入电源 ε_1 的功率

$$P_1 = IU_{ac} = 0.25 \times 2.25 \approx 0.56 \,(\text{W})$$

其中包括转变为化学能的功率

$$P_1' = I\varepsilon_1 = 0.25 \times 2.0 = 0.50 \,(\text{W})$$

8.2.2　基尔霍夫方程组

直流电路中，如果电路中的各个电阻均以串联或并联的方式相互连接，这种电路称为简单电路. 对于简单电路, 欧姆定律能够解决其计算问题. 但如果电路中的电阻除串、并联外, 还有不能归结为串、并联的方式, 如非平衡的桥式电路、电阻为三角形连接或星形连接等, 这类电路称为复杂电路. 在分析复杂电路时, 仅用欧姆定律是不够的, 必须利用德国物理学家基尔霍夫(Kirchhoff)于 1845 年提出的基尔霍夫方程组(Kirchhoff's equations).

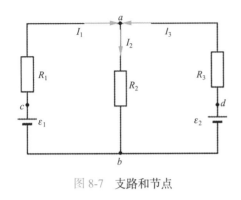

图 8-7　支路和节点

对于一个复杂电路, 电路中的每一分支称为支路(branch). 支路可由一个元件或若干个元件组成, 其特点是: 同一支路上各处的电流都相同. 图 8-7 中的电路就是由 acb、adb 和 ab 三条支路组成的. 电路中三条或三条以上支路的结点称为节点(node), 图 8-7 中的 a、b 点都是节点. 电路越复杂, 所包含的支路和节点也越多. 电路中任一闭合路径称为回路(loop), 图中的 $abca$、$abda$、$adbca$ 都是回路.

1. 基尔霍夫第一方程组

基尔霍夫第一方程组是用来确定电路中任一节点处各电流之间关系的方程组, 是根据电流的连续性原理得到的. 对于图 8-7 电路中的节点 a 和 b, 根据电流的连续性, 电路中任何一点, 包括节点在内, 均不能有电荷积累. 因此, 在任一时刻, 流入节点的电流之和必定等于流出该节点的电流之和. 由此, 对于节点 a 有

$$I_1 + I_3 = I_2 \qquad 或 \qquad I_1 + I_3 - I_2 = 0$$

如果规定流入节点的电流为正, 流出节点的电流为负, 则汇于任一节点处电流的代数和等于零. 数学表示式为

$$\sum_i (\pm I_i) = 0 \tag{8-18}$$

这就是基尔霍夫第一方程组, 也称为节点电流方程组. 在实际应用中, 由于电路中各支路电流方向往往难以判定, 因此, 在列方程时可以先任意设定电流方向, 当计算结果为正时, 说明电流的实际方向与设定的方向一致; 若计算结果为负, 说明电流的实际方向与设定的方向相反.

图 8-7 电路中有 a 和 b 两个节点, 虽然可以列出两个电流方程, 但只有一个是独立的. 可以证明, 对于有 n 个节点的复杂电路只有$(n-1)$个方程是独立的.

2. 基尔霍夫第二方程组

基尔霍夫第二方程组又称为回路电压方程组, 是用来确定回路中各段电压之间关系的方程组. 将一段含源电路的欧姆定律应用于复杂电路的各个回路, 绕回路一周, 电势差等于零, 有

$$\sum_n (\pm \varepsilon_n) = \sum_{i,j} (\pm I_i R_j) \tag{8-19}$$

这就是基尔霍夫第二方程组, 即沿闭合回路绕行一周, 回路中的电源电动势的代数和等于回

路中所有电阻(包括电源内阻)上电势降落的代数和.

应用该方程组时，首先要设定一个绕行方向，然后再确定各段的电势降落. 式中 ε_n 和 I_iR_j 的符号选取规定为：对于任意设定的绕行方向，电流方向与其相同时，电势降落为 $+I_iR_j$，相反时，电势降落为 $-I_iR_j$；ε_n 的方向与其相同时，电势降落为 $+\varepsilon_n$，相反时，电势降落为 $-\varepsilon_n$.

如图 8-8 所示，该电路共有三个回路 $acba$、$abda$、$acbda$. 对于每个回路均可用基尔霍夫第二方程组列出一个方程，所以可列出三个回路电压方程. 设三个回路中的绕行方向均为顺时针方向，则三个回路的回路电压方程分别为

对于 $acba$ 回路：$-\varepsilon_1 - \varepsilon_2 = -I_2R_2 - I_1R_1$

对于 $abda$ 回路：$\varepsilon_2 = I_2R_2 + I_3R_3$

对于 $acbda$ 回路：$-\varepsilon_1 = -I_1R_1 + I_3R_3$

应当指出的是，在选取回路时应注意它们的独立性. 上面三个方程中只有两个是独立的，因为它们中

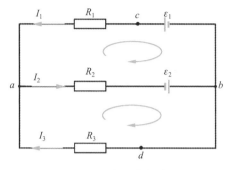

图 8-8 多回路电路

的任意两个方程相加减，均可得出第三个方程. 在一般情况下，基尔霍夫第二方程组能提供的独立回路方程数 l 等于电路支路数 m 与独立节点数 $(n-1)$ 之差，即 $l = m - (n-1)$.

3. 基尔霍夫方程组的应用

对于由 n 个节点和 m 个支路组成的复杂电路，共有 m 个未知的电流，可以列出 $(n-1)$ 个独立的节点电流方程和 $l(l = m - n + 1)$ 个独立的回路电压方程，总共可以列出 m 个独立方程. 独立方程的数目与支路的数目相同，所以原则上可以利用基尔霍夫方程组解决任何直流复杂电路的计算问题. 应用基尔霍夫方程组解题的基本步骤如下：

(1) 任意设定各支路电流的正方向.

(2) 数出节点的个数 n，取其中 $(n-1)$ 个，列出 $(n-1)$ 个节点电流方程.

(3) 数出支路的个数 m，选定 $l(=m-n+1)$ 个独立回路，任意指定每个回路的绕行方向，列出 $l(=m-n+1)$ 个回路电压方程.

(4) 对所列的 m 个方程联立求解.

(5) 根据所得电流值的正负，判断各支路的实际电流方向. 电流值为正，表示实际电流方向与设定的电流正方向相同；电流值为负，表示实际电流方向与设定的电流正方向相反.

例 8-2 如图 8-9 所示的电路中，已知 $\varepsilon_1=4V$，$\varepsilon_2=2V$，$\varepsilon_3=3V$，$R_1=1\Omega$，$R_2=0.5\Omega$，$R_3=3\Omega$，$R_4=1\Omega$，各电源的内阻不计，求：I_1、I_2、I_3.

解 如图 8-9 所示，设定各支路的电流正方向，由于电路有 2 个节点，可列出 1 个独立的节点方程

$$I_1 + I_2 + I_3 = 0 \tag{1}$$

根据基尔霍夫方程组选定 $adcba$ 和 $adefcba$ 两个回路并设定绕行方向为逆时针方向，分别列出回路方程

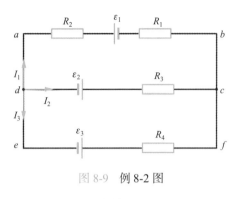

图 8-9 例 8-2 图

$$\varepsilon_1 + \varepsilon_2 = I_2 R_3 - I_1 R_2 - I_1 R_1$$

$$\varepsilon_1 + \varepsilon_3 = I_3 R_4 - I_1 R_2 - I_1 R_1$$

代入数据，整理得

$$6 = 3I_2 - 1.5I_1 \qquad (2)$$

$$7 = I_3 - 1.5I_1 \qquad (3)$$

将(1)、(2)、(3)式联立求解，得

$$I_1 = -3\,\text{A}, \quad I_2 = 0.5\,\text{A}, \quad I_3 = 2.5\,\text{A}$$

由于 I_1 为负值，表示 I_1 的实际电流方向与规定的正方向相反，实际电流方向为从 b 到 a.

8.3 电 容

电容器具有储存电荷的能力，有通交流、阻直流的功能. 仅由电阻 R 和电容器 C 组成的电路称为 RC 电路，如图 8-10 所示的电路中，若把开关 K 扳向 1，电容器 C、电阻 R 和电源 ε 连接成一个回路，接通的瞬间，电路中有电流流过，这时电源 ε 通过 R 对电容器 C 充电，随着电容器极板上积累的电荷逐渐增多，两极板之间的电势差不断增大，充电电流逐渐减小，当极板间的电势差等于电源电动势时充电结束，回路中的电流为零；充电结束后，若把开关扳向 2，电容器 C 就通过电阻 R 放电，显然，在放电过程中，回路中电流 i 和电容器上的电压 u_C 是随放电时间增加而逐渐减小的. 这表明无论是充电还是放电，电容器上的电压变化都不是瞬间完成的，而是经历了一个渐变过程. 通常，电路的电流或电压从零值到某一定值(即对应电路的另一个稳定状态)时，常常需要一个变化过程，这个介于两个稳定状态之间的变化过程称为暂态过程(transient process).

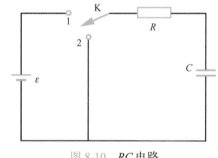

图 8-10 RC 电路

稳态过程与暂态过程的转换是由电容器的充、放电来完成的. 在电容器的充、放电过程中，电流不是恒定的，但是在充、放电过程中的任一时刻，回路中的电流及电势降落仍然遵从基尔霍夫方程组. 本节讨论 RC 串联电路充、放电过程中电容器上的电压和回路中的电流随时间变化的规律.

8.3.1 RC 电路的充电过程

如图 8-10 所示的 RC 电路，设在电容器充电过程中的任一时刻 t，电容器上的电量为 q，电势差为 u_C，充电电流为 i，则电阻上的电势降落为 iR，当开关 K 接通 1 的瞬间，由于电容器 C 上的电荷尚未积累，因此，电容器两端的电压等于零. 根据基尔霍夫第二方程组可得(忽略电源的内阻)

$$\varepsilon = iR + u_C$$

在 $t=0$ 的瞬间，电路中的充电电流最大，有 $i=\varepsilon/R$，随着时间的延续，电容器上积累的电荷逐渐增加，u_C 也逐渐增大，这时的充电电流 i 则随 u_C 的增大而减小，当 $u_C=\varepsilon$ 时，$i=0$，充电过程结束. 可见，在充电过程中，充电电流由开始的最大值 ε/R 逐渐降到 0；而电容器两端的电压 u_C 则由开始时的 0 上升到最大值 ε. 以下对 i 和 u_C 的变化规律进行定量分析.

因为 $i = \dfrac{\mathrm{d}q}{\mathrm{d}t} = C\dfrac{\mathrm{d}u_C}{\mathrm{d}t}$，代入上式，得

$$\varepsilon = RC\frac{\mathrm{d}u_C}{\mathrm{d}t} + u_C$$

该式为充电过程中电容器两端电压所满足的微分方程，这个方程的解为

$$u_C = \varepsilon + A\mathrm{e}^{-\frac{t}{RC}}$$

式中的常数 A 由初始条件确定，当 $t=0$ 时，$u_C=0$，代入上式，得

$$A=-\varepsilon$$

所以

$$u_C = \varepsilon - \varepsilon\mathrm{e}^{-\frac{t}{RC}} = \varepsilon\left(1 - \mathrm{e}^{-\frac{t}{RC}}\right) \tag{8-20}$$

可见，在充电过程中电容器 C 两端的电压 u_C 是按指数规律上升的，如图 8-11 所示. 充电电流为

$$i = \frac{\varepsilon - u_C}{R} = \frac{\varepsilon}{R}\mathrm{e}^{\frac{t}{RC}} \tag{8-21}$$

该式说明，充电电流 i 是按指数规律下降的，如图 8-12 所示.

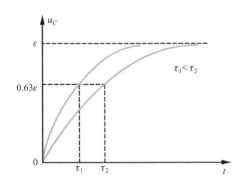

图 8-11　电容器充电时的电压曲线

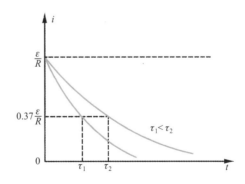

图 8-12　电容器充电时的电流曲线

从上面的分析可以看出，电容器充电的快慢与 R 和 C 的大小有关，R 与 C 的乘积称为 RC 电路的时间常数(time constant)，用 τ 来表示，$\tau=RC$，其单位为秒(s). 可以用 τ 来表示充电的快慢，τ 越大，表示充电越慢；反之，充电越快，如图 8-11 所示. 当 $t=RC=\tau$ 时，有

$$u_C = \varepsilon(1 - \mathrm{e}^{-1}) = 0.63\varepsilon$$

由此，可理解时间常数的物理意义，即 τ 是当 RC 电路充电时电容器上的电压从零上升到

ε的 63%所经历的时间，或者是充电电流下降到最大值ε/R的 37%时所经历的时间.

由式(8-20)可知，$t\to\infty$时，$u_C=\varepsilon$，表明只有当充电时间足够长时，电容器两端电压u_C才能与电源电动势ε相等. 但实际上，$t=3\tau$时，$u_C=0.95\varepsilon$，当$t=5\tau$时，$u_C=0.993\varepsilon$，这时u_C与ε已基本接近，因此，一般经过$3\tau\sim5\tau$的时间，可认为充电过程就基本结束. 电容器充电结束后，$i=0$，相当于开路，通常所说的电容器有隔直流作用就是指这种状态.

8.3.2 *RC* 电路的放电过程

在图 8-10 所示的电路中，如果把开关 K 扳向 2，电容器 C 通过电阻 R 放电. 刚开始的瞬间，由于$u_C=\varepsilon$，所以电路中有最大的放电电流，其方向与充电电流相反，其后的放电过程中，电容器两端电压u_C、放电电流i都逐渐减小，直至$u_C=0$、$i=0$时，放电结束，这一过程称为放电过程. 以下对放电过程进行定量分析.

在放电过程中，根据基尔霍夫第二方程组可得

$$u_C = iR$$

由于电容器放电过程中电荷逐渐减少，所以电荷变化率为负，因此有

$$i = -\frac{dq}{dt} = -C\frac{du_C}{dt}$$

代入前式得

$$\frac{du_C}{dt} + \frac{u_C}{RC} = 0$$

这个一阶微分方程的解是

$$u_C = Ae^{-\frac{t}{RC}}$$

将初始条件$t=0$、$u_C=\varepsilon$代入上式，可得$A=\varepsilon$，则上式可改写为

$$u_C = \varepsilon e^{-\frac{t}{RC}} \tag{8-22}$$

放电电流i为

$$i = \frac{u_C}{R} = \frac{\varepsilon}{R}e^{-\frac{t}{RC}} \tag{8-23}$$

由式(8-22)和式(8-23)可知，在 *RC* 电路放电的过程中，u_C、i衰减的快慢同样取决于时间常数，τ越大，表示放电越慢；反之，放电越快，如图 8-13 和图 8-14 所示. 当$t=RC=\tau$时，$u_C=0.37\varepsilon$，从理论上看，只有$t\to\infty$时，$u_C=0$放电结束，在实际中，当放电时间经过3τ至5τ，便可认为放电基本结束.

由上面分析可知，不论是在充电过程或是在放电过程中，电容器上的电压都不能突变，只能逐渐变化. 这就是 *RC* 电路暂态过程的特性，这一特性在电子技术的振荡、放大以及脉冲电路、运算电路中都有应用. 此外，在研究生命现象时经常用到 *RC* 电路. 例如，细胞膜的电特性以及神经传导也常被模拟为 *RC* 电路.

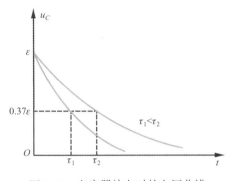

图 8-13　电容器放电时的电压曲线

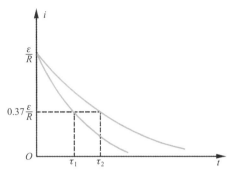

图 8-14　电容器放电时的电流曲线

8.3.3　心脏除颤

正常情况下，心脏有节律地动作，使人体进行正常的血液循环，但心肌冲动起源异常，或存在多源性兴奋灶等，会引起心房扑动或颤动、心室扑动或颤动及心动过速等间歇性或持续性心律失常，尤其是心室颤动时，心室无整体收缩力，心脏射血和血液循环终止，如不及时抢救，患者会因脑部缺氧时间过长而死亡.

利用高能电脉冲对心脏进行电击，迫使心脏在一瞬间停搏，消除无规则的颤动，可使心律恢复正常，从而使上述心脏疾病患者得到及时抢救和治疗. 用这种办法消除颤动的装置称为心脏除颤器，它对于抢救濒临死亡的心脏病患者具有十分重要的意义，是医院中不可缺少的医疗仪器. 心脏除颤器一般为电容放电式直流除颤器，其电路原理为电容充、放电电路，工作原理如图 8-15 所示，图中高压变压器将市电 220 V 交流电升压，经高压整流后输出直流高压；C 为耐高压的充电电容器，一般为 $16\sim18$ μF，电阻 R_G 与电流计 G 组成能量瓦数指示电路. K 为充、放电转换开关，当 K 与 1 接通时，直流高压电源通过电阻 R_S，对电容器 C 充电，电容器储存电能；除颤治疗时，开关 K 拨向位置 2，使充电电路被切断，由储能电容器 C、电感 L 及人体(负荷)串联接通，使之构成 RLC(R 为人体电阻、导线本身电阻、人体与电极的接触电阻三者之和)串联谐振衰减振荡电路. 电容器 C 上的电能通过电感 L 和电极板对人体心脏放电(电击). 通过人体心脏的电流波形如图 8-16 所示(图中虚线波形是无电感 L 时的放电电流波形). 实验和临床证明，在放电回路中，串接电感 L 比单纯 RC 放电电路的除颤效果更好，这种 RLC 电路放电的双向尖峰电流对心肌组织损伤小. 心脏除颤放电时间以 $4\sim10$ ms 效果较好. 适当选择 L 和 C 的数值，可满足除颤所需要的脉冲周期.

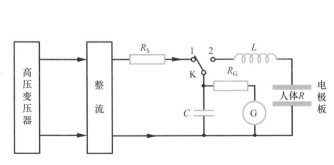

图 8-15　心脏除颤器工作原理

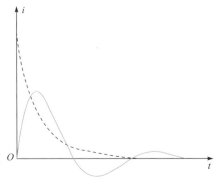

图 8-16　心脏除颤器的电流波形

高压电源对电容器充电后，其储存的电能为

$$W = \frac{1}{2}CU^2 \tag{8-24}$$

当体外除颤时，因部分能量消耗于皮肤、胸壁，所需的能量较大，临床上常用的能量一般在 100～400 J 的范围内，这时除颤电容器上的电压较高，为 3～7 kV. 当体内除颤时，只需体外除颤能量的十分之一左右，最大不超过 100 J，电容器两端的电压也就较低. 医学上除颤用的电能单位常用焦耳(J). 根据临床实际需要，控制电容器的充电时间，就可以得到所需要的电能大小. 如果电容器的电容量为 16 μF，需充电到 250 J，则根据式(8-24)，可计算出这时电容器两端的电压为

$$U = \sqrt{\frac{2W}{C}} = \sqrt{\frac{2 \times 250}{16 \times 10^{-6}}} \approx 5.6 \, (\text{kV})$$

如果需要的电能为 100 J，则电容器上的电压为 3.5 kV. 可见，心脏除颤复律时，加于人体的电压是几千伏的直流高压. 心脏除颤器的电极手柄用绝缘塑料制成，并附有绝缘保护圆盘，有良好的绝缘性，以防止操作者遭受电击. 除颤时，先将电极涂上导电糊使电极与人体紧密接触，使之处于良好的导电状态. 否则，放电时会造成皮肤损伤，且达不到应有的除颤效果.

心脏传导　　　　异位快速性心律失常　　　　心脏电除颤

知 识 拓 展

直流电离子导入疗法

直流电离子导入疗法是根据直流电场内同性电荷相斥，异性电荷相吸的原理而将药物离子导入人体的. 在电极与皮肤之间放置以药液浸湿的滤纸或纱布等，通以直流电时，药物离子在同名电极的推斥下进入机体，阳离子从阳极导入体内，阴离子从阴极导入体内.

在直流电作用下，药物离子主要通过皮肤汗腺导管的开口进入人体. 药物离子导入体内后能较久地存留于局部皮肤表层，形成"皮肤离子堆"，以后逐渐进入血流；不同种类的药物离子在皮肤内存留的时间不同，短至数小时，长达数十天；一部分药物离子导入皮肤后，失去原来的电荷，变成原子或分子，保持原来的药物性能，并在局部与组织成分发生化学反应；另一部分离子导入机体后，进入组织间隙，经淋巴流和血流带至全身，对血管感受器和远处器官发生作用；有些药物离子能选择性地集中于对该药物有亲和力的脏器. 例如，碘离子经直流电导入体内后，大部分存留于甲状腺；磷主要在中枢神经系统和骨骼等处蓄积.

在直流电的作用下，药物离子一般只能直接导入皮肤浅层. 有些药物连续导入多次后，可在皮下组织、肌层，甚至深部器官内测出. 在一般情况下，药物离子不能直接导入深层，这是由于体内存在大量导电性好、移动速度快的无机离子，而且在通电的过程中组织内产生了与外加直流电相反方向的电势差(极化电动势)，因此阻碍药物离子导入较深层的组织.

直流电离子导入疗法具有直流电和药物的综合作用. 直流电使机体产生一系列复杂反应, 导入体内的药物离子能保持原有的药理特性, 二者具有互相加强的作用. 直流电和药物作用于内、外感受器, 通过反射途径而引起一定的反应; 导入的药物还可通过体液产生相应的作用; 可将药物直接导入治疗部位, 并在局部保持较高的浓度; 用直流电导入浅部病灶的药物量比肌注法高得多, 因此, 特别适用于治疗比较表浅或血流淤滞的病灶; 导入体内的药物离子在局部皮肤浅层形成离子堆, 所以在体内存留的时间比其他给药方法长, 药物作用的持续时间较久; 用直流电导入体内的只是能发挥药理作用的药物离子, 采用注射或口服的方法给药, 往往引入体内大量没有治疗意义的溶媒或基质; 不破坏皮肤的完整性, 不引起疼痛, 不刺激胃肠道, 因而易于被病人接受.

知识拓展
二维码

欧姆与欧姆定律的发现　　　直流电对人体的作用

习 题

8-1　在导体中要产生传导电流, 必须具备哪两个条件?

8-2　神经纤维组织可以近似地看成是细长的圆柱导线, 设它的直径为 1×10^{-5} m, 电阻率为 $2\,\Omega \cdot m$, 试求一段 3 m 长神经纤维组织的电阻.

8-3　在直流电疗时, 通过人体的电流为 2.0 mA. 如果治疗电极的面积为 8.0 cm^2, 求通过电极的电流密度.

8-4　7 A 的电流流过直径为 2 mm 的细铜棒, 已知铜的电阻率为 1.7×10^{-8} $\Omega \cdot m$, 铜棒长 2 m, 求铜棒中某处的电场强度大小.

8-5　将三条截面积相同、长度相同的圆柱导体串联接在一起, 已知其电导率 $\gamma_1 > \gamma_2 > \gamma_3$, 通过电流时, 电场强度最大和最小的分别是哪个导体? 为什么?

8-6　在由一个电源和一个电阻组成的闭合回路中, 设电源的电动势为 ε, 内阻为 r, 外电阻为 R, 求:

(1) 电源端电压 U 与外电阻 R 的关系;

(2) 断路(即 $R \to \infty$)时的端电压;

(3) 短路(即 $R = 0$)时的端电压和电流.

8-7　在题图 8-7 所示的电路中, $\varepsilon_1 = 24$ V, $\varepsilon_2 = 6$ V, $r_1 = R_1 = 1\ \Omega$, $r_2 = R_2 = 2\ \Omega$, $R_3 = 3\ \Omega$, 求电路中的电流及 a、b 两点间的电势差.

8-8　求题图 8-8 所示的电路中各支路电流 I_1、I_2 和 I_3.

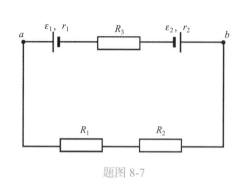

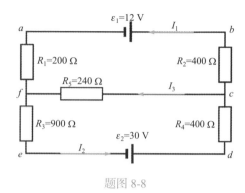

题图 8-7　　　　　　　　　　　　　　题图 8-8

8-9　在题图 8-9 所示的电路中，已知 $\varepsilon_1=5.8\ \mathrm{V}$，$\varepsilon_2=4.5\ \mathrm{V}$，$\varepsilon_3=2.5\ \mathrm{V}$，$r_1=0.2\ \Omega$，$r_2=r_3=0.1\ \Omega$，$R_1=R_2=0.5\ \Omega$，$R_3=3.0\ \Omega$，求：通过 R_1、R_2、R_3 的电流 I_1、I_2、I_3.

8-10　在 RC 电路中，电容器充放电过程遵从什么规律？充放电的快慢取决于什么？

8-11　在题图 8-11 所示的电路中，电容器两端原已充电至 10 V，已知 $R_1=R_2=R_4=5\ \mathrm{k\Omega}$，$R_3=10\ \mathrm{k\Omega}$，$C=10\ \mu\mathrm{F}$，当开关 K 闭合后，试问经过多少时间，放电电流下降到 0.01 mA？

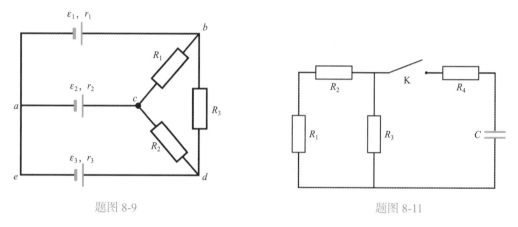

题图 8-9　　　　　　　　　　　　　　题图 8-11

8-12　如题图 8-12 所示，当电路达到稳态时($t\to\infty$)，求：

(1) 电容器上的电压；

(2) 各支路电流；

(3) 时间常数.

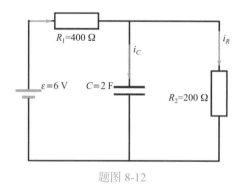

题图 8-12

（青岛大学　童家明）

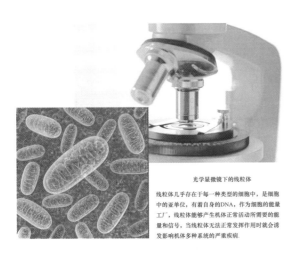

光学显微镜下的线粒体

线粒体几乎存在于每一种类型的细胞中,是细胞中的亚单位,有着自身的DNA,作为细胞的能量工厂,线粒体能够产生机体正常活动所需要的能量和信号,当线粒体无法正常发挥作用时就会诱发影响机体多种系统的严重疾病.

光学显微镜是利用几何光学原理并由若干个光学透镜构成其核心部件的一种仪器,主要用于观察和测量肉眼无法看到的微小物体,目前最大可放大 1000 多倍. 自从三百多年前世界上第一台光学显微镜诞生以来,它已逐步改变了人眼认识世界的方式,将一个全新的微观世界展现在人类面前. 现已成为医疗、卫生和材料检验等日常工作中的常规仪器设备. 十七世纪,胡克首先利用自制的光学显微镜观察到了细胞的存在,开启了近现代生物学的大门. 此后,随着显微镜的放大能力和成像质量不断提升,人类对细胞的认识也随之深刻和全面. 可以说光学显微镜以及之后发明的包括电子显微镜在内的各种显微镜充分见证了现代生物医学的发展历史,也加快了人类探索大自然的步伐.

第 9 章

几 何 光 学

在 均匀透明介质中,如果光的波长远小于障碍物的尺寸,其波动效应不明显,我们就可以忽略光的波动本质,认为光是沿直线传播的. 几何光学就是以光的直线传播定律、光的反射定律及折射定律为基础建立起来的,是许多光学仪器设计的理论根据. 本章主要利用几何光学的原理和方法来研究光的球面成像规律和光的透镜成像规律及其应用.

9.1 球面折射

9.1.1 单球面折射成像

当两种折射率(refractive index)不同的透明介质，其分界面为球面的一部分时，光通过该球面所产生的折射现象称为单球面折射. 单球面折射是研究各种光学系统成像的基础.

下面我们先介绍几个基本概念.

若入射光线是发散的，则相应的发散中心称为实物(real object)；若入射光线是会聚的，则相应的会聚中心称为虚物(virtual object).

若出射光线是会聚的，则相应的会聚中心称为实像(real image)；若出射光线是发散的，则相应的发散中心称为虚像(virtual image).

通常实像是由实际光线汇集而成的，可以用光屏承接；而虚像是由实际光线的反向延长线会聚而成的，不能用光屏承接.

1. 单球面折射成像公式

图 9-1 中有两种均匀透明介质，折射率分别为 n_1 和 n_2 (设 $n_1 < n_2$). MN 为折射球面，C 为球面的曲率中心，r 为曲率半径，通过曲率中心 C 的直线 OCI 为主光轴(primary optic axis)，P 点为球面 MN 与主光轴的交点，称为折射球面的顶点.

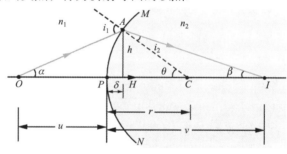

图 9-1　单球面折射

点光源 O 位于主光轴上，由物点 O 发出的光线通过折射球面后成像于主光轴 I 点. 物点 O 到折射球面顶点 P 的距离，称为物距(object distance)，用 u 表示；像点 I 到折射球面顶点 P 的距离称为像距(image distance)，用 v 表示.

下面讨论近轴光线(paraxial ray)成像，即 α 很小，满足 $\alpha \approx \sin\alpha \approx \tan\alpha$.

若 OA 是近轴光线，则 i_1、i_2 很小，因此折射定律(law of refraction) $n_1\sin i_1 = n_2\sin i_2$ 可写为 $n_1 i_1 = n_2 i_2$ ，由图可知

$$\alpha + \theta = i_1, \quad \theta - \beta = i_2$$

将 i_1、i_2 的表达式代入等式 $n_1 i_1 = n_2 i_2$ ，整理得

$$n_1\alpha + n_2\beta = (n_2 - n_1)\theta$$

因为近轴光线成像 $\alpha \approx \sin\alpha \approx \tan\alpha$ ，则

$$\alpha \approx \tan\alpha = \frac{h}{u+\delta} \approx \frac{h}{u}$$

$$\beta \approx \tan \beta = \frac{h}{v - \delta} \approx \frac{h}{v}$$

$$\theta \approx \tan \theta = \frac{h}{r - \delta} \approx \frac{h}{r}$$

代入上式，并消去 h，可得

$$\frac{n_1}{u} + \frac{n_2}{v} = \frac{n_2 - n_1}{r} \tag{9-1}$$

式(9-1)称为单球面折射成像公式，它适用于近轴光线条件下一切凹、凸单球面成像. 但应用此公式须遵守如下符号规则：

(1) 实物物距 u 和实像像距 v 均取正值；

(2) 虚物物距 u 和虚像像距 v 均取负值；

(3) 凸球面对着入射光线，曲率半径 r 为正，反之为负.

2. 焦度

式(9-1)的右端 $\frac{n_2 - n_1}{r}$ 表示单球面折射光线的本领，称为折射球面的焦度 (focal power)，一般用 Φ 表示

$$\Phi = \frac{n_2 - n_1}{r} \tag{9-2}$$

如果 r 以米(m)为单位，则 Φ 的单位为屈光度(diopter)，以 D 表示. 例如，$n_2 = 1.5$、$n_1 = 1.0$、$r = 10$ cm 的单球面，其焦度等于 5 屈光度，记为 5 D.

3. 焦点与焦距

当点光源位于主光轴某点 F_1 时，若由该点发出的光线经单球面折射后变为平行光线，即 $v = \infty$，则点 F_1 称为该折射球面的第一焦点，即物方焦点(image-space focus)，从第一焦点到折射球面顶点的距离称为第一焦距，以 f_1 表示(图 9-2). 将 $v = \infty$ 代入式(9-1)

$$\frac{n_1}{f_1} + \frac{n_2}{\infty} = \frac{n_2 - n_1}{r}$$

得

$$f_1 = \frac{n_1}{n_2 - n_1} r \tag{9-3}$$

如果平行于主光轴的近轴光线经单球面折射后成像于主光轴上一点 F_2，则点 F_2 称为折射球面的第二焦点，即像方焦点(object-space focus)，从点 F_2 到折射球面顶点的距离称为第二焦距，以 f_2 表示(图 9-3). 将 $u = \infty$ 代入式(9-1)

$$\frac{n_1}{\infty} + \frac{n_2}{f_2} = \frac{n_2 - n_1}{r}$$

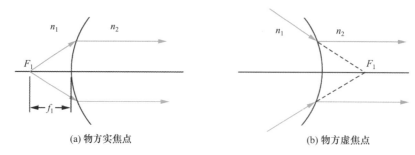

(a) 物方实焦点　　　　　　　　　　　　　　(b) 物方虚焦点

图 9-2　物方焦点与焦距

得

$$f_2 = \frac{n_2}{n_2 - n_1} r \tag{9-4}$$

当 f_1、f_2 为正值时，F_1、F_2 是实焦点，折射球面有会聚光线作用；当 f_1、f_2 为负值时，F_1、F_2 是虚焦点，折射球面有发散光线作用.

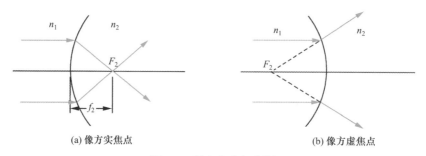

(a) 像方实焦点　　　　　　　　　　　　　　(b) 像方虚焦点

图 9-3　像方焦点与焦距

由式(9-3)和式(9-4)可知，折射球面两个焦距是不相等的，但其比值等于折射球面两侧介质的折射率之比，即

$$\frac{f_1}{f_2} = \frac{n_1}{n_2} \tag{9-5}$$

由式(9-2)～式(9-4)可得到折射球面的两个焦距与焦度之间的关系如下：

$$\Phi = \frac{n_1}{f_1} = \frac{n_2}{f_2} \tag{9-6}$$

可见，对同一折射球面，尽管其两侧的焦距不相等，但其焦度相等. 单球面的焦距表征单球面折射光线的本领，焦距越短，折射光线本领越强，反之越弱.

例 9-1　圆柱形玻璃棒的一端是半径为 2 cm 的凸球面. (已知玻璃折射率 n =1.5，水折射率 n =1.33，且设此玻璃棒足够长.)

(1) 求此棒置于空气中时，在棒的轴线上距离凸球面端外 8 cm 处物点的成像位置.

(2) 若将此棒放入水中，物距不变，求水中像距.

解　(1) 当棒置于空气中时，将 n_2 =1.5，n_1 =1.0，r =2 cm，u =8 cm，代入式(9-1)得

$$\frac{1}{8} + \frac{1.5}{v} = \frac{1.5 - 1.0}{2}$$

解得

$$v = 12 \text{ cm}$$

即所成像在玻璃棒内轴线上，距玻璃棒凸球面顶点 12 cm 处，为实像.

(2) 当棒置于水中时，将 $n_2 = 1.5$，$n_1 = 1.33$，$r = 2$ cm，$u = 8$ cm 代入式(9-1)得

$$\frac{1.33}{8} + \frac{1.5}{v} = \frac{1.5 - 1.33}{2}$$

解得

$$v = -18.5 \text{ cm}$$

可见，在水中成像点在物点同侧，距玻璃棒凸球面顶点 18.5 cm 处，为虚像.

9.1.2 共轴球面系统

在实际光学系统中，共轴球面系统更为多见. 由曲率中心在同一直线上的两个或两个以上折射球面组成的系统，称为共轴球面系统(coaxial spherical system). 这条通过各折射球面曲率中心的直线称为该共轴球面系统的主光轴. 透镜、眼睛等都是共轴球面系统.

共轴球面系统成像，多采用逐次成像法，即先求出物体经第一个折射球面所成的像，然后以此像作为第二个折射球面的物，接着求它经第二个折射球面所成的像，以此类推，直到求出最后一个折射球面所成的像.

例 9-2　如图 9-4 所示，一个玻璃球半径为 10 cm，一个点光源放在球前 40 cm 处. 试计算近轴光线通过玻璃球后的成像位置(玻璃折射率 $n = 1.5$).

解　对第一个折射球面即前球面成像，将 $n_1 = 1.0$，$n_2 = 1.5$，$r = 10$ cm，$u_1 = 40$ cm 代入式(9-1)得

$$\frac{1.0}{40} + \frac{1.5}{v_1} = \frac{1.5 - 1.0}{10}$$

解得

$$v_1 = 60 \text{ cm}$$

如果没有后球面即第二个折射球面，I_1 应在 P_1 后面 60 cm 处. 由于 I_1 在第二个折射面的后面，因此 I_1 对第二个折射球面而言是一个虚物，物距 $u_2 = -(60 - 20) = -40$ (cm)，注意对第二个折射球面而言 $n_1 = 1.5$、$n_2 = 1.0$，$r = -10$ cm，代入式(9-1)得

$$\frac{1.5}{-40} + \frac{1}{v_2} = \frac{1.0 - 1.5}{-10}$$

解得

$$v_2 \approx 11.4 \text{ cm}$$

即最后成像在玻璃球后面 11.4 cm 处.

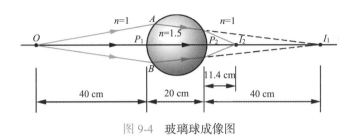

图 9-4 玻璃球成像图

9.2 透　镜

　　透镜是由透明物质(如玻璃等)制成的一种折射镜,属于应用非常广泛的光学元件,生活中照相机、幻灯机、显微镜、放大镜及我们的眼睛、矫正视力的眼镜等都能用到透镜知识.

9.2.1　透镜基础知识

　　透镜一般是两个球面,或一个球面加一个平面. 如果透镜的厚度与物距、像距及折射球面的曲率半径相比很小,则这种透镜就叫薄透镜(thin lens). 薄透镜按结构分类,可以分为凸透镜(convex lens)和凹透镜(concave lens). 中央部分比边缘部分厚的为凸透镜,中央部分比边缘薄的为凹透镜,如图 9-5 所示. 按光学性质分类,透镜可分为会聚透镜(converging lens)和发散透镜(diverging lens). 如果组成透镜材料的折射率大于镜外介质的折射率,凸透镜就是会聚透镜,可用于放大镜和远视眼镜;凹透镜能使光线偏向边缘而发散,凹透镜就是发散透镜,可用于近视眼镜.

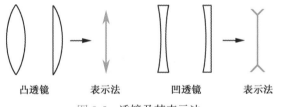

图 9-5　透镜及其表示法

　　薄透镜的两个折射球面都有各自的曲率中心,通过两个曲率中心的直线称为主光轴. 对于薄透镜,主光轴跟薄透镜两个折射球面的交点可以看作重合于一点,这一点称为薄透镜的光心,一般用 O 表示. 通过光心的光线方向不变,即通过光心的光线仍按原方向直线传播. 平行于主光轴的光线,经过薄透镜折射后会聚于(或反向延长线会聚于)主光轴上的一点,称为薄透镜的焦点(focus),用 F 表示. 任何薄透镜都有两个焦点,分别位于薄透镜的两侧,从光心到焦点的距离 OF 称为薄透镜的焦距(focal length)(图 9-6),通常用 f 表示.

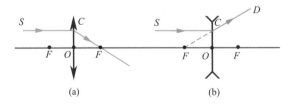

图 9-6　薄透镜的焦点和焦距

薄透镜成像可以用几何作图法找出,在几何作图法中常用以下三条特殊光线,如图 9-7

所示：①通过光心的光线方向不改变；②平行于主光轴的光线通过薄透镜后交于薄透镜后焦点 F；③经过薄透镜前焦点 F' 的光线通过薄透镜后平行于主轴.

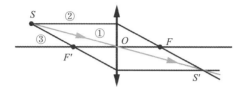

图 9-7　薄透镜成像的三条特殊光线

9.2.2　薄透镜成像公式

设一折射率为 n 的薄透镜置于折射率为 n_0 的介质中，如图 9-8 所示，透镜的第一、第二折射球面的曲率半径分别为 r_1、r_2. 置于主光轴上的点光源 O 发出的光线经透镜折射后成像于 I 处. 设 u_1、v_1 表示第一折射面的物距和像距，u_2、v_2 表示第二折射面的物距和像距，u、v 表示透镜的物距和像距. 因为是薄透镜，透镜厚度可以忽略，所以 $u_1 = u$，$u_2 = -v_1$，$v_2 = v$. 将它们分别代入单球面折射公式(9-1)，可得

$$\frac{n_0}{u} + \frac{n}{v_1} = \frac{n-n_0}{r_1} \quad \text{和} \quad \frac{n}{-v_1} + \frac{n_0}{v} = \frac{n_0-n}{r_2}$$

整理上述两式，可得

$$\frac{1}{u} + \frac{1}{v} = \frac{n-n_0}{n_0}\left(\frac{1}{r_1} - \frac{1}{r_2}\right) \tag{9-7}$$

若透镜置于空气中，即 $n_0 = 1$，上式可简化为

$$\frac{1}{u} + \frac{1}{v} = (n-1)\left(\frac{1}{r_1} - \frac{1}{r_2}\right) \tag{9-8}$$

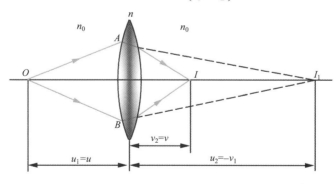

图 9-8　薄透镜成像

式(9-7)和式(9-8)为薄透镜成像公式，式中 u、v、r_1、r_2 的正负号仍然遵循单球面折射中的符号规定，且适用于各种凹、凸薄透镜.

将 $v = \infty$ 代入式(9-7)中，可得第一焦距 f_1；将 $u = \infty$ 代入式(9-7)中，可得第二焦距 f_2. 计算并比较可知

$$f_1 = f_2 = f = \left[\frac{n-n_0}{n_0}\left(\frac{1}{r_1} - \frac{1}{r_2}\right)\right]^{-1} \tag{9-9}$$

从上式可以看出，对薄透镜来说，当透镜前后的介质相同时，透镜的两个焦距是相等的，且薄透镜的焦距与透镜和介质的折射率及折射球面的曲率半径有关.

将 f 值代入薄透镜成像公式(9-7)，可得到

$$\frac{1}{u} + \frac{1}{v} = \frac{1}{f}$$ (9-10)

上式称为薄透镜成像公式的高斯形式. 它适用于薄透镜两侧介质相同的情况，其中会聚透镜的焦距为正，发散透镜的焦距为负，物距和像距的符号规则与式(9-1)相同.

透镜焦距值的大小表征其折射光线的本领. 焦距越短，折射光线本领越强，即透镜焦距越小对光线的会聚或发散本领越强，反之越弱. 通常也用透镜焦距 f 的倒数表示透镜对光线的会聚或发散的本领，称为薄透镜的焦度，也用 Φ 表示，即 $\Phi = \frac{1}{f}$. 会聚透镜的焦度为正，发散透镜的焦度为负. 当焦距以米为单位时，焦度的单位是屈光度，用 D 表示. 配制眼镜时人们常将透镜的焦度以度为单位，其换算关系为：1 屈光度=100 度.

9.2.3 薄透镜组合

两个或两个以上薄透镜组成的共轴系统，称为薄透镜组合. 薄透镜之间可以是分立的，也可以是密接的. 物体通过薄透镜组合后所成的像，可以利用薄透镜成像公式，采用透镜逐次成像法求出.

例 9-3 凸透镜焦距为 f_1 =4 cm，在其右侧与其平行放置一凹透镜，焦距 f_2 =-5 cm，两透镜相距 5 cm 组成共轴系统，在凸透镜前 6 cm 处放一物体，求最后成像的位置.

解 共轴系统中凸透镜放在凹透镜前面，两透镜相距 5 cm，光线先进入凸透镜.

凸透镜成像：将 u_1 =6 cm，f_1 =4 cm 代入公式(9-10)有

$$\frac{1}{6} + \frac{1}{v_1} = \frac{1}{4}$$

解得 v_1 =12 cm.

由两透镜的位置关系可知，凹透镜成像：u_2 =-(12-5)=-7(cm)，f_2 =-5 cm，代入式(9-10)有

$$\frac{1}{-7} + \frac{1}{v_2} = \frac{1}{-5}$$

解得

$$v_2 = -17.5 \text{ cm}$$

距离凸透镜为

$$(17.5-5) \text{ cm} = 12.5 \text{ cm}$$

所以最后成像在凸透镜左侧距离凸透镜 12.5 cm 处，为一虚像.

两个在空气中焦距分别为 f_1、f_2 的薄透镜紧密贴合在一起，如图 9-9 所示，其薄透镜组合的物距和像距分别为 u 和 v. 对第一个透镜 M，由式(9-10)，可得

$$\frac{1}{u} + \frac{1}{v_1} = \frac{1}{f_1}$$

对第二个透镜 N，$u_2 = -v_1$，由式(9-10)得

$$\frac{1}{-v_1} + \frac{1}{v} = \frac{1}{f_2}$$

将以上两式相加，并整理可得

$$\frac{1}{u} + \frac{1}{v} = \frac{1}{f_1} + \frac{1}{f_2} \tag{9-11}$$

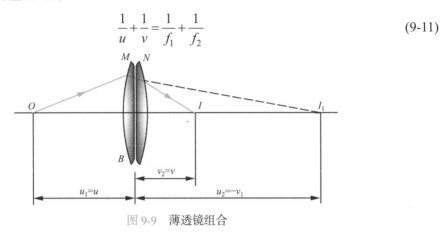

图 9-9　薄透镜组合

当 $v = \infty$ 时对应的 u 值，或 $u = \infty$ 时对应的 v 值，即为透镜组的等效焦距，用 f 表示，即

$$\frac{1}{f} = \frac{1}{f_1} + \frac{1}{f_2} \tag{9-12}$$

若用 Φ、Φ_1 和 Φ_2 分别表示透镜组、第一透镜和第二透镜的焦度，则得

$$\Phi = \Phi_1 + \Phi_2 \tag{9-13}$$

这一关系常被用来测量透镜的焦度. 如要测定一个近视镜片(凹透镜)的焦度，可以用已知焦度的凸透镜和它紧密贴合，使得贴合后的等效焦度为零，即光线通过透镜组后既不发散也不会聚，光线的方向不改变. 这时 $\Phi_1 + \Phi_2 = 0$，可知两个薄透镜的焦度值相等，但是符号相反，这样即可得知凹透镜的焦度.

9.2.4　柱面透镜

如果薄透镜的两个折射面不是球面，而是圆柱面的一部分，这种透镜称为 柱面透镜 (cylindrical lens)，如图 9-10 所示. 柱面透镜的两个折射面可以都是圆柱面，也可以一面为圆柱面，另一面为平面. 同时它与球面透镜一样，可有凸、凹两种，即凸柱面透镜和凹柱面透镜.

在光学系统中，含有主光轴的平面称为子午面，一个光学系统中有无数个子午面. 子午面与透镜折射面的交线称为子午线. 折射面是球面时，其任何子午线的曲率半径都是相等的，这种折射系统称为 对称折射系统.

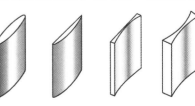

图 9-10　几种柱面透镜

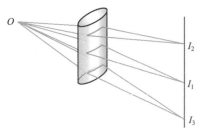

图 9-11 柱面透镜成像

点光源发出的光线，经对称折射系统后成一清晰的点像. 如果折射面不同方向上的子午线的曲率半径不完全相同，这种折射面称为非对称折射面，由这种折射面组成的共轴系统称为非对称折射系统. 非对称折射系统对通过各子午面光线的折射本领不同，所以主光轴上点光源发出的光束经此系统折射以后，不能形成一个清晰的点像. 柱面透镜成像即如此，如图 9-11 所示.

图 9-11 中，柱面透镜在水平子午面上的焦度最大且为正值，对光线起会聚作用；在垂直子午面上的焦度为零，对光线没有会聚作用. 所以点光源经此柱面透镜所成的像为一条竖向直线段.

9.2.5 透镜像差

制造各种成像光学仪器的目的是产生一个与原物在几何形状上相似、颜色上相同的清晰的像. 归纳起来，一个理想共轴系统应有如下性能：①每一物点的像仍保持一点；②垂直于主光轴的物平面上各点的像仍在垂直于主光轴的一个平面上；③在每个垂直于主光轴的像平面内，放大率是常数，从而保持物、像之间的几何相似性. 而实际的共轴系统达不到这样的性能，由于各种因素的影响，像的形状和颜色与理想情况相比总是有差别，这种差别称为像差(aberration). 产生像差的原因有多种，摸清产生各种像差的规律，并设法把它们减小到最低限度，是设计及使用各种成像光学仪器的中心问题. 这里我们仅介绍球面像差(spherical aberration)和色像差(chromatic aberration).

1. 球面像差

主光轴上点状物体发出的远轴光线和近轴光线经透镜折射后不能会聚于主光轴上同一点，如图 9-12(a)所示，这种现象即为球面像差，简称球差. 由于球面像差的存在，一个物点经透镜成像后得到的不是一个亮点，而是一个边缘模糊的亮斑. 产生球差的原因是通过透镜边缘部分的远轴光线比通过透镜中央部分的近轴光线偏折得多. 或者说，透镜边缘部分比中央部分折射光线本领强.

减小球差最简单的方法是把远轴光线滤掉，如在透镜前加一光阑，如图 9-12(b)所示，光阑只让近轴光线通过透镜，因此可以生成一个清晰的点像. 但由于遮住了一部分入射光，此方法会使像的亮度减弱. 减少球差的另一方法是在会聚透镜后面放置一发散透镜. 因为发散透镜对远轴光线的发散作用比对近轴光线的发散作用强，因而可减少会聚透镜的球面像差，但这样的透镜组会降低焦度.

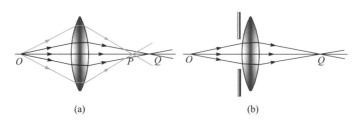

(a)   (b)

图 9-12 球面像差及其矫正

2. 色像差

在以前的讨论中,我们把透镜对光的折射率看成是常量. 事实上,透镜对不同波长光的折射率不同,光波长越短,折射率越大. 这样物点发出的不同波长的光经过透镜折射后不能成像于一点的现象,称为色像差,如图 9-13(a)所示. 透镜越厚,色像差越明显. 由于色像差的存在,一物点发出的自然光通过透镜后不能形成一清晰的点像,而是一个带有彩色边缘的小亮斑.

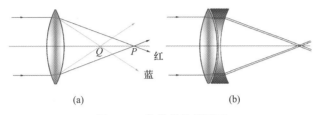

图 9-13 色像差及其矫正

减少色像差的方法是将折射率不同的会聚透镜和发散透镜适当地组合起来,使一个透镜的色像差被另一个透镜所抵消,如图 9-13(b)所示. 在光学仪器中,透镜系统都是由多个透镜组合而成的,这样可以减少色像差.

上面我们只简单地介绍了两种像差的成因、现象和消除途径. 实际上,像差的类型还有很多种,而完全消除所有的像差是不可能的,也是不必要的. 此外,由于接收器(眼睛、照相底片等)的分辨本领有一定限度,所以只需将像差减小到接收器不能分辨的程度就够了. 所以,每种光学仪器中我们只需要重点将某些像差减小到一定程度就可以了. 但这也不是轻而易举的,我们只要看看现代精密光学仪器结构的复杂性,就可以完全体会.

9.3 几何光学的应用

9.3.1 眼睛与视力矫正

人眼是一个复杂的光学系统,它能够把远近不同的物体清晰地成像在视网膜上,本节从几何光学的角度来研究人眼的光学系统.

1. 眼的光学结构与调节

图 9-14 所示为眼球在水平方向上的剖面图. 眼球最前面是一层凸出的透明膜,称为角膜(折射率 1.376),光线通过它进入眼内. 角膜后面是虹膜,虹膜的中央有一个圆孔,称为瞳孔. 虹膜具有可变光阑的作用,通过其肌肉收缩可改变瞳孔的大小,从而调节进入眼内的光通量. 虹膜后面是透明且富有弹性的晶状体(折射率约 1.424),其形如一个双凸透镜,表面的曲率半径由睫状肌来控制. 眼球的内层称为视网膜,其上布满了视觉神经,是光成像的地方. 在角膜、虹膜和晶状体之间充满了透明的水状液,称为房水(折射率 1.336). 晶状体和视网膜之间充满了另一种透明的玻璃状液,称为玻璃体(折射率 1.336).

从几何光学的角度看,人眼是由多种介质组成的较为复杂的共轴球面系统,外界光线经角膜、房水、晶状体及玻璃体等介质几次折射后,成像在视网膜上. 因为空气和角膜的折射率的差值比眼内任何相邻的两种介质折射率之间的差值都大,所以光线从空气进入角膜时,将发生最大折射.

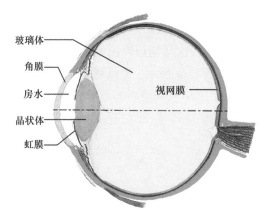

图 9-14　眼球水平剖面图

人眼的焦度可以在一定范围内自动改变，使远、近不同距离的物体均能在视网膜上成清晰的像，眼睛具有这种改变自身焦度的本领称为眼的调节(accommodation). 眼的调节是通过睫状肌的收缩改变晶状体表面的曲率半径来实现的，这种调节具有一定限度. 当被观察物体在无穷远时，睫状肌完全松弛，此时晶状体曲率半径最大(晶状体扁平)，焦度最小. 观察近处物体时，睫状肌收缩，晶状体变得凸起，晶状体曲率半径变小，眼的焦度变大. 当物距小于一定距离时，虽然经过了调节，但也不能使光线在视网膜上成清晰的像. 我们把眼睛通过调节能够看清物体的最近位置称为近点(near point)，此时眼睛处于最大调节状态(晶状体曲率半径最小). 视力正常人的近点为 10～12 cm，近视眼的近点要更近一些，而远视眼的近点则较正常人远一些. 眼睛在完全不调节时能看清物体的最远位置称为远点 (far point). 正常视力人的远点在无穷远处，近视眼的远点在有限远的位置，所以他看不清远处物体. 总之，远视眼是近点变远，近视眼是远点变近. 在日常生活中，不易引起眼睛过度疲劳的最适宜的距离约为 25 cm，称其为明视距离(distance of distinct vision).

2. 眼睛的分辨本领及视力

从物体两端射入到眼中节点(通过该点光线不改变方向)的光线所夹的角度称为视角(visual angle)，如图 9-15 所示.

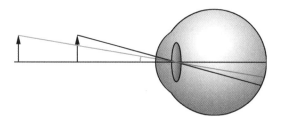

图 9-15　视角

视角决定了物体在视网膜成像的大小，视角越大，成像越大，眼睛越能看清物体的细节. 视角和物体的大小、物体与眼睛之间的距离等有关. 实验证明，视力正常的眼睛能分辨两物点的最小视角约为 1 分，如果视角小于 1 分，眼睛就分不清是两个物点，而感到是一个物点. 与之相对应，在明视距离处，眼睛能分辨两物点之间的最短距离约为 0.1 mm. 通常用眼睛能分辨的最小视角 α 的倒数表示眼睛的分辨本领，称为视力(visual acuity)

$$视力 = \frac{1}{\alpha}$$

应用上式计算视力时，最小分辨视角以分为单位. 例如，最小视角为 $10'$ 和 $1'$ 时，对应的视力分别为 0.1 和 1.0. 由这种视力记录法所绘视力表称为国际标准视力表. 还有一种视力表为国家标准对数视力表，即五分法视力表，其视力用 L 表示，与最小视角的关系为

$$L = 5 - \lg \alpha \tag{9-14}$$

式中最小分辨视角同样以分为单位. 若最小视角为 $10'$ 和 $1'$，其五分法记录的视力 L 分别为 4.0 和 5.0.

3. 眼屈光不正及其矫正

眼睛不调节时，若平行光进入眼内，经折射后正好在视网膜上形成一个清晰的像，这种屈光能力正常的眼睛称为正视眼(emmetropia)，如图 9-16 所示. 否则称为非正视眼或屈光不正(ametropia). 屈光不正包括近视眼(near sight)、远视眼(far sight)和散光眼(astigmatism)等. 以下对三种屈光不正分别予以讨论.

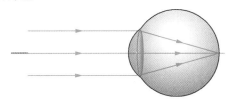

图 9-16　正视眼

(1) 近视眼. 眼睛不调节时，平行入射的光线，经折射后会聚于视网膜前面，抵达视网膜时发散成一像斑，在视网膜上所成的像模糊不清，这种眼睛称为近视眼，如图 9-17(a)所示. 近视眼看不清远处的物体，必须将物体移到眼前某一位置才能看清物体. 可见近视眼的远点不在无限远处，相对正视眼要近.

近视产生的原因可能是角膜或晶状体的曲率半径太小，焦度过大，对光线偏折太强；或者是眼球的前后直径太长，使物体的像成在视网膜之前. 近视眼的矫正方法是配一副适当焦度的凹透镜，使光线经凹透镜适当发散后，再经眼睛折射刚好可以在视网膜上形成清晰的像，如图 9-17(b)所示. 无穷远处物点所发出的平行光经凹透镜后，成虚像于该近视眼的远点处，再经过眼睛折射后，成点像于视网膜上，这样近视眼在眼睛不调节的情况下即可看清无穷远处的物体.

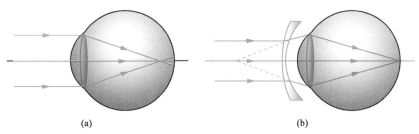

(a)　　　　　　　　　　(b)

图 9-17　近视眼及其矫正

例 9-4　一近视眼患者的远点在眼前 50 cm 处，如今要使他能看清远方的物体，问应配多少度的凹透镜片？

解　无穷远处的物体发出的平行光经镜片后应在近视眼的远点处成一虚像，即

$$u = \infty, \quad v = -50 \text{ cm} = -0.5 \text{ m}$$

代入薄透镜成像公式(9-10)，得

$$\frac{1}{\infty} + \frac{1}{-0.5} = \frac{1}{f}$$

由 $\Phi = \dfrac{1}{f}$ 得出

$$\Phi = \frac{1}{-0.5} = -2 \text{ (屈光度)} = -200 \text{(度)}$$

此近视眼患者应戴 200 度的凹透镜.

(2) 远视眼. 若眼睛不调节，平行入射的光线，会聚在视网膜之后，如图 9-18(a)，这种眼睛称为远视眼. 远视眼在不调节时，不仅看不清远处物体，更看不清近处物体. 经眼调节后，可以看清远处物体，但仍看不清较近处物体. 远视眼的近点距离大于正视眼的近点距离，远视眼的远点在眼睛之后，为虚物点，如图 9-18(b).

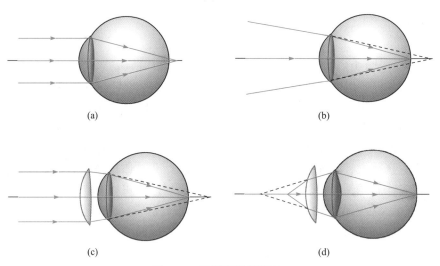

图 9-18　远视眼及其矫正

远视产生的原因可能是角膜或晶状体折射面的曲率半径太大，焦度太小，会聚力较弱；或者是眼球的前后直径太短，使物体的像成在视网膜之后. 婴儿由于晶状体发育尚不完全，多为远视眼.

远视眼的矫正方法是配一副适当焦度的凸透镜，以增补眼睛焦度的不足，使平行光线进入眼睛之前先经凸透镜会聚(成像于远视眼的远点处)，再经眼睛折射后会聚于视网膜上，如图 9-18(c). 由于远视眼的近点较正视眼的远一些，因此，远视眼在看近处的物体时，所选择

的凸透镜必须将此物体的虚像成在远视眼的近点处, 如图 9-18(d).

(3) 散光眼. 前面所述近视眼和远视眼都属于角膜的球面屈光不正, 角膜在各个方向子午面的曲率半径皆相等, 即各个方位的弯曲程度都相同. 而散光眼的角膜在各个方向子午面的曲率半径不完全相同, 所以进入眼睛不同方位的光线不能同时聚焦在视网膜上, 图像模糊不清. 散光眼属于非对称折射系统. 如图 9-19 所示, 此散光眼的角膜纵向子午面曲率半径最短, 光线会聚于 M 点, 横向子午面曲率半径最长, 光线会聚于 N 点, 其他方位子午面的曲率半径介于两者之间, 光线会聚于 MN 之间. 由此可见, 散光眼对任何位置的点物均不能产生点像.

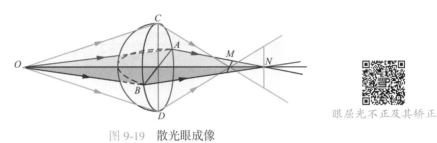

图 9-19 散光眼成像

眼屈光不正及其矫正

散光眼的矫正方法是配戴适当焦度的柱面透镜, 以矫正屈光不正子午面的焦度. 散光有近视散光和远视散光之分, 因此可以分别配凹柱面透镜和凸柱面透镜来对应矫正.

9.3.2 放大镜

眼睛所看到的物体的大小是由物体在视网膜上所成像的大小来决定的, 而成像的大小又是由物体对眼睛所张视角的大小来决定的. 因此为了看清微小物体的细节, 常将物体移近眼睛, 以增加视角. 但是人眼的调节是有一定限度的, 物体离得太近反而看不清. 因此常借助于会聚透镜来增大视角, 用于这一目的的会聚透镜称为放大镜(magnifier).

由透镜成像可知, 当物体放在凸透镜焦点以内时, 成放大的、正立的虚像, 像与物在透镜的同一侧, 这就是放大镜的成像原理.

使用放大镜观察物体时, 应把物体放在它的焦点内侧靠近焦点处, 使光线通过透镜折射变成平行光线进入眼内, 这样眼睛不需要调节就能在视网膜上得到清晰的像. 如图 9-20 所示, 把物体放在明视距离 25 cm 处, 用眼睛直接观察物体时的视角为 β, 利用放大镜观察同一物体时的视角为 γ, 通常用这两个视角的比值来表示放大镜的放大率, 称为角放大率(angular magnification), 用 α 表示, 即

$$\alpha = \frac{\gamma}{\beta} \tag{9-15}$$

一般用放大镜观察的物体的线度 y 很小, 故 γ、β 视角都很小, 因此

$$\gamma \approx \tan\gamma = \frac{y}{f}, \quad \beta \approx \tan\beta = \frac{y}{25}$$

将其代入式(9-15), 得

$$\alpha = \frac{y}{f} \times \frac{25}{y} = \frac{25}{f} \tag{9-16}$$

式中 f 代表放大镜的焦距，单位为 cm. 由公式可知，放大镜的角放大率与它的焦距成反比，即放大镜的焦距越短，角放大率越大. 实际上，焦距 f 很短时，透镜的表面就很弯曲，会出现各种像差，效果反而不好. 单一放大镜通常只放大几倍，若是一个由透镜组构成的放大镜，可以放大几十倍，且像差减小. 通常用的放大镜，焦距 1～10 cm，相当于 2.5～25 倍的放大率.

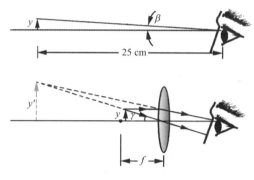

图 9-20 放大镜原理

9.3.3 光学显微镜

显微镜(microscope)是生物学和医学中广泛使用的仪器，在观察微小结构的物体时，常常需要借助比放大镜放大率更高的仪器——显微镜.

1. 显微镜的放大原理

普通光学显微镜由会聚透镜组成，其光路如图 9-21 所示. L_1 为物镜(objective)，L_2 为目镜(eyepiece). 实际的物镜和目镜是分别由焦距较短的透镜组和焦距较长的透镜组构成的，使用透镜组是为了消除像差，成像清晰. 将被观察的物体 y 放在 L_1 的焦点外侧且靠近焦点处，使物体通过 L_1 成一个放大的倒立实像 y'，实像 y' 应落在目镜 L_2 焦点内靠近焦点处，再通过目镜成一个放大正立的虚像，虚像相对人眼张开的角度为 γ.

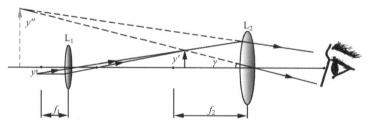

图 9-21 光学显微镜光路图

根据光学仪器放大率的定义，显微镜的放大率 M 为

$$M = \frac{\gamma}{\beta} \approx \frac{\tan\gamma}{\tan\beta}$$

由光路图知，$\tan\gamma \approx \dfrac{y'}{f_2}$，$f_2$ 为目镜的焦距；$\tan\beta = \dfrac{y}{25}$，代入上式得

$$M = \frac{y'}{f_2} \times \frac{25}{y} = \frac{y'}{y} \times \frac{25}{f_2}$$

式中，$\dfrac{y'}{y}$ 称为物镜的线放大率，用 m 表示；$\dfrac{25}{f_2}$ 为目镜的角放大率，用 α 表示，则显微镜的放大率 M 为

$$M = m \times \alpha \tag{9-17}$$

即显微镜的放大率等于物镜的线放大率与目镜的角放大率的乘积. 一般显微镜常附有几个可供选择的物镜和目镜，适当配合可获得不同的放大率.

由于被观测物体置于靠近物镜的焦点处，此时

$$\frac{y'}{y} \approx \frac{s}{f_1}$$

s 是像 y' 到物镜的距离，即物镜的像距；f_1 为物镜的焦距. 则显微镜的放大率可写为

$$M = \frac{s}{f_1} \times \frac{25}{f_2} = \frac{25s}{f_1 f_2} \tag{9-18}$$

由上式可知，显微镜放大率与所用物镜和目镜的焦距成反比. 因为物镜和目镜的焦距比物镜的像距 s 小很多，因此可以把 s 看作显微镜镜筒的长度. 因此，镜筒越长，物镜和目镜的焦距越短，显微镜的放大率就越大.

2. 显微镜的分辨本领

当我们用光学仪器去观察一个较复杂的物体时，如一张显微切片，画面可以看成是由许多不同颜色、不同亮度、不同位置的物点的像所组成的. 根据光的衍射理论可知，物点通过透光面积很小的物镜孔时必然产生圆孔衍射，所以每个物点所成的像都是一个有一定大小的衍射斑(艾里斑). 当物点靠得太近时，艾里斑彼此重叠太多，画面中物体的细节将变得模糊不清. 因此，衍射现象限制了光学系统分辨物体细节的能力.

光学系统能分辨两物点间最短距离的倒数，称为光学系统的分辨本领(resolving power). 瑞利给出了分辨物体细节能力的依据，即瑞利判据(Rayleigh's criterion)：当一个物点衍射亮斑的第一暗环与另一个衍射亮斑的中央重合时，这两个物点恰好处于可以分辨的极限位置.

图 9-22 给出了两个物点成像时光强度的叠加情况. (a)图表示两个物点距离足够远，可清晰分辨出是两个物点所成的像；(b)图表示当一个像的第一暗环恰与另一个像的亮斑中央重合，即刚好满足瑞利判据，人眼刚刚可以分辨出是两个物点所成的像，此时极小光强度为最大光强度的 80%；(c)图两个物点的像大部分重叠，无法分辨两个物点的像，看上去是一个大亮斑.

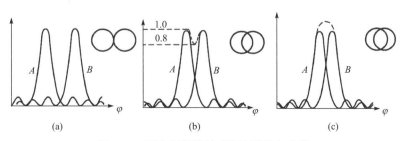

图 9-22 两个衍射像的光强度的叠加曲线

显微镜能分辨两物点之间的最短距离称为最小分辨距离，一般用 Z 表示，如图 9-23 所示，最小分辨距离的倒数即为显微镜的分辨本领. 对显微镜，阿贝(Abbe)指出，物镜所能分辨的两点之间的最短距离为

$$Z = \frac{1.22\lambda}{2n\sin u} \qquad (9\text{-}19)$$

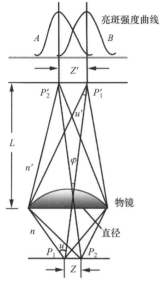

图 9-23　显微镜的分辨本领

式中，λ 为入射光的波长，n 为物镜与标本之间介质的折射率，u 为物点发射到物镜边缘光线与主光轴之间的夹角，$n\sin u$ 称为物镜的数值孔径(numerical aperture)，常用 NA 表示. 可见物镜的数值孔径越大，入射光的波长越短，显微镜所能分辨的最短距离越小，越能看清楚物体的细节，从而显微镜的分辨本领就越强.

提高显微镜的分辨本领的一种方法是减小所用光的波长. 例如，对于数值孔径数 $n\sin u$ 为 1.5 的物镜，若用可见光照明(平均波长为 550 nm)，据式(9-19)，显微镜能分辨的最短距离为 223.7 nm，即比 223.7 nm 再小的细节就看不清楚了；而改用波长为 275 nm 的紫外线照明，则最小分辨距离为 111.8 nm，可使分辨本领提高 1 倍，但由于紫外线不是可见光，不能用眼睛直接观察，所以只能用照相的方法拍下标本经显微镜放大的图像.

另一种提高显微镜分辨本领的方法是增大物镜的数值孔径 $n\sin u$，如利用油浸物镜增大 n 和 u 的值. 通常情况下，物镜和标本之间的介质是空气，此种物镜称为干物镜，如图 9-24 的左半部分所示，其物镜的 $n\sin u$ 值最大只能达到 0.95，这是因为从物点发出的光束到达盖玻片与空气界面时，部分光线因为全反射不能进入物镜，进入物镜的光束夹角 u 较小. 如果在物镜与盖玻片之间滴入折射率较大的透明液体，如香柏油($n \approx 1.5$)，可将物镜的 $n\sin u$ 值增大到 1.5，此即油浸物镜，如图 9-24 的右半部分所示. 油浸物镜不仅提高了显微镜的分辨本领，而且避免了全反射的产生，增强了像的亮度.

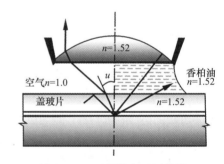

图 9-24　干物镜与油浸物镜

显微镜的分辨本领和放大率是两个不同的概念. 放大率是指物体成像后放大的倍数，而分辨本领则是分辨物体细节的能力. 前者与物镜的线放大率和目镜的角放大率有关，而后者只取决于物镜. 因此使用高倍目镜只能提高显微镜的放大率，而对分辨本领没有帮助.

9.3.4　荧光显微镜和电子显微镜

显微镜的种类很多，除了前面介绍的光学显微镜，常用的还有荧光显微镜、偏光显微镜、相差显微镜、电子显微镜等，适用的对象不同，放大倍数也有很大差别. 下面简单介绍其中的两种.

1. 荧光显微镜

荧光显微镜(fluorescence microscope)与普通显微镜的主要区别是所用的光源不同. 荧光显微镜以紫外线作光源，激发标本中荧光物质产生荧光，以进行观察，荧光显微镜得到的是

物体的荧光图像. 很多物质在紫外线照射下可以发出荧光,但有些物质如细菌,本身不发荧光,对不发荧光的物质用荧光物质染色后, 在紫外线照射下也可以发出荧光.

荧光显微镜的最大特点是灵敏度高,用浓度很低的荧光物质对标本染色后, 其对比度约为可见光显微镜的 100 倍. 标本的细节在暗视野中显得明亮, 好像它本身发光一样. 荧光显微镜是生物、医学中的重要工具, 它把荧光分析的敏感性与光学显微术的精细性有机地结合起来, 借以研究生物的某些结构、形态和物性等.

2. 电子显微镜

电子显微镜(electron microscope)就是用波长很短的电子射线代替可见光做成的显微镜,简称电镜. 光学显微镜的分辨本领受到照射光波长的限制, 波长越短, 分辨本领越高. 但即使使用了紫外线的显微镜, 其分辨的最短距离也仅为 111.8 nm, 仍不能看清病毒和细胞的内部细节. 若用电子束代替光波, 电子束在 100 kV 的加速电压下, 其物质波波长约为 0.0039 nm, 远小于光波波长, 尽管电子显微镜的数值孔径只有 0.02, 但实际分辨距离仍可小至 0.1 nm 左右.

电子显微镜与光学显微镜类似, 具有会聚镜、物镜和目镜, 但它们不是光学透镜, 而是静电透镜或电磁透镜. 静电透镜是利用静电场偏转电子的行径, 调节电子束的会聚或发散, 其原理与电子示波管中的静电透镜类似. 电磁透镜是利用磁场对运动电子施加的洛伦兹力, 使得电子束会聚或发散.

电子显微镜在科学研究方面应用比较广泛, 尤其对医学的发展起着极其重大的推动作用, 电镜技术促使基础医学研究从细胞水平进入到了分子水平. 如脱氧核糖核酸(DNA)的详细结构、过滤性病毒、细菌内部结构等均可利用电镜进行观察.

知 识 拓 展

内 窥 镜

随着科技的发展、成像技术的进步, 内窥镜技术已经成为现代医学不可或缺的医疗手段. 内窥镜种类很多, 如纤维内窥镜、电子内窥镜、超声内窥镜、分子影像内窥镜等. 下面简单介绍其中的两种.

1. 纤维内窥镜

用光导纤维束传像和导光的内窥镜称为纤维内窥镜, 简称光纤镜(fiber scope). 光导纤维, 简称光纤, 是由透明度很好的玻璃或其他透明材料拉成纤维状, 并在其表面涂上一层折射率比纤维本身折射率小的物质. 当光以大于全反射临界角度入射时, 光在纤维内壁反复发生全反射向前传播而不发生透射, 如图 9-25(a)所示.

发生全反射的入射角的大小由下式来决定:

$$\sin i = \frac{1}{n_0}\sqrt{n_1^2 - n_2^2}$$

光纤镜一般是由数万根光导纤维组成, 主要有两个作用: 一是它可以把外部光源发出的强光导入人体器官内; 二是可以把器官内壁的像导出体外. 纤维束的两端必须黏结固定, 且两端的排列完全对应, 从而保证可以导出清晰正确的图像, 如图 9-25 (b)所示.

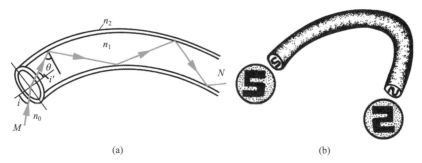

图 9-25　光纤导光原理图及传像示意图

为了减少患者的痛苦，纤维束的中间部分不黏结，以保证它可以柔软地进入患者体内．目前临床上使用的纤维内窥镜主要有食管、胃、直肠、支气管、膀胱等内窥镜．

2. 电子内窥镜

电子内窥镜系统主要由四部分组成：电子内镜、视频处理器、视频监视器及计算机存储装置．电子内窥镜与纤维内窥镜有着很大的不同．电子内窥镜不通过光学镜头和光导纤维来传像、导光，而是采用电荷耦合器件(charge coupled device，CCD)作为图像传感器，将光信号转变为电信号，再由电缆传输到视频处理器，经处理还原后在视频监视器上显示．CCD是一种半导体装置，能够将光学影像转换为数字信号，其光敏面是由规则排列的感光元件组成的，每个感光元件对应一个像素，像素数量是决定成像质量的重要因素之一．电子内窥镜的外径更细，图像显示更清晰，且更利于图像处理、分析、传输和储存，这为临床上的检查、确诊及后续的病例分析带来了便利．

此外，一种无痛可吞服的无线胶囊式电子内窥镜已经问世并应用于临床，主要用于小肠疾病的诊断．这种电子内窥镜实际上是一种微型摄像机和信号发射器，发射出来的图像信号由外部接收器接收、处理和保存，处理还原后的数据可在计算机上查看．

近年来，成像新技术获得了飞速的发展，如超声内窥镜、高清放大内窥镜、电子染色内窥镜、分子影像内窥镜等相继问世．随着诊疗水平和人民需求的提高，临床对内窥镜的成像要求更加精细化，以达到更高的诊断准确率．成像技术的进步将不断满足临床需求，推动诊疗技术的发展并减少不必要的治疗．

知识拓展

二维码

激光手术矫正眼屈光不正

习　题

9-1　将一在空气中的焦距为 f 的薄凸透镜($n=1.5$)放入水中($n_水 > n_空$)，其焦距如何变化？

9-2　为什么空气中薄凸透镜焦距为正，薄凹透镜焦距为负？

9-3　一条鱼在水面下 1 m 处，水的折射率 $n=1.33$，若在鱼的正上方观察，其像的位置在哪里？

9-4　直径为 $2R$ 的长玻璃棒置于空气中(假设空气的折射率为 1)，其一端是半径为 R 的半球面，玻璃的折射率为 1.5，求：

(1) 该球面的两个焦距；

(2) 一物体放在棒轴线上距球面顶点分别为无穷远、$2R$、R 时，像的位置.

9-5　某种液体($n=1.3$)和玻璃($n=1.5$)的分界面为球面. 在液体中有一物体放在球面的轴线上距离球面 39 cm，并在球面前 30 cm 处成一虚像. 求球面的曲率半径，并指出哪一种介质处于球面的凹侧.

9-6　凸透镜 L_1 和凹透镜 L_2 的焦距分别为 20 cm 和 40 cm，L_2 在 L_1 右侧 40 cm 处. 在 L_1 左边主光轴 30 cm 处放置某物体，求该物体经过透镜组后所成的像.

9-7　一个焦距为 10 cm 的凸透镜与一个焦距为 10 cm 的凹透镜相距 5 cm 放置(凹透镜在凸透镜右侧). 一个物体最后成像在凸透镜前 15 cm 处，求此物体放在凸透镜前的位置.

9-8　一近视眼患者的远点在眼前 1 m 处，如今要使他在眼不调节时能看清远方的物体，问应配多少度的凹透镜？

9-9　一远视眼患者戴 2 D 的眼镜看书时须把书拿到眼前 40 cm 处，问此人应配何种度数的眼镜才合适？

9-10　明视距离处人眼可分辨的最短距离是 0.1 mm，今欲观察 0.25 μm 的细胞细节，问：

(1) 所用显微镜的总放大倍数？

(2) 此显微镜的数值孔径为多少？设所用光波波长为 600 nm.

9-11　显微镜目镜的焦距为 2.5 cm，物镜焦距为 1.6 cm，物镜与目镜相距 22.1 cm，最后成像于无穷远处，问：

(1) 标本应放于物镜前什么位置？

(2) 物镜的线放大率是多少？

(3) 显微镜的总放大倍数是多少？

(哈尔滨医科大学　张　宇)

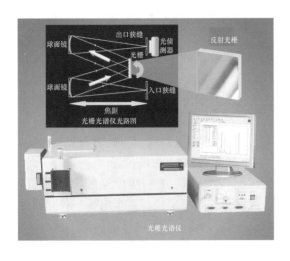

光栅光谱仪

光谱分析方法作为一种重要的分析手段，在科研、生产、质控等方面均发挥着极大的作用. 近年来，无论是原子吸收光谱、原子荧光光谱、近红外光谱、激光拉曼光谱还是光电直读光谱、激光诱导击穿光谱等均在环境监测、生命科学、食品检测等方面有着极为广泛的应用需求. 光栅光谱作为光谱分析方法的一类，其作用也日益显现. 光栅光谱仪是将成分复杂的光分解为光谱线的科学仪器. 通过光谱仪对光信息进行抓取，以照相底片显影，或电脑化自动显示数值仪器显示和分析，从而测知光品中含有何种元素. 该仪器中使用的反射光栅可使其具有分辨率高、谱线范围宽、动态范围广、检出限低等特点，被广泛应用于颜色测量、化学物质结构分析、晶型分析、中药材真伪鉴别和成分分析及药物剂型的快速鉴别等方面.

第10章

波动光学

光的本质是电磁波. 在整个电磁波谱中，波长在 $400 \sim 760$ nm 的电磁波是人眼所能感知的，我们称之为可见光波. 以光的波动理论为基础研究光的传播及其规律的学科称为波动光学. 本章主要讨论光在传播过程中的干涉、衍射和偏振现象，运用波动理论来阐明光的波动性及这些现象在现代科技中的应用.

10.1　光 的 干 涉

两列或几列光波在空间相遇、相互叠加，出现了明暗相间的稳定的光强分布，这就是光的干涉(interference of light)现象. 干涉现象是波动独有的现象，光的干涉现象为光的波动理论的建立提供了强有力的证据.

10.1.1　相干光

在讨论机械波的干涉时已指出，两列波相遇发生干涉现象的条件是：频率相同、振动方向相同、初相位相同或相位差恒定，满足这三个相干条件的光称为相干光(coherent light). 实验表明，任意两个独立的普通光源发出的光都不能产生干涉现象，所以普通光源发出的光不是相干光.

普通光源的发光机制是以自发辐射为主的，即光源中的原子吸收外界能量处于激发态，激发态中的原子不稳定，电子在激发态只停留很短的时间就自发跃迁到较低的能级态，跃迁过程中发出一列光波. 光源中含有大量的原子(或分子)，它们各自独立发光，每个原子发光又是间歇式的，发光的持续时间很短，约为10^{-8} s，发出一列有限长的波列后，间歇一段时间，再发出另一波列. 因此，普通光源发出的光束是由大量并不连续的波列组成的，这些波列在频率、振动方向、相位上各自独立、随机分布，如图 10-1 所示. 太阳、白炽灯、日光灯都是常见的普通光源. 两个普通光源发出的光是不相干的，即使是同一光源的不同部分，发出的光波也是不相干的. 激光光源是目前最好的相干光源，这是由于激光的发光原理不同于普通光源. 因而，要想从普通光源中获得相干光，只能将普通光源中的同一点(或很小部分)发出的光分成两部分，使其经过不同路径之后再相遇，这样得到的两列光波就能够形成稳定的干涉条纹，是相干光. 实现将普通光源发出的光波变成相干光的方法主要有两种：一种是分波阵面法，如杨氏双缝干涉实验；另一种是分振幅法，如薄膜干涉.

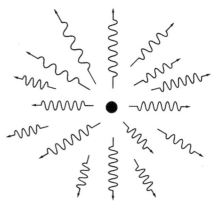

图 10-1　普通光源发光

10.1.2　杨氏双缝干涉实验

1801 年，英国物理学家托马斯·杨(Thomas Young)最先用实验的方法观察到了光的干涉现象，为光的波动理论提供了重要的实验依据. 杨氏双缝干涉实验装置如图 10-2 所示，将单色平行光照射到开了狭缝 S 的遮光板上，S 后放置另一遮光板，板上相对于 S 的对称位置各开设两条与 S 平行且等间距的狭缝 S_1、S_2. 根据惠更斯原理可知，S_1、S_2 可以看成新的次波波源，它们都来源于波源 S 的同一个波振面上，所以满足相干条件，在观察屏 L 上形成了稳定的明暗相间的条纹.

下面分析双缝在观察屏 L 上产生明暗条纹的条件. 如图 10-3 所示，杨氏双缝干涉实验中，双缝 S_1、S_2 间距为 d，双缝到观察屏 L 的垂直距离为 D，AO 为 S_1S_2 的中垂线. 沿观察屏 L 建

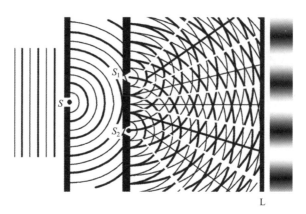

图 10-2 杨氏双缝干涉实验

$$\Delta r = r_2 - r_1$$

立坐标轴 x，在 x 轴上任取一点 P，P 到 S_1 和 S_2 的距离分别为 r_1 和 r_2，则 S_1、S_2 发出的两列光波的波程差 Δr 为

$$\Delta r = r_2 - r_1$$

在杨氏双缝干涉实验中，通常 $d \ll D$、$x \ll D$，过 S_1 向 r_2 引垂线，垂足为 B，则 S_1S_2 与 S_1B 之间的夹角 θ 很小，因此 $\sin\theta \approx \tan\theta \approx \dfrac{x}{D}$，所以

$$\Delta r = r_2 - r_1 \approx d\sin\theta \approx \frac{d}{D}x \tag{10-1}$$

根据波动理论可知，若入射光波波长为 λ，当 $\Delta r = \pm 2k\dfrac{\lambda}{2}$ 时，两光束在 P 点干涉加强，P 点为明纹，则各级明纹中心的位置为

$$x_{明} = \pm 2k\frac{D}{d}\frac{\lambda}{2} \quad (k=0,1,2,\cdots) \tag{10-2}$$

其中 k 为条纹级数. 当 $k=0$ 时，$x=0$，所以杨氏双缝干涉观察屏的中点为明纹，称为中央明纹或零级明纹；当 $k=1,2,3,\cdots$ 时，对应的明条纹分别称为第一级，第二级，第三级，……明条纹. 式中的正负号代表各级明条纹在中央明纹两侧对称分布.

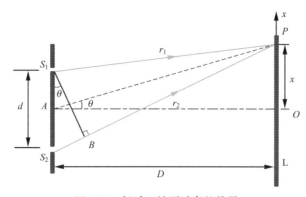

图 10-3 杨氏双缝干涉条纹推导

当 $\Delta r = \pm(2k+1)\dfrac{\lambda}{2}$ 时，两光束在 P 点干涉相消，P 点为暗纹，则各级暗纹中心的位置为

$$x_{\text{暗}} = \pm(2k+1)\frac{D}{d}\frac{\lambda}{2} \quad (k=0,1,2,\cdots) \tag{10-3}$$

由式(10-2)和式(10-3)可知，任意两级相邻的明纹或暗纹的间距均为

$$\Delta x = x_{k+1} - x_k = \frac{D}{d}\lambda \tag{10-4}$$

根据式(10-2)～式(10-4)可知，杨氏双缝干涉的条纹具有以下特点：

(1) 杨氏双缝干涉条纹是一系列与双缝相平行的明暗相间的条纹. 观察屏的中央为零级明纹，两侧对称分布其他各级条纹，干涉级数越高，条纹离中央越远.

(2) 干涉条纹等间距分布，条纹间距 Δx 与 D、λ 成正比，与 d 成反比. 由于可见光波的 λ 很小，要想清楚地观察到干涉条纹，就必须要求 $d \ll D$，否则条纹太密集，肉眼无法进行分辨.

(3) 用单色光照射杨氏双缝时，由于 Δx、D、d 均为直观可测的物理量，所以根据条纹间距 Δx 可以测出入射光波波长 λ. 杨氏双缝干涉实验在历史上第一次为我们提供了测量可见光波波长的方法.

(4) 用白光照射杨氏双缝时，除观察屏的中央仍是白色以外，其余各级明纹均带有颜色，同一级明纹由外向内分布由红到紫的彩带. 当条纹级数较高时，由于不同级数不同颜色，明纹位置出现重叠，颜色也开始重叠.

例 10-1 杨氏双缝实验中，观察屏到双缝的间距 $D=1$ m，用 $\lambda=600$ nm 的单色光照射双缝，问：

(1) 设双缝间距 $d=2$ mm 和 $d=10$ mm 两种情况下，相邻明纹间距各为多大？

(2) 如肉眼仅能分辨的两条纹间距为 0.15 mm，现用肉眼观察干涉条纹，则双缝的最大间距是多少？

解 (1) 由条纹间距 $\Delta x = \dfrac{D}{d}\lambda$ 可知，当 $d=2$ mm 时

$$\Delta x = \frac{1 \times 600 \times 10^{-9}}{2 \times 10^{-3}} = 3 \times 10^{-4}\,(\text{m}) = 0.3\,(\text{mm})$$

当 $d=10$ mm 时

$$\Delta x = \frac{1 \times 600 \times 10^{-9}}{10 \times 10^{-3}} = 6 \times 10^{-5}\,(\text{m}) = 0.06\,(\text{mm})$$

(2) 若 $\Delta x = 0.15$ mm，则

$$d = \frac{D\lambda}{\Delta x} = \frac{1 \times 600 \times 10^{-9}}{0.15 \times 10^{-3}}$$
$$= 4 \times 10^{-3}\,(\text{m}) = 4\,(\text{mm})$$

所以，在这种条件下，双缝间距必须小于 4 mm，肉眼才可分辨出干涉条纹.

例 10-2 用单色光照射杨氏双缝,观察屏到双缝的间距 $D=2$ m,双缝间距 $d=0.1$ mm,第一级明纹到同侧的第十级明纹之间的间距为 9 cm,则入射光波波长是多少?

解 $x_{10} - x_1 = 9\Delta x = 9$ cm

$$\Delta x = \frac{D}{d}\lambda = 1\,\text{cm}$$

$$\lambda = \frac{\Delta x \cdot d}{D} = \frac{1\times 10^{-2} \times 0.1 \times 10^{-3}}{2} = 5\times 10^{-7}\,(\text{m}) = 500\,(\text{nm})$$

所以,入射光波波长是 500 nm.

10.1.3 光程和光程差

在前面讨论的干涉中,两束相干光始终都在同一介质(空气)中传播;如果光在传播中遇到了不同的介质,为了方便进行相位分析,特引入光程(optical path)和光程差(optical path difference)的概念.

光在真空中的传播速度为光速 c,当光进入折射率为 n 的介质中时,传播速度变为 $u = \dfrac{c}{n}$,如图 10-4 所示,经过相同的时间 t,光波在不同的介质中所走的路程必然不同.

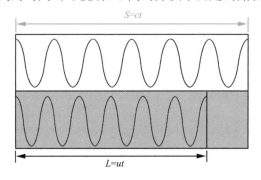

图 10-4 光程

光在真空中所走的路程为 S,在折射率为 n 的介质中所走的路程为 L,则

$$S = ct = nut = nL \tag{10-5}$$

真空中的波长为 λ、频率为 ν 的单色光在折射率为 n 的介质中波长变为

$$\lambda' = \frac{u}{\nu} = \frac{c}{n\nu} = \frac{\lambda}{n} \tag{10-6}$$

可见,同一频率的单色光在不同介质中波长会发生变化. 光波每传播一个完整的波,相位改变 2π. 在图 10-4 中,单色光在真空中传播 S 的几何路程,相位改变为

$$\Delta\varphi = 2\pi\frac{S}{\lambda}$$

同一频率的单色光在折射率为 n 的介质中传播 L 的几何路程，相位改变为

$$\Delta\varphi' = 2\pi\frac{L}{\lambda'}$$

由式(10-5)、式(10-6)可知：$\Delta\varphi' = \Delta\varphi$. 可见，相同的时间内，同一频率的单色光在不同介质中传播的几何路程虽然不同，却带来了相同的相位变化，这说明光在介质中传播 L 的几何路程等价于光在真空中传播 nL 的几何路程.

综上所述，我们将光波在介质中传播的几何路程 L 与该介质的折射率 n 的乘积 nL，称为光程. 两束光的光程之差称为光程差，常用 δ 表示. 有了光程的概念之后，相当于把光在介质中的传播都折算为光在真空中的传播，决定相位变化的不是几何路程差，而是光程差. 相位差和光程差的关系为

$$\Delta\varphi = \frac{2\pi}{\lambda}\delta \tag{10-7}$$

式中 λ 为真空中的波长.

例 10-3　如图 10-5 所示，在杨氏双缝实验中，用 $\lambda = 600$ nm 的单色光照射双缝. 若以折射率 $n=1.3$，厚度 $l=0.01$ mm 的透明介质遮住其中一条缝，两束光到达观察屏的中点 O 的相位差是多少？O 点为第几条明纹？

解　(1) 两束光在 O 点的光程差为

$$\delta = \left[nl + (r-l)\right] - r = (n-1)l$$

相位差为

$$\begin{aligned}\Delta\varphi &= \frac{2\pi}{\lambda}\delta = \frac{2\pi}{\lambda}(n-1)l \\ &= \frac{2\pi \times (1.3-1) \times 0.01 \times 10^{-3}}{600 \times 10^{-9}} \\ &= 10\pi\end{aligned}$$

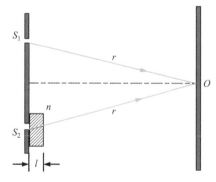

图 10-5　例 10-3 图

(2) 根据波的干涉理论，干涉加强取得明条纹的条件为

$$\Delta\varphi = \pm 2k\pi$$

$$\Delta\varphi = 10\pi$$

$$k = 5$$

观察屏的中点 O 为第五级明纹.

10.1.4　劳埃德镜实验

1834 年，劳埃德(Lloyd)提出了一种更简单的观察干涉现象的实验，称为劳埃德镜(Lloyd's mirror)实验. 如图 10-6 所示，劳埃德镜 MN 是一块背面涂黑的平板玻璃，由 S_1 发出的光一部分直接照射到观察屏 L 的 AB 区域上，一部分经 MN 反射到达 L 的 ab 区域，这两部分相干光

在屏上的 ab 区域形成明暗相间的条纹. 经 MN 反射的光等效于从其虚像 S_2 发出的光, 劳埃德镜实验可以看成是分别由狭缝 S_1、S_2 发出的两束相干光之间的干涉. 这与杨氏双缝干涉实验非常类似, S_1、S_2 之间的距离相当于杨氏双缝实验中双缝间距 d, S_1、S_2 到 L 的垂直距离相当于杨氏双缝实验中的 D, 劳埃德镜实验观察屏上的条纹间距也为

$$\Delta x = \frac{D}{d}\lambda$$

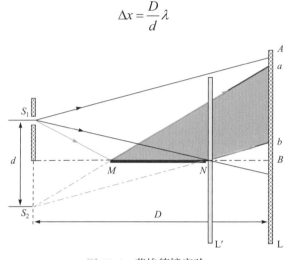

劳埃德镜

图 10-6　劳埃德镜实验

如果将图 10-6 中的观察屏 L 移动到 L′ 的位置与劳埃德镜的 N 点相接触, 此时 S_1、S_2 到 N 点的光程差为零, 相位差也为零, N 点应该出现明条纹, 然而实验结果显示 N 点为暗条纹, 其他明暗条纹也都互换了位置. 这一实验表明, 直射到观察屏的光波和从镜面反射到观察屏的光波之间的相位相反, 即相位差为 π. 由于直射的光波不可能出现相位的改变, 所以只能是反射光出现了 π 的相位突变.

进一步的实验表明, 光只有从光疏介质射向光密介质的界面时, 反射光才会发生 π 的相位突变; π 的相位突变相当于反射光多走(或少走)了半个波长的距离, 因而这种现象称为半波损失(half-wave loss).

10.1.5　薄膜干涉

双缝干涉必须借助于实验装置才能观察到干涉条纹. 而在日常生活中, 我们经常可以看见阳光下, 肥皂泡表面出现彩色的图案, 蜻蜓翅膀上呈现美丽的花纹等, 这些都是薄膜干涉现象, 薄膜干涉是光波通过薄膜两个表面反射后相互叠加所形成的干涉现象. 薄膜干涉的详细分析比较复杂, 下面只对薄膜厚度均匀的等倾干涉和薄膜厚度不均匀的等厚干涉进行讨论.

1. 等倾干涉

如图 10-7 所示, 厚度为 e、折射率为 n_2 的薄膜, 其上下两侧介质的折射率分别为 n_1、n_3. 单色光 1 以 i 的角度入射到薄膜上, 一部分从薄膜的上表面 A 点直接反射形成反射光 2; 一部分从 A 点折射进入薄膜, 在薄膜的下表面 B 点反射, 再经 C 点折射穿出形成反射光 3. 反射光 2、3 均来自同一束入射光 1, 只是经历了不同的路径而有恒定的相位差, 所以 2、3 是相干光, 经薄透镜 L 会聚于观察屏上发生干涉. 此外还有经薄膜三次反射, 五次反射, …… 再折回薄膜上方的反射光 4, 5, …但其强度迅速下降, 所以只需考虑 2、3 两束光线间的干涉.

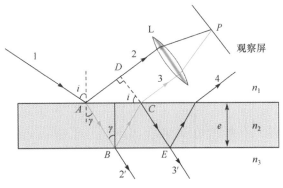

图 10-7　等倾干涉

观察屏上 P 点的明暗取决于反射光 2、3 的光程差. 反射光 2、3 经过薄透镜 L 是否会产生额外的光程差呢？实验表明，使用透镜只能改变光波的传播方向，但对物、像间的各光线均不会产生附加的光程差，这称之为薄透镜的等光程性. 所以，反射光 2、3 由传播路程产生的光程差为

$$\delta = n_2(AB + BC) - n_1 AD \tag{10-8a}$$

有时，半波损失现象会产生额外的附加光程差 $\dfrac{\lambda}{2}$，则光程差为

$$\delta = n_2(AB + BC) - n_1 AD + \frac{\lambda}{2} \tag{10-8b}$$

是否存在附加光程差取决于介质的折射率：① $n_1 < n_2 < n_3$；② $n_1 > n_2 > n_3$；③ $n_2 > n_1, n_2 > n_3$；④ $n_2 < n_1, n_2 < n_3$. 以上四种情况中，①和②适用于公式(10-8a)，③和④适用于公式(10-8b).

$$AB = BC = \frac{e}{\cos\gamma}, \quad AD = AC \cdot \sin i = 2e \tan\gamma \cdot \sin i$$

根据折射定律 $n_1 \sin i = n_2 \sin\gamma$ 及上式，式(10-8a)和式(10-8b)可写为

$$\delta = 2e\sqrt{n_2^2 - n_1^2 \sin^2 i} + \begin{cases} 0 \\ \dfrac{\lambda}{2} \end{cases} \tag{10-9}$$

观察屏上取得明、暗条纹的条件为

$$\delta = \begin{cases} 2k\dfrac{\lambda}{2}, & k = 1,2,3,\cdots \text{ 干涉加强，明条纹} \\ (2k+1)\dfrac{\lambda}{2}, & k = 0,1,2,\cdots \text{ 干涉削弱，暗条纹} \end{cases} \tag{10-10}$$

由式(10-9)和式(10-10)可看出，光程差随着入射角 i 的改变而改变；以相同倾角入射的光，经薄膜上下两个表面反射后产生的相干光都有相同的光程差，从而对应干涉图样中的同一级条纹，因而这种干涉称为等倾干涉(equal inclination interference). 等倾干涉条纹图样如图 10-8 所示.

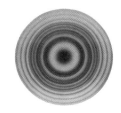

图 10-8　等倾干涉条纹图

透射光 2′ 和 3′ 也能产生干涉现象, 当介质的折射率满足以上四种情况时, 透射光光程差和反射光光程差都恰好相差 $\frac{\lambda}{2}$, 其干涉条纹明、暗正好相反, 即反射光干涉加强时, 透射光正好减弱, 遵守能量守恒原则.

2. 增透膜和增反膜

在比较复杂的光学系统中光能的反射损失很严重, 对于一个由六到七个透镜组成的光学系统, 反射会损失掉将近一半的光能. 现代一些复杂的光学系统, 如变焦物镜包括十几个透镜, 光能的损失更为严重, 严重影响光学系统的成像质量. 为了减少这种由反射带来的光能损失, 很多光学元件(如照相机的镜头以及测距仪、潜望镜上的光学元件)的表面都镀上了一层透明的薄膜, 常用的介质是氟化镁(MgF_2, 折射率为 1.38). 在镜片表面镀上一层适当厚度的氟化镁后, 可以使反射损失由原来的 4%下降到 0.078%. 这种可以减少反射、增强透射的薄膜称为增透膜 (antireflecting film).

例 10-4 如图 10-9 所示, 在照相机镜头($n_3=1.52$)表面镀上一层厚度均匀的氟化镁 (MgF_2, $n_2=1.38$)薄膜以增加透光率. 当白光近似垂直入射($i=0°$)到照相机镜头上时, 要使人眼最敏感的黄绿光($\lambda = 550\,\text{nm}$)反射最少, 薄膜的最小厚度为多少?

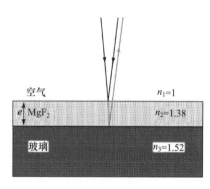

图 10-9 例 10-4 图

解 光垂直入射 $i=0°$时, 由于折射率满足 $n_1 < n_2 < n_3$, 因此没有由半波损失带来的附加光程差. 对于一定的入射光能来说, 当反射相互减弱时, 透射必然相互加强. 所以, 增透膜的光程差满足干涉相消的条件为

$$\delta = 2n_2 e = (2k+1)\frac{\lambda}{2}$$

当 $k=0$ 时, 薄膜取得最小厚度

$$e_{\min} = \frac{\lambda}{4n_2} = \frac{550}{4 \times 1.38} \approx 99.6\ (\text{nm})$$

显然, 一定厚度的薄膜只能对某个单一波长的光波有最好的增透效果; 对于相近波长的光有不同程度的增透, 但效果较差. 对于一般的照相机镜头, 常选取人眼最敏感的黄绿光波长($\lambda = 550\,\text{nm}$)作为"控制波长", 增透膜是按 550 nm 的波长计算的, 所以在白光照射下观看此薄膜的反射光, 人眼看不到黄绿色光反射(增透), 而能看到远离 550 nm 的红色、紫色的反射光, 故照相机镜头呈现红紫色.

有些光学器件却需要减少透射光能, 增加反射光能, 如墨镜、反射镜、激光谐振腔中的全反射镜等, 在其光学元件表面镀上适当厚度的薄膜, 使反射光相互加强, 透射光相互减弱. 例如, 氦-氖激光器谐振腔的全反射镜镀上 15~19 层硫化锌(ZnS, 折射率为 2.40)可以使其反射率高达 99.6%. 我们常把这类增加反射、减少透射的薄膜称为增反膜.

3. 等厚干涉

平行光垂直照射(i=0°)到厚度不均匀的透明薄膜上时，从薄膜上下两个表面反射的光发生干涉，此时两束反射光的光程差只跟薄膜的厚度有关. 厚度相同的地方，干涉条纹级数相同，这种干涉称为等厚干涉(equal thickness interference). 下面介绍两种常见的等厚干涉：劈尖干涉和牛顿环.

1) 劈尖干涉

如图 10-10 所示，将两块平板玻璃 A、B 一端接触，另一端夹上一张薄纸片，AB 间形成顶角为 θ(θ 极小)的空气劈尖. 平行光 1 垂直入射到玻璃板 A 上，分别从 A 板的下表面 C 点反射形成反射光 2，B 板的上表面 D 点反射形成反射光 3，反射光 2、3 满足相干条件发生干涉.

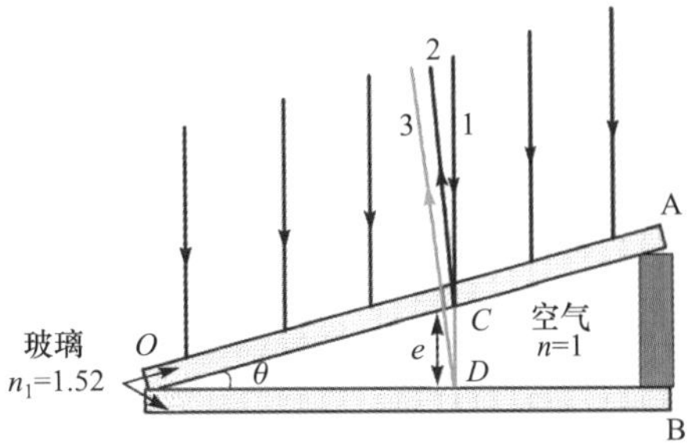

由于 θ 极小，反射光 2、3 均可近似看成垂直于玻璃板，其光程差为

$$\delta = 2e + \frac{\lambda}{2}$$

图 10-10 劈尖干涉

式中 $\frac{\lambda}{2}$ 是由半波损失现象引起的附加光程差. 因为劈尖各点的空气厚度 e 不同，出现明暗条纹的条件为

$$\delta = 2e + \frac{\lambda}{2} = \begin{cases} 2k\dfrac{\lambda}{2}, & k=1,2,3,\cdots, \quad 干涉加强，明条纹 \\ (2k+1)\dfrac{\lambda}{2}, & k=0,1,2,\cdots, \quad 干涉削弱，暗条纹 \end{cases} \tag{10-11}$$

由上式可知，劈尖干涉条纹是一系列平行于棱的明暗相间的直条纹，如图 10-11 所示. 棱边厚度 e=0，由于半波损失现象，相干光干涉削弱，形成暗条纹. 相邻的两条明纹中心或暗纹中心的间距为

$$\Delta l = \frac{\Delta e}{\sin\theta} = \frac{e_{k+1} - e_k}{\sin\theta} = \frac{\lambda}{2\sin\theta} \tag{10-12}$$

上式表明，劈尖干涉形成的条纹是等间距的. 由于条纹间距 Δl 与劈尖的顶角 θ 有关，θ 越大，条纹间距越密；当 θ 增大到一定程度时，条纹就密集得无法区分. 所以，劈尖干涉的顶角必须很小时才能观察到干涉条纹.

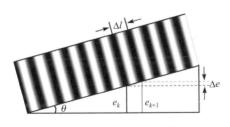

图 10-11 劈尖干涉条纹

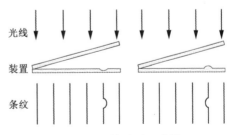

图 10-12 检验平面质量

从劈尖干涉的条纹特点可以看出，如果构成劈尖的两块玻璃板的表面不平整，中间的空气膜 e 发生了变化，条纹就会发生如图 10-12 所示的变化. 工业上，常利用这一现象来检查工件的平整度. 这种方法非常精密，可检查出约 $\frac{\lambda}{4}$ 的凹凸缺陷，即精密度可高达 0.1 μm.

2) 牛顿环

在一块平板玻璃 B 上放一块曲率半径很大的平凸玻璃 A，如图 10-13(a)所示，A、B 间形成空气薄层．当用单色光垂直照射时，从上往下会看到以接触点 O 为圆心，内疏外密的明暗相间的同心圆环，称为**牛顿环(Newton's rings)**，如图 10-13(b)所示．

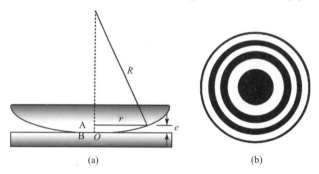

图 10-13　牛顿环

牛顿环是由 A 的下表面反射的光和 B 的上表面反射的光发生干涉而形成的；以 O 为圆心的任一半径为 r 的圆环上对应同一厚度的空气层，所以牛顿环是等厚干涉的一种．两束反射光的光程差及出现明暗条纹的条件为

$$\delta = 2e + \frac{\lambda}{2} = \begin{cases} 2k\dfrac{\lambda}{2}, & k=1,2,3,\cdots \quad 干涉加强，明条纹 \\ (2k+1)\dfrac{\lambda}{2}, & k=0,1,2,\cdots \quad 干涉削弱，暗条纹 \end{cases} \tag{10-13}$$

式中 $\frac{\lambda}{2}$ 是由半波损失现象引起的附加光程差，e 为空气层的厚度．在中心 O 点，$e=0$，由于半波损失，光程差 $\delta = \frac{\lambda}{2}$ 满足公式(10-13)中的暗纹条件，所以牛顿环的中心为暗斑．

若半径为 r 的环形条纹下面的空气层厚度为 e，如图 10-13(a)所示，则

$$r^2 = R^2 - (R-e)^2 = 2Re - e^2$$

因为 $R \gg e$，上式中的 e^2 这一项可忽略不计，则

$$e = \frac{r^2}{2R}$$

由公式(10-13)可知，明条纹条件为

$$2 \cdot \frac{r^2}{2R} + \frac{\lambda}{2} = 2k\frac{\lambda}{2}, \quad k=1,2,3,\cdots$$

暗条纹条件为

$$2 \cdot \frac{r^2}{2R} + \frac{\lambda}{2} = (2k+1)\frac{\lambda}{2}, \quad k=0,1,2,\cdots$$

所以，明暗条纹的半径分别为

$$\begin{cases} r_{明} = \sqrt{R \cdot (2k-1)\dfrac{\lambda}{2}}, & k=1,2,3,\cdots \\ r_{暗} = \sqrt{R \cdot 2k\dfrac{\lambda}{2}}, & k=0,1,2,\cdots \end{cases} \tag{10-14}$$

由上式可见，牛顿环暗条纹半径 r 与条纹级数的平方根成正比；所以，条纹从圆心向外，条纹逐渐变得更加密集.

10.2 光 的 衍 射

光的直线传播定律是几何光学的基本定律，通常情况下，光表现出直线传播的性质. 如图 10-14(a)所示，当光通过比较大的圆孔 a 时，在光屏上呈现清晰的圆斑，正是光的直线传播现象. 将圆孔的尺寸缩小到跟光波的波长相近时，如图 10-14(b)中所示的圆孔 b，光会绕过障碍物的边缘前进，偏离了直线传播，并且会在屏上呈现明暗相间的圆环，这种现象就称为光的衍射现象(diffraction of light).

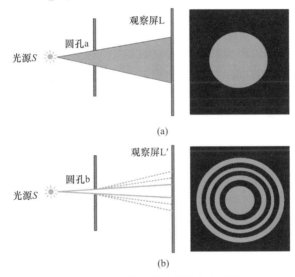

图 10-14 光的直线传播和衍射现象

衍射现象和干涉现象一样都是波动所共有的特征. 水波可以绕过闸口，声波可以绕过墙壁，无线电波可以绕过高山，这些都是衍射现象. 但是由于光波的波长非常短，只有遇到尺寸非常小的障碍物时才能观察到明显的衍射现象，如图 10-14(b)所示.

通常按光源、障碍物和观察屏三者之间的不同距离将衍射分为两类：一类是光源和观察屏(或二者之一)与障碍物的距离为有限远，这类衍射称为菲涅耳衍射(Fresnel diffraction)，又称为近场衍射；另一类是光源和观察屏与障碍物的距离均为无限远，这类衍射称为夫琅禾费衍射(Fraunhofer diffraction)，也称为远场衍射. 本节只对夫琅禾费衍射进行讨论. 实验中的夫琅禾费衍射是借助两个凸透镜来实现的；把点光源放在一个凸透镜的焦点处，出射光就变为平行光；另一个凸透镜放在障碍物之后，使经过障碍物后的衍射光聚焦在透镜的焦平面上成像.

10.2.1 单缝衍射

单缝衍射实验装置如图 10-15(a)所示. 光源 S 置于凸透镜 L_1 的焦点处，L_1 把 S 发出的光变为平行光，凸透镜 L_2 是把经狭缝衍射后的平行光会聚于观察屏 E 上，E 位于 L_2 的焦平面上，这样在观察屏上就可以观察到单缝衍射的图样. 对于单色光来说，其衍射图样是一组平行于狭缝的明暗相间的条纹；中央明纹最亮最宽，其他明纹亮度迅速变暗，宽度也只有中央明纹宽度的一半，如图 10-15(b)所示.

单缝衍射

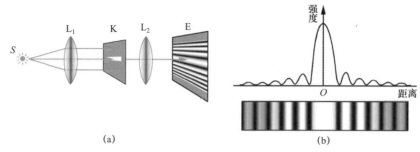

图 10-15 单缝衍射

下面分析单缝衍射观察屏上的条纹分布. 将图 10-15(a)中的狭缝垂直于纸面放置,放大后如图 10-16 所示,狭缝 AB 间的宽度为 a,平行光垂直入射到狭缝 AB 上. 根据惠更斯原理可知,位于狭缝平面 AB 上的每一个点都可以看成新的子波波源,向各个方向发出球面子波,这些子波与狭缝平面法线的夹角称为衍射角 (angle of diffraction);同一衍射角 θ 的平行子光束经凸透镜 L_2 会聚在焦平面上的同一点 P,会聚点 P 的明暗取决于衍射角为 θ 的这组子光束的光程差. 由薄透镜的等光程性可知,入射到狭缝平面 AB 之前的光束光程差为零. 因此下面分析时,我们只需考虑从狭缝平面 AB 上各点到会聚点的光程差.

当衍射角 $\theta=0°$ 时由凸透镜等光程的性质可知,AB 面上任意一点到 O 的光程均相等,各子波到 O 的光程差为零,干涉加强,因而在 O 处出现亮纹. 由图 10-16 可以看出,这一亮纹正对狭缝的中央,称为中央明纹.

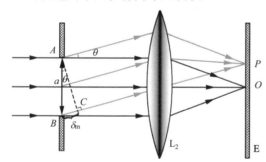

图 10-16 单缝衍射条纹推导

当衍射角 $\theta\neq0°$ 时,在这些平行子光束中,从 AB 面上不同点发出的子波到会聚点的光程不同. 如图 10-16 所示,作与平行光束垂直的面 AC,由凸透镜的性质可知,AC 面上各点到会聚点 P 的光程相等;从狭缝面 AB 各点到 AC 面的光程不同,其中最大光程差为 BC

$$\delta_m = BC = a\sin\theta$$

随着衍射角的增大,最大光程差 δ_m 也随之增大. 当 $\delta_m = \lambda$ 时,如图 10-17(a)所示,A_1 点是 AB 的中点,这时可以把波阵面 AB 划分为两个大小相等的波阵面 AA_1 和 A_1B,这两个波阵面边缘两点间 A、A_1 到 P 点和 A_1、B 到 P 点的光程差均为 $\frac{\lambda}{2}$,所以把波阵面 AA_1 和 A_1B 称为半波带(half-wave zone).

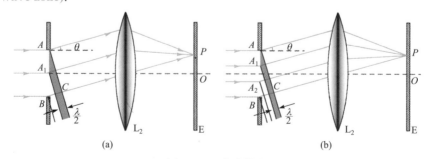

图 10-17 半波带法

半波带 AA_1 中的任意一点都可以在 A_1B 中找到一个对应的点，所对应的两点发出的衍射角为 θ 的子光束传播到会聚点 P 的光程差均为 $\dfrac{\lambda}{2}$，相位差均为 π，干涉相消. 因此，从半波带 AA_1 和 A_1B 发出的一切衍射角为 θ 的光，会聚于屏上 P 点后都完全抵消了，P 点光强为零，为暗条纹. 同理，当 $\delta_m = \dfrac{3}{2}\lambda$ 时，如图 10-17(b) 所示，我们可以把波阵面 AB 划分为三个半波带 AA_1、A_1A_2 和 A_2B. 相邻半波带 AA_1 和 A_1A_2 相互抵消，而半波带 A_2B 发出的光束未被抵消，因此 P 点为明条纹.

以此类推，当最大光程差 δ_m 为半波长的偶数倍时，可以把波阵面划分出偶数个半波带，每两个相邻的半波带两两抵消出现暗纹. 当最大光程差 δ_m 为半波长的奇数倍时，可以把波阵面划分出奇数个半波带，每两个相邻的半波带两两抵消，最终会剩下一个半波带未被抵消，因此出现明条纹. 所以单缝衍射屏上出现明暗条纹的条件为

$$a\sin\theta = \begin{cases} 0, & \text{中央明纹} \\ \pm 2k\dfrac{\lambda}{2}, & k=1,2,3,\cdots, \quad \text{干涉削弱，暗条纹} \\ \pm(2k+1)\dfrac{\lambda}{2}, & k=1,2,3,\cdots, \quad \text{干涉加强，明条纹} \end{cases} \tag{10-15}$$

式中，k 为衍射级数，$k=1,2,3,\cdots$ 分别对应第一级、第二级、第三级、……暗纹或者明纹，正负号代表各级条纹在中央明纹两侧对称分布.

一般 θ 很小，$\sin\theta \approx \theta \approx \tan\theta$，由公式 (10-15) 可知，各级暗纹中心所在的角位置满足

$$\theta_k = \pm k\dfrac{\lambda}{a}, \quad k=1,2,3,\cdots$$

如图 10-18(b) 所示，所以一级暗纹对应的衍射角 θ_1 即为中央明纹的半角宽度

$$\Delta\theta = \dfrac{\lambda}{a}$$

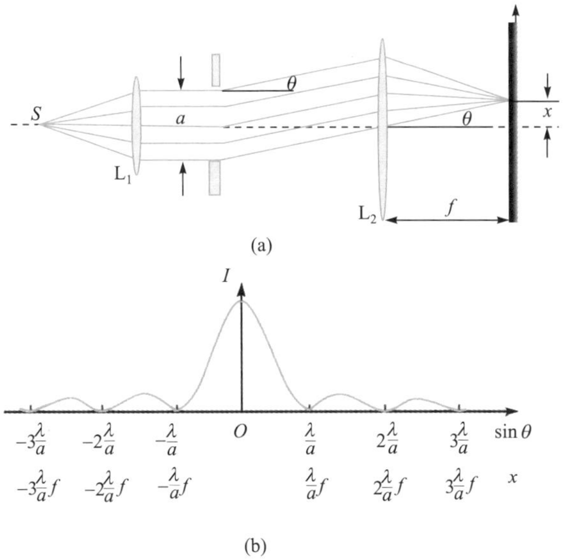

(a)

(b)

图 10-18 单缝衍射条纹的宽度

由图 10-18(a)可知，观察屏上各级暗纹中心对应的 x 坐标和衍射角满足

$$x = \theta f$$

式中 f 为透镜 L_2 的焦距. 两个对称的一级暗纹中心间的距离即为中央明纹的宽度

$$\Delta x = x_1 - x_{-1} = 2\frac{\lambda}{a}f \tag{10-16}$$

相邻的两级暗纹中心的距离为

$$\Delta x' = x_{k+1} - x_k = \frac{\lambda}{a}f \tag{10-17}$$

如果把相邻两级暗纹中心之间的距离定义为一条明纹的宽度，那么中央明纹的宽度就是其他各级明纹宽度的两倍.

由式(10-16)和式(10-17)可知，单缝衍射的中央明纹宽度和其他各级条纹宽度均与光波波长 λ 成正比，与缝宽度 a 成反比. 缝越窄，条纹宽度越大，衍射现象越明显. 当缝宽增大到 $a \gg \lambda$ 时，条纹间距 $\Delta x \approx 0$，条纹密集到无法分辨，只能观察到一条明条纹，是光通过单缝后经透镜 L_2 成的像，此时光表现为直线传播现象. 所以，光的直线传播现象是衍射现象不明显的情形. 由此可见，几何光学可以近似理解为波动光学在 $a \gg \lambda$ 时的极限情况.

若用白光照射单缝，则像双缝干涉一样，中央明纹呈现白色，其余各级明纹均是彩色的，且同一级明纹由外向内分布着红光到紫光. 当条纹级数较高时，由于不同级数不同颜色，明纹位置出现重叠而使颜色也出现重叠.

例 10-5 如图 10-18(a)所示，在空气中，用波长为 600 nm 的单色光垂直地照射到宽为 0.02 mm 的单缝上，在其后用焦距为 0.5 m 的凸透镜将衍射光会聚于处于透镜焦平面的光屏上. 试问：

(1) 屏上第一级暗纹与观察屏中心 O 点的距离为多少？

(2) 屏上中央亮纹的宽度为多少？

解 (1) $\theta \approx \sin\theta = \dfrac{\lambda}{a} = \dfrac{600 \times 10^{-9}}{2 \times 10^{-5}} = 3 \times 10^{-2}$ (rad)；

$$x_1 = f\tan\theta \approx f\theta = 0.5 \times 3 \times 10^{-2} = 1.5 \times 10^{-2} \text{ (m)}$$

(2) 由中央亮条纹的宽度的定义可知，其宽度为

$$\Delta x = 2 \times 1.5 \times 10^{-2} = 3 \times 10^{-2} \text{ (m)}$$

10.2.2 圆孔衍射

单缝衍射装置中的狭缝换成直径为 D 的圆孔时，如图 10-19(a)所示，由于衍射作用，光绕过圆孔在屏上呈现明暗相间的同心圆环，圆环的中央是一个集中了约 84%衍射光能的亮斑，称之为艾里斑(Airy disk).

在图 10-19(b)中，艾里斑的半角宽度为

$$\theta \approx \sin\theta = 1.22\frac{\lambda}{D} \tag{10-18}$$

艾里斑的半径为

$$R \approx f\theta = 1.22f\frac{\lambda}{D} \tag{10-19}$$

式中 f 为透镜 L_2 的焦距. 入射光波波长 λ 越大, 圆孔的直径 D 越小, 圆孔衍射现象越明显. 当圆孔直径 $D \gg \lambda$ 时, 条纹密集到无法分辨, 衍射现象可忽略.

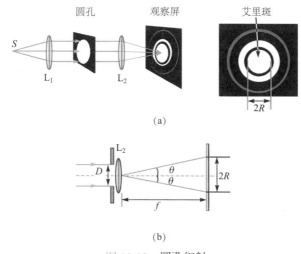

图 10-19　圆孔衍射

圆孔衍射是许多光学仪器中不可避免的现象, 将直接影响光学仪器的成像质量和分辨本领.

10.2.3　光栅衍射

单缝衍射中障碍物上只有一条狭小的缝, 大量等宽、等间距的狭缝密集排列所组成的装置就构成了光栅(grating). 光栅广泛应用于各种光谱的研究, 是一种应用价值很大的光学器件, 如光谱分析仪、分光光度计等. 在玻璃上刻出许多平行、等宽、等间隔的刻痕, 每一条刻痕相当于毛玻璃而不易透光; 当光照射到上面时, 只有在两刻痕之间的光滑部分才能透光, 因此这些光滑部分相当于光栅的狭缝. 光栅的种类还有很多, 如透射光栅、反射光栅、平面光栅、凹面光栅、正弦光栅、黑白光栅等, 各种光栅有各自的优缺点. 实用的透射光栅一般是每毫米内有几十乃至上千条狭缝. 下面我们主要讨论透射光栅的衍射规律.

图 10-20(a)是光栅衍射的光路图, 平行光垂直入射到垂直于纸面放置的光栅 G 上, 观察屏 E 放在透镜 L 的焦平面上. 光栅 G 的狭缝放大后如图 10-20(b)所示, 每一条狭缝的宽度为 a, 光栅上相邻两条狭缝之间不透明部分的宽度为 b, 则相邻两狭缝对应点之间的距离为 d, 由图 10-20(b)可知

$$d = a + b$$

距离 d 常称为光栅常数(grating constant).

光栅上的每一条缝都会按照单缝衍射规律对入射光发生衍射, 但缝与缝之间的光束又满足相干光的条件, 会发生干涉, 所以光栅衍射是单缝衍射和多缝干涉的共同效果. 平行光经光栅上每一条缝的衍射后, 发出不同衍射角的光; 相同衍射角 θ 的光, 经透镜 L 都会聚在屏上

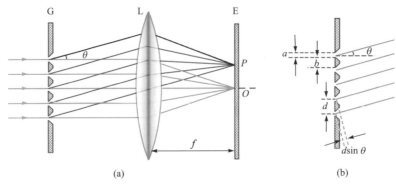

图 10-20　光栅

同一点，因此屏上各点的光强是相同衍射角 θ 的光束干涉的结果. 由图 10-20(b)可知，在衍射角 θ 的方向上，任意两条相邻的狭缝对应点发出的光到达屏上 P 点的光程差均为 $d\sin\theta$，因此光栅衍射明条纹的条件为

$$d\sin\theta = \pm k\lambda, \quad k = 0,1,2,\cdots \tag{10-20}$$

此式称为光栅方程(grating equation)，式中 k 表示明条纹级数. 当 $k=0$ 时，对应观察屏的中点 O，称为中央明纹；当 $k=1,2,3,\cdots$ 时，分别对应第一级，第二级，第三级，……明条纹. 正负号代表各级条纹在中央明纹两侧对称分布.

由光栅方程可以看出，光栅常数越小，各级明纹中心对应的衍射角就越大，各级明条纹就分得越开. 对给定长度的光栅，缝的总条数越多，光栅常数就会越小，如图 10-21 所示，随着光栅缝数的增加，明条纹间距也随之增大.

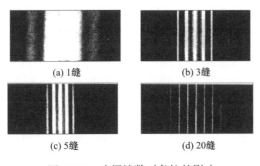

(a) 1缝　　(b) 3缝

(c) 5缝　　(d) 20缝

图 10-21　光栅缝数对条纹的影响

理论上，杨氏双缝干涉和单缝衍射的条纹都可以用来测量光波波长，但是在实际应用中，这两个实验产生的亮条纹和暗条纹均有较大的宽度，测量误差较大. 拥有大量缝数的光栅能够有效减小由条纹宽度带来的测量误差，所以在实际应用中，测量光波波长的最常用方法是利用光栅衍射来进行测量. 如果是白光入射，像杨氏双缝干涉和单缝衍射一样，光栅衍射在观察屏的中央同样会出现白色的中央明纹，而在中央明纹两侧，由远到近对称分布着由红到紫的各级明纹，形成光栅光谱(grating spectrum)，从第二级光谱开始颜色发生重叠. 每种物质都有自己独特的光谱，测量其光谱中各谱线波长和光强分布就可以了解该物质的内部结构及其构成元素，因此研究光栅光谱成为人们认识物质微观结构的途径之一.

上面我们只讨论了各缝间光束的干涉，而没有考虑每条缝的衍射对条纹的影响. 在光栅衍射中，有些特殊的衍射角 θ 若同时满足光栅方程和单缝衍射的暗纹条件

$$d\sin\theta = \pm k\lambda, \quad k = 0,1,2,\cdots$$

$$a\sin\theta = \pm k'\lambda, \quad k' = 1,2,3,\cdots$$

每一条缝由于单缝衍射现象光强削弱为零，此时虽然缝与缝之间满足干涉加强的条件，但本身光强已经为零的光线两两之间再干涉加强也只能为零，所以本应出现明条纹的位置将缺失

该级明纹，这一现象称为光栅的缺级现象(missing order). 缺级的级数 k 满足

$$\sin\theta = \frac{k\lambda}{d} = \frac{k'\lambda}{a}$$

所以

$$k = \frac{d}{a}k', \quad k' = 1,2,3,\cdots \tag{10-21}$$

例如，当 $\dfrac{d}{a} = 3$ 时，缺级的级数为 $\pm 3, \pm 6, \pm 9, \cdots$，如图 10-22 所示. 由此可见，光栅衍射是单缝衍射和多缝干涉的综合结果.

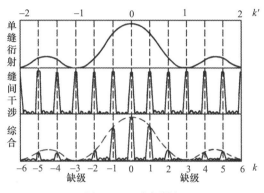

图 10-22　光栅缺级

10.3　光的偏振

光的干涉和衍射现象证明了光的波动性，但还不能由此确定光是横波还是纵波，光的偏振现象进一步表明了光是横波.

光的电磁波理论指出，光是电磁波，电磁波是电场强度 E 和磁场强度 H 的矢量波. 如图 10-23 所示，电场强度 E 和磁场强度 H 相互垂直并且都垂直于光的传播方向，因此电磁波是横波. 实验表明，在光波中能够引起人眼的感光作用和生理作用的主要是电场强度 E 矢量，所以一般把 E 矢量称为光矢量(light vector)，把 E 矢量的振动称为光振动.

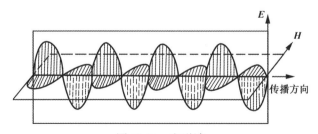

图 10-23　电磁波

10.3.1　偏振光和自然光

光矢量 E 只限于某个单一方向振动的光称为线偏振光(linear polarized light)，简称偏振光(polarized light)，是一种完全偏振光. 光的传播方向和振动方向构成的平面称为振动面. 如

图 10-24(a)所示. 为了方便描绘,我们用图 10-24(b)、(c)中的图示法来分别表示光振动方向平行、垂直于纸面的偏振光.

普通光源发出的光是由大量原子、分子发出的持续时间很短的光波列,这些光波列的振动方向和相位是无规律的、随机变化的. 在垂直于光传播方向的平面内,光振动均匀地分布在所有可能的方向,无论哪个方向的振动都不比其他方向更占优势,即光振动在各方向上的分布是对称的,振幅也可看作完全相等,如图 10-25(a),这种光是自然光(natural light),它是非偏振光(nonpolarized light). 自然光中任何一个方向的光振动,都可以分解成两个相互垂直的振动,如图 10-25(b)所示,但这两个分量各自独立,没有固定的相位关系,不能合成为偏振光. 综上所述,自然光可以用两个相互垂直、各自独立、振幅相等的独立的偏振光来表示,这两个偏振光的能量各占总能量的一半,如图 10-25(c)所示.

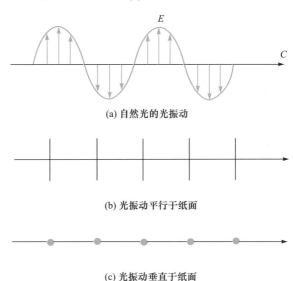

(a) 自然光的光振动

(b) 光振动平行于纸面

(c) 光振动垂直于纸面

图 10-24 偏振光图示法

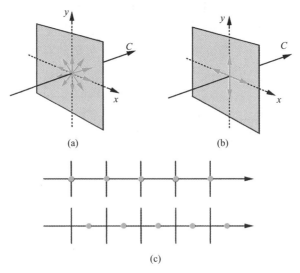

(a)   (b)

(c)

图 10-25 自然光图示法

如果光矢量 **E** 的振动在某一特定方向上占优势，其他方向上较弱，也就是不同方向光振动的振幅各不相同，这样的光称为部分偏振光(partially polarized light)，如图 10-26 所示. 部分偏振光是一种介于自然光(非偏振光)和偏振光(完全偏振光)之间的偏振状态，也可以看作是自然光和偏振光的混合.

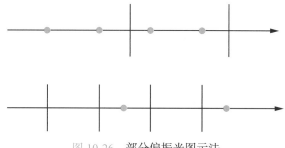

图 10-26　部分偏振光图示法

10.3.2　起偏和检偏　马吕斯定律

从自然光获得偏振光的过程称为起偏，产生起偏作用的光学元件称为起偏器(polarizer). 偏振片(polaroid sheet)是一种常用的起偏器，它能对某个方向的光振动强烈吸收，而对与该方向相垂直的光振动吸收极少，偏振片允许光振动透过的方向称为偏振片的偏振化方向(或透射轴). 这种选择吸收某个方向光振动的特性，使得入射到偏振片上的自然光出射后只剩下与偏振化方向相同的光振动，与偏振化方向垂直的光振动则被完全吸收，即变成了偏振光，强度减少为原自然光强度的一半，如图 10-27 所示.

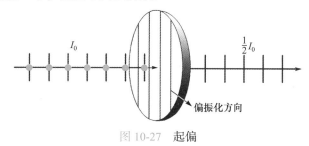

图 10-27　起偏

人眼无法分辨光波的振动方向，也无法分辨偏振光和自然光. 用来检验光波的偏振性及其振动方向的光学元件是检偏器，偏振片也可以用做检偏器(polarization analyzer). 如图 10-28 所示，

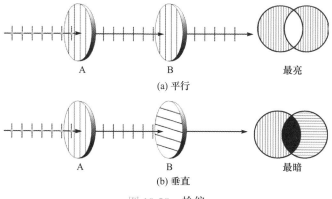

图 10-28　检偏

偏振片 A 为起偏器，偏振片 B 为检偏器. 旋转检偏器 B，迎着光线观察两偏振片的重叠区域，当 B 的偏振化方向与 A 平行时，重叠区域透光最强；当 B 的偏振化方向与 A 垂直时，重叠区域完全变暗，这种现象称为消光现象.

图 10-28 中起偏器 A 和检偏器 B 的偏振化方向既不平行也不垂直，而是成 θ 夹角，如图 10-29 所示.

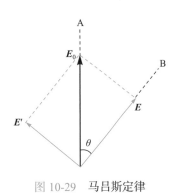

图 10-29　马吕斯定律

自然光从起偏器 A 出射后变成沿着偏振片 A 的偏振化方向振动的偏振光 E_0；E_0 通过检偏器 B 时分解成沿着 B 的偏振化方向振动的光矢量 E 和垂直于 B 方向振动的光矢量 E'，E'被 B 完全吸收，只有 E 能通过，所以出射的偏振光的振幅为

$$E = E_0 \cos\theta$$

因为光的强度与其振幅的平方成正比，入射到检偏器 B 之前的偏振光的光强为 I_0，从 B 出射的偏振光的光强为 I，则

$$\frac{I}{I_0} = \frac{E^2}{E_0^2} = \cos^2\theta$$

$$I = I_0 \cos^2\theta \tag{10-22}$$

此公式称为马吕斯定律(Malus' law). 由式(10-22)可知，当 $\theta = 0°$ 或 $180°$ 时，$I = I_0$，透射光强最大，如图 10-28(a)所示；当 $\theta = 90°$ 或 $270°$ 时，$I = 0$，透射光强最暗，如图 10-28(b)所示，此时没有光透出.

偏振片在日常生活中有很多的应用，其中立体电影就是常见的一种. 立体电影是用双镜头摄影机同时把视角不同的稍有差别的图像记录在同一个胶片上，放映时也用双镜头放映机. 两个放映机的镜头前分别放有偏振化方向相互垂直的偏振片，观众佩戴的眼镜上也有相应方向的偏振片，这样，每只眼睛就只能看到一个镜头所投影的图像，因为两个图像稍有差别，再由人眼的双眼融合效应合成为一个立体的图像，这就是立体电影的原理，如图 10-30 所示.

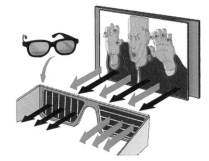

图 10-30　立体电影

10.3.3　布儒斯特定律

如图 10-31(a)所示，一束自然光入射到两种介质的分界面上，发生反射和折射现象. 用偏

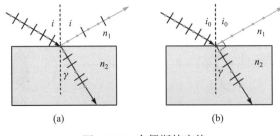

(a)　　　　　　　　　(b)

图 10-31　布儒斯特定律

振片检验反射光和折射光，发现反射光和折射光均为部分偏振光. 反射光中，垂直于入射面的振动成分较多；折射光中，平行于入射面的振动成分较多.

1815 年，布儒斯特(D. Brewster)在研究反射光的偏振化程度时发现，反射光的偏振化程度与入射角度有关. 当入射角度 i_0 和折射角度 γ 之和等于 90° 时，即反射光与折射光互相垂直时，反射光成为振动方向垂直于入射面的偏振光，如图 10-31(b)所示. 这个入射角度 i_0 称为布儒斯特角(Brewster's angle)或起偏角(polarizing angle). 由折射定律可知

$$\frac{\sin i_0}{\sin \gamma} = \frac{n_2}{n_1}$$

因为 $i_0 + \gamma = \frac{\pi}{2}$，可得 $\sin \gamma = \cos i_0$，代入上式，则

$$\tan i_0 = \frac{\sin i_0}{\cos i_0} = \frac{n_2}{n_1} \tag{10-23}$$

式(10-23)称为布儒斯特定律(Brewster's law).

当自然光按布儒斯特角入射时，在经过一次反射和折射后，反射光成为偏振光，但光的强度很小，通常只占入射自然光总能量的 8%. 为了增强反射光的强度和折射光的偏振程度，通常让自然光连续通过多层相互平行的分界面，多次的反射和折射使得反射光垂直于入射面的振动得到加强，同时折射光中垂直于入射面的振动也因在各层界面上的不断反射而削弱，使得折射光的偏振程度也得到了加强. 当自然光连续经过的分界面层数足够多时，最后的折射光就近似变成振动面与反射光的振动面相互垂直的偏振光. 在实际中常用玻璃片堆在布儒斯特角下的反射和折射来获得偏振光. 图 10-32 为利用玻片堆来获得偏振光的光路图.

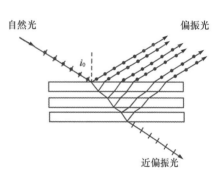

图 10-32 玻片堆获得偏振光的光路图

10.3.4 旋光现象

1811 年，阿拉果(Arago)通过实验首先发现，当偏振光通过石英等物质时，其振动面会发生转动，如图 10-33 所示，我们把这种偏振光通过某些物质而引起振动面旋转的现象称为物质的旋光性(optical activity). 能够使偏振光的振动面旋转的物质，叫作旋光物质(optically active substance). 常见的旋光物质有石英、松节油、各种糖和酒石酸溶液等.

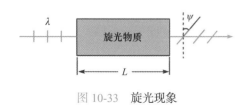

图 10-33 旋光现象

旋光效应

实验表明，对于单色偏振光，旋光物质使其振动面发生旋转的角度 ψ 为

$$\psi = \alpha L \tag{10-24}$$

式中，α 为物质的旋光率(specific rotation)，L 是物质的厚度. 若物质为溶液，振动面的旋转角度 ψ 还与溶液浓度 c 成正比

$$\psi = \alpha c L \tag{10-25}$$

不同物质的旋光率不同. 对于同一种物质，α 的取

值还与入射的偏振光的波长、温度有关，所以旋光率一般用 $[\alpha]^t_\lambda$ 表示，即溶液在温度为 t 时，对波长为 λ 的偏振光的旋光率. 式(10-25)也可改写为

$$\psi = [\alpha]^t_\lambda cL \tag{10-26}$$

出式(10-26)可知，如果用不同波长的偏振光通过同一旋光物质，则各波长的偏振光的振动面旋转的角度也会不相同，这种现象称为旋光色散(optical rotatory dispersion). 旋光色散现象对分子结构的变化、分子内部和分子间相互作用时反应特别灵敏，在物理、化学、药学、生物领域都有重要的意义.

旋光物质按其使偏振光的振动面旋转的方向不同分为左旋和右旋两类. 当我们面对入射光的方向进行观察时，偏振光的振动面沿逆时针方向旋转的物质就称为左旋物质(levorotatory substance)；反之，则称为右旋物质(dextrorotatory substance). 石英、各种糖和酒石酸溶液等物质，由于结晶形状或分子结构等不同而都具有左旋和右旋两类. 某些药物也有左右旋之分，左旋药物和右旋药物的疗效不同. 一些生物物质，如不同的氨基酸和 DNA 也有左、右旋的区别. 表 10-1 列出了一些旋光性药物在温度为 20℃时，对波长为 589.3 nm 的钠黄光的旋光率. 表中"+"表示右旋，"−"表示左旋.

表 10-1 一些药物的旋光率

药名	$[\alpha]^{20}_\lambda$	药名	$[\alpha]^{20}_\lambda$
蔗 糖	+65.9°	维生素 C	+21°～+22°
乳 糖	+52.2°～+52.5°	桂皮油	−1°～+1°
葡萄糖	+52.5°～+53°	氯霉素	−17°～−20°
蓖麻油	+50°以上	薄荷脑	−49°～−50°
樟 脑	+41°～+43°(醇溶液)	山道年	−170°～−175°(醇溶液)

在医学中，常用糖量计(saccharimeter)来测定旋光性溶液的浓度，它的基本原理如图 10-34 所示. 由单色光源发出的光线经起偏器 A 变成偏振光，经过放在玻璃管 T 中的待测旋光性溶液后，偏振光的振动面旋转的角度 ψ 可以利用检偏器 B 测出. 这样根据测出的旋转角度 ψ、已知的旋光率和玻璃管的长度 L，利用式(10-26)便可以计算出溶液中旋光物质的浓度. 利用糖量计测量溶液中旋光物质的浓度既迅速又可靠，因此在药物分析及商品检验中广泛采用. 许多化合物，如樟脑、尼古丁、可卡因及各种糖类等都用这种方法测定.

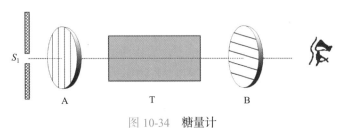

图 10-34 糖量计

知 识 拓 展

分光光度计

分光光度计(spectrophotometer)是一种分子吸收光谱仪,其测定原理是利用物质对光的选择性吸收特性,以较纯的单色光作为入射光,测定物质对光的吸收,从而确定溶液中物质的含量,具有灵敏度高、准确度高和测量范围广的优点. 分光光度计按其波长范围可分为可见分光光度计(波长范围 380～780 nm)和紫外分光光度计(波长范围为 200～380 nm),分光光度计为现代分子生物实验室常规仪器,广泛应用于化学研究、生物医药、环境科学和食品分析等研究领域,以及核酸、蛋白的定量.

仪器主要由光源、单色器、吸收池、检测器、信号处理及显示器组成,如图 10-35 所示.

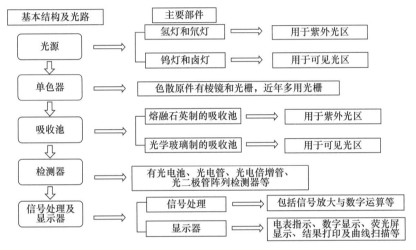

图 10-35　分光光度计结构

光源的功能是提供足够强度的、稳定的连续光谱. 紫外光区通常用氢灯或氙灯. 可见光区通常用钨灯或卤钨灯. 单色器的功能是将光源发出的复色光分解并从中分出所需波长的单色光. 色散元件有棱镜和光栅两种. 可见光区的测量用玻璃吸收池,紫外光区的测量须用石英吸收池. 检测器的功能是通过光电转换元件检测透过光的强度,将光信号转变成电信号. 常用的光电转换元件有光电管、光电倍增管及光二极管阵列检测器.

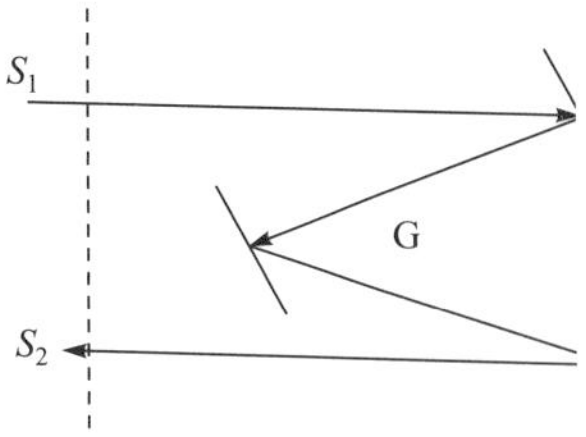

如图 10-36 所示,一束复色光 S_1 经光栅 G 衍射,分成波长不同的单色光,经透镜反射将某一波长的光聚焦到出射狭缝 S_2 上.

图 10-36　光栅分光示意图

单色光透过盛放在比色杯中的样品后,透射光经过检测器将光电流转化为电信号,记录样品的吸光度,从而转化成样品的浓度,如图 10-37 所示.

单色光辐射穿过被测物质时,被该物质吸收的量与该物质的浓度和溶液的厚度(光路长度)成正比,其关系如下:

$$A = -\lg(I/I_0) = kLc \tag{10-27}$$

式中，A 为吸光度，k 为摩尔吸收系数，L 为溶液的厚度，c 为物质的浓度.

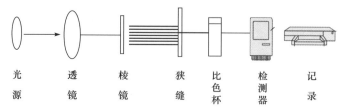

| 光源 | 透镜 | 棱镜 | 狭缝 | 比色杯 | 检测器 | 记录 |

图 10-37　分光光度计工作原理

此外，最大吸收波长 $\lambda_{\max}$ 和摩尔吸收系数 k 也是检定物质的常用物理参数，在药物分析上就有着很广泛的应用. 在国内外的药典中，众多的药物紫外吸收光谱的最大吸收波长和摩尔吸收系数已载入其中，为药物分析提供了很好的手段.

知识拓展
二维码

光的波动说的建立

习　题

10-1　为什么光线容易被挡住，而声音却很难被挡住？

10-2　杨氏双缝干涉实验中，用波长为 600 nm 的单色光垂直照射到一双缝上，已知双缝之间的距离为 0.3 mm，观察屏到狭缝的距离为 5 m(实验装置放在空气中). 试问：

(1) 第二级亮纹的中心位置在哪里？

(2) 若屏上一点 P 距离中央亮纹的距离为 5 cm，则由光源 S 发出的光经两狭缝后的两光束到达 P 点的光程差为多少？相位差又为多少？

10-3　在空气中进行杨氏双缝实验中，以波长为 600 nm 的平行光垂直照射到双缝上，在缝 S_1 后紧贴一折射率为 1.3、厚度为 d 的薄玻璃片后，光屏上原来的第五级亮纹所在位置变为中央亮纹，试问插入玻璃片的厚度 d？

10-4　在双缝干涉实验中，用波长为 λ 的光照射双缝 S_1 和 S_2，在观察屏上形成干涉条纹. 已知 P 点为第三级明条纹的中心位置，则 S_1 和 S_2 到 P 点的光程差是多少？若将整个装置放于某透明液体中，P 点变为第四级明条纹的中心位置，则该液体的折射率是多少？

10-5　波长为 400～760 nm 的可见光垂直入射到一块厚度为 380 nm 的薄膜上，该薄膜放置于空气中，折射率是 1.33. 试问从薄膜反射的光中哪些波长的光得到了加强？

10-6　一单色光垂直入射到一单缝上，其衍射的第三级明纹的位置恰与波长为 600 nm 的单色光入射到该缝时衍射的第二级明纹位置重合，试问该单色光的波长？

10-7　一束白色光垂直照射到光栅上，若某波长的光所成的第二级明纹与波长为 400 nm 的光的第三级明纹重合，试问该未知波长为多少？

10-8　一强度为 I_0 的自然光经过三个偏振化方向依次互成 45°的偏振片，试问经过第三个偏振片后的偏振光的强度 I 为多少？

10-9　两个偏振片 P_1、P_2 叠在一起,其偏振化方向之间的夹角记为 α,由强度相同的自然光和线偏振光组成的混合光束垂直入射在偏振片上. 线偏振光的光矢量振动方向与 P_1 的偏振化方向之间的夹角为 θ,若不计反射和吸收,且 $\alpha=30°$,$\theta=60°$. 试求:

(1) 穿过 P_1 后的透射光强与入射光强之比;

(2) 连续穿过 P_1、P_2 后的透射光强与入射光强之比.

10-10　平行平面玻璃板放置在空气中,玻璃的折射率为 1.732. 当自然光以布儒斯特角入射到玻璃的上表面时,试问折射角是多少?

10-11　在环境温度为 20℃的室内,将尼古丁溶液装满于 10 cm 长的玻璃管中,以钠光灯为光源,测出尼古丁溶液使振动面旋转了 20°. 已知尼古丁的旋光率为 $[\alpha]_{589.3\,\text{nm}}^{20℃} = -162(°)\cdot$ $\text{cm}^3\cdot\text{g}^{-1}\cdot\text{dm}^{-1}$,试求该溶液里尼古丁的浓度.

(内蒙古科技大学包头医学院　陆政玲)

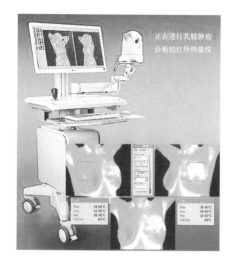

正在进行乳腺肿瘤诊断的红外热像仪

人体温度在 310 K 附近，所发出的热辐射在远红外区，波长范围在 9～12 μm. 热像仪可以探测人体所发出的红外光波段电磁波，并能检测各点的热辐射强度，经过光电转换、A/D 转换及多媒体图像处理技术，以伪彩热像图形式显示人体的温度场，为临床诊断提供可靠依据. 凡是能够引起人体组织热变化的疾病都可以借助此项技术来检查. 自从 20 世纪 50 年代英国医生将红外热像仪第一次应用于乳腺癌的诊断以来，它已经成为 X CT、磁共振、B 超等影像技术的有力补充，并逐渐形成医学影像的一个崭新分支.

第 11 章

量子力学基础

19 世纪中期，经典物理学的发展看起来已经比较完善，一般的物理现象都有相应的理论解释：牛顿的力学规律解释了宏观的机械运动；麦克斯韦方程组解释了电磁现象；热力学及统计物理学解释了热现象. 然而到了 19 世纪末期，物理学遇到了一系列令人费解的实验现象. 最有代表的两个实验：①以太漂移. 当时人们认为电磁波依赖以太介质传播，但是迈克耳孙–莫雷实验表明以太不存在；②热辐射实验. 从实验中观测到的物体质量热容总是低于经典统计物理学中能量均分定理给出的值. 伴随着物理学三大发现的产生(1895 年发现 X 射线，1896 年发现放射性，1897 年发现电子)，近代物理学发展的序幕被逐步揭开. 其组成之一的量子力学(quantum mechanics)首先在阐明原子结构的理论上取得突出成就，为元素周期律建立了严格的科学基础. 随后量子力学的应用很快扩展到一切和物质微观结构相关的现代科学技术领域. 如半导体器件和材料、原子能技术、激光技术和超导材料. 成功地解释了原子及分子的结构、固体的性质、辐射的吸收与发射、超导等物理现象. 继而被应用于小到基本粒子，大到中子星、黑洞的研究及现代物理学的各个分支，如高能物理、固体物理、核物理、天体物理和激光物理学等. 本章以量子力学的建立历程为线索，重点介绍普朗克能量量子化假设、爱因斯坦的光电效应实验、康普顿散射实验、德布罗意的波粒二象性、概率波和海森伯的不确定关系的意义. 这些实验及理论建立的基本概念都是对经典物理的突破，对了解量子物理具有基础性的意义. 如果说相对论为我们提供了新的时空观，那么量子力学则为我们提供了对物质世界的新的思维方式和表达方式，并为一系列相关学科奠定了理论基础.

11.1　热辐射和普朗克能量量子化假设

11.1.1　热辐射

19 世纪中叶，冶金工业的迅猛发展需要高温测量技术，进而推动了热辐射的研究. 当一个铁块被加热时，随着时间的延长，温度不断上升，颜色也在不断变化，由暗红、赤红、橙色而最后成为黄白色，说明在不同温度下物体能发出波长不同的电磁波. 实际上，在任何温度下，物体都向外发射多种波长的电磁波，在不同的温度下所发出的多种电磁波的能量按波长有不同的分布，表现为不同的颜色.

究其原因，物体内部的原子和分子都在不停地做热运动. 在剧烈的碰撞中，总是不断地有原子吸收动能进入激发状态，然后又以电磁波的形式将多余能量辐射出去. 这种由热运动引起的辐射现象称为热辐射(heat radiation).

太阳发光、火炉燃烧都是热辐射. 自然界中的物体都在不断地辐射电磁波. 室温下大多物体辐射的电磁波分布在红外区域.

在温度为 T 时，单位时间内从物体单位表面发出的(波长为 λ 附近单位波长间隔内的)电磁波的能量 $M_\lambda(T)$ 称为单色辐出度(monochromatic radiant exitance)，其定义式为

$$M_\lambda(T) = \frac{\mathrm{d}M(T)}{\mathrm{d}\lambda} \tag{11-1}$$

实验测得，100 W 的白炽灯钨丝表面在 2750 K 时和太阳表面的 M_λ 和 λ 的关系曲线如图 11-1.

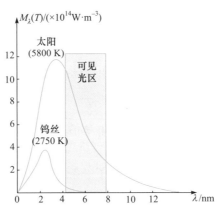

图 11-1　钨丝和太阳的单色辐出度曲线

11.1.2　黑体辐射实验

一个物体向外辐射电磁波能量(称为辐射能)的同时也在吸收辐射能，物体的温度保持不变，称为热平衡辐射. 通常物体对入射的电磁波部分反射，部分吸收，部分折射. 如果一个物体对入射的电磁波能全部吸收，则称之为黑体(black body). 一般的物体都不可能是黑体，由此看来，黑体是一种理想模型.

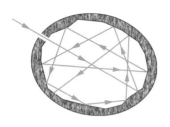

图 11-2　黑体模型

黑体辐射实验

如图 11-2 所示，用不透明的材料制成一内部粗糙的大空腔，开一个小孔. 首先将电磁波由小孔射入空腔中，经多次反射和吸收，直至完全被吸收. 空腔完全吸收入射的各种波长的电磁波，就相当于黑体. 然后加热空腔到不同温度，其向外辐射电磁波. 用分光技术测量发出的电磁波的能量按波长的分布，可得到黑体辐射(black body radiation)的能谱曲线，见图 11-3.

在一定温度下，单位时间内，从黑体单位表面上所发射的包含各种波长在内的总辐射能量，称为辐射度(radiant emittance)，用 $M(T)$ 表示，它与单色辐射度的关系为

$$M(T) = \int_0^\infty M_\lambda(T)\, \mathrm{d}\lambda \tag{11-2}$$

辐射度的单位是 $\mathrm{W \cdot m^{-2}}$.

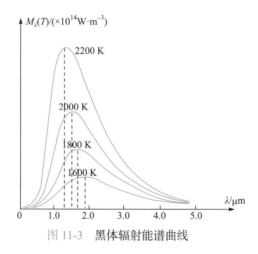

图 11-3　黑体辐射能谱曲线

1879 年，德国物理学家斯特藩由实验总结出黑体辐射度与绝对温度关系的经验公式，即

$$M(T) = \sigma T^4 \tag{11-3}$$

式中，$\sigma = 5.670373(21) \times 10^{-8}\ \mathrm{W \cdot m^{-2} \cdot K^{-4}}$. 1884 年玻尔兹曼也得到了上述结论，因此上式称为斯特藩-玻尔兹曼定律(Stefan-Boltzmann's law).

1893 年德国物理学家维恩在研究中又得出了一条重要法则：物体发光时，其中最强光的波长(峰值波长)和物体温度成反比，即

$$\lambda_\mathrm{m} T = b \tag{11-4}$$

实验给出常量 $b = 2.898 \times 10^{-3}\ \mathrm{m \cdot K}$. 式(11-4)称为维恩位移定律(Wien's displacement law). 它反映出热辐射的峰值波长随着温度升高而向短波方向移动. 例如，低温的火炉发出的辐射能较多地分布在波长较长的红光区域，而高温的白炽灯发出的辐射能则较多地分布在波长较短的蓝光区域.

热辐射规律在现代科学技术上的应用极为广泛，它是高温遥测、红外遥感、红外追踪等技术的物理基础，太阳表面的温度就是用维恩位移定律测出的.

医学上用的热像仪是热辐射应用的一种. 人体温度在 310 K 附近，所发出的热辐射在远红

外区，波长范围在 9～12μm．热像仪可以探测人体所发出的红外光波段的电磁波并检测各点的热辐射强度，得到的彩色影像称为热像图(thermal image)．热像图可应用于乳腺癌、脉管炎等的诊断，判断断肢再植的功能恢复情况等．

红外热成像效果图

例 11-1　(1) 温度为 20℃的黑体，其单色辐出度的峰值所对应的波长是多少？

(2) 太阳的单色辐出度的峰值波长 $\lambda_m = 483\ nm$，试由此估算太阳表面的温度．

解　(1) 由维恩位移定律得

$$\lambda_m = \frac{b}{T_1} = \frac{2.898 \times 10^{-3} \times 10^9}{293} \approx 9890\ (nm)$$

(2) 由维恩位移定律得

$$T_2 = \frac{b}{\lambda_m} = \frac{2.898 \times 10^{-3}}{483 \times 10^{-9}} = 6000\ (K)$$

11.1.3　普朗克能量量子化假设

实验表明，黑体辐射的实验规律与制造黑体腔壁的材料、腔壁的形状无关．如何从理论上导出与实验曲线完全符合的黑体辐射公式，引起了物理学界的极大兴趣．

人们根据当时获得的经典物理学理论来推导黑体辐射公式，一直没有成功．其中最典型的是瑞利-金斯公式和维恩公式．瑞利-金斯(Rayleigh-Jeans)在 1890 年用经典电磁理论和能量均分定律，导出下列公式：

$$M_\lambda(T) = C_1 \lambda^{-4} T \tag{11-5}$$

式中，$C_1 = 8\pi k$，k 为玻尔兹曼常量．此公式只在波长相当长的部分才与实验曲线相符．随着波长减小，能量逐渐加大，在紫外光区域，辐射能量将趋于无穷大，这与实验完全不符，历史上称它为"紫外区的灾难"，见图 11-4．

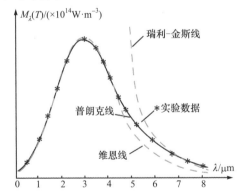

图 11-4　维恩、瑞利-金斯与黑体辐射实验能谱曲线

随后，维恩在 1896 年由热力学和麦克斯韦分布律的讨论，假设气体分子辐射的频率只与其速率有关得出黑体能量的分布公式

$$M_\lambda(T) = C_2 \lambda^{-5} e^{-\frac{C_3}{\lambda T}} \tag{11-6}$$

式中，C_2 是第一辐射常量，单位为 $W \cdot m^2$，C_3 是第二辐射常量，单位为 $m \cdot K$．此式只能与实验曲线的短波部分相符，不能说明长波段，如图 11-4 所示．

1900 年，普朗克(M. Planck)利用数学上的内插法，把适用于高频的维恩公式和适用于低频的瑞利-金斯公式衔接起来，得到一个经验公式，这个公式与实验曲线符合得很好，公式为

$$M_\lambda(T) = \frac{2\pi c^2 h}{\lambda^5} \frac{1}{e^{hc/(\lambda kT)} - 1}$$ (11-7)

式中，c 是光速，k 是玻尔兹曼常量，e 是自然对数的底，h 称为普朗克常量，其值为 $6.626 \times 10^{-34} \text{J·s}$. 此式中，当 λT 很小时，指数项的值远大于 1，略去分母中的 1 就可化成维恩公式(11-6). 当 λT 很大时，指数项的值接近于 1，按泰勒级数展开后取前两项就可化成瑞利-金斯公式(11-5). 对式(11-7)按波长积分或求极值，还可分别得出斯特藩-玻尔兹曼定律(11-3)和维恩位移定律(11-4).

为了从理论上把黑体辐射公式(11-7)推导出来，普朗克突破了经典理论关于能量均分定理的束缚，提出了能量量子化(quantization)概念，普朗克认为，组成黑体腔壁的分子、原子可看作是带电的线性谐振子，吸收和辐射电磁波；谐振子只能处于某些特定的能量状态，每一状态的能量只能是最小能量 ε_0 的整数倍. 而 ε_0 是谐振子处于最低能量状态的能量，它与谐振子的振动频率 ν_0 成正比，即 $\varepsilon_0 = h\nu_0$，因此，谐振子的能量为

$$E = n\varepsilon_0 = nh\nu_0$$ (11-8)

式中，$n = 1, 2, 3, \cdots$ 为正整数，称为量子数(quantum number)，ε_0 这个最小能量称为能量子.

普朗克利用这一假设推导出了与实验结果完全符合的黑体辐射公式(11-7). h 是科学史上具有划时代意义的重要常量，标志着量子理论的产生. 它冲破了经典理论的束缚，表明人类对物质世界的认识又进入到了一个新的阶段. 在普朗克假设的推动下，各种微观现象逐步得到正确解释，并建立起量子力学理论体系. 普朗克因此项成就获 1918 年诺贝尔物理学奖.

11.2 光的波粒二象性

11.2.1 光电效应

普朗克的能量量子化假说成功地解释了黑体辐射的规律，但毕竟是间接的. 物体究竟是如何发射和吸收电磁辐射还有待物理理论的依托和进一步的实验证明.

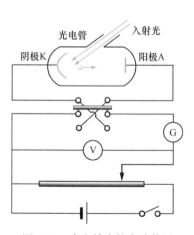

图 11-5 光电效应的实验装置

普朗克的黑体辐射公式与实验结果完全符合. 物理学家深信这里必定蕴藏着一个非常重要但尚未被人们揭示的科学原理. 就在普朗克还在为他的能量子寻找经典物理根源时，爱因斯坦在对光电效应的解释中，使能量子概念向前发展了一大步.

1. 光电效应实验

1888 年，霍瓦(Hallwachs)发现一充负电的金属板被紫外线照射会放电. 1897 年 J. J 汤姆孙(J. J. Thomson)发现电子后，人们才认识到那就是从金属表面射出的电子. 这种由光的照射使电子从金属表面逸出的现象称为光电效应(photoelectric effect). 逸出的电子叫作光电子(photoelectron). 光电子的定向运动所形成的电流称为光电流(photo current)，如图 11-5 所示.

在光电管的阳极 A 和阴极 K 之间加上直流电压 U，当用适当波长的单色光照射阴极 K 时，阴极上就会有光电子逸出，它们将在加速电场的作用下飞向阳极 A 而形成光电流 I. 实验曲线如图 11-6 和图 11-7 所示.

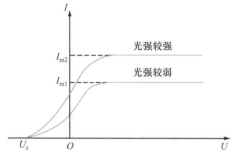

图 11-6　光电效应伏安特性曲线

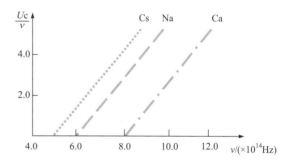

图 11-7　遏止电压与入射光频率的关系

实验表明：

(1) 光电流 I 随着 U 增加而增加，当 U 增加到一定值时，I 不再增加，即单位时间内从阴极逸出的光电子全部被阳极接收，形成饱和光电流，饱和电流 I_m 与入射光强成正比.

(2) 当加速电压减小到零并逐渐变成负值 U_c 时，光电流等于零. 电压值 U_c 称为遏止电压 (retarding voltage)，如图 11-6 所示，光电子的最大初动能与遏止电压的关系为

$$\frac{1}{2}mv_m^2 = |eU_c|$$

(3) 光电子的最大初动能与入射光的频率呈线性关系，U_0 由阴极金属的性质决定，如图 11-7 所示，与入射光的强度无关.

由图 11-7 可知

$$U_c = kv - U_0$$
$$\frac{1}{2}mv_0^2 = eU_c = ekv - eU_0 \tag{11-9}$$

光电子的初动能必须大于或等于零.

$$ekv - eU_0 \geqslant 0$$

产生光电效应的条件为

$$v \geqslant \frac{U_0}{k}$$

极限情况

$$v_0 = \frac{U_0}{k} \tag{11-10}$$

当 $v \leqslant v_0$ 时，无论光照多么强，照射时间多么长，都不能产生光电效应. v_0 称为光电效应的极限频率 (threshold frequency) (也叫红限). 几种金属的逸出功和红限参见表 11-1.

表 11-1　几种金属的逸出功和红限

金属	钾(K)	钠(Na)	钙(Ca)	锌(Zn)	钨(W)	银(Ag)
逸出功/ eV	2.25	2.29	3.20	3.38	4.54	4.63
红限/($\times 10^{14}$Hz)	5.44	5.53	7.73	8.06	10.95	11.19

(4) 频率超过某金属的极限频率时，金属表面从接收光照到逸出电子所需时间不超过 10^{-9} s，如图 11-8 所示.

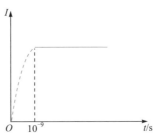

图 11-8 光电子逸出时间

2. 爱因斯坦的光量子理论

通过光的干涉、衍射等实验，人们已认识到光是一种波动——电磁波，但是上述实验结果无法用经典电磁波理论解释. 按经典电磁波理论，光是电磁波，电磁波的能量取决于它的强度，强度正比于振幅的平方，而与电磁波的频率无关.

为了解释光电效应，爱因斯坦将普朗克的辐射能量不连续的假设作了重大发展. 普朗克只提出光在发射和吸收时具有粒子性，爱因斯坦认为光在传播时也具有粒子性，一束光可看作以光速运动的粒子流，这些光粒子称为光量子或光子(photon)，每个光子能量为

$$\varepsilon = h\nu$$

金属中的一个电子吸收一个频率为 ν 的光子能量后，一部分用于电子从金属表面逸出所需的逸出功 A，一部分转化为光电子的动能 $\frac{1}{2}mv^2$

$$h\nu = \frac{1}{2}mv^2 + A \tag{11-11}$$

式(11-11)称为爱因斯坦光电效应方程(Einstein's photoelectric equation)，当电子的初动能 $\frac{1}{2}mv^2 = 0$ 时

$$A = h\nu_0 \tag{11-12}$$

ν_0 是极限频率.

爱因斯坦方程的出现，解决了光电效应实验曲线与经典物理理论不相符的问题. 光子携带的能量被电子一次性吸收，如果一个光子携带的能量小于电子的逸出功，电子获得的能量就不能克服阻力逸出金属表面发生光电效应；光电子的数目正比于入射光子的数目，所以饱和光电流正比于入射光强；当光电子初动能为零时，入射光的频率就是红限频率；光电子的最大初动能只与光子的能量有关，所以遏止电压只取决于频率；光子和电子能量交换是瞬时的，所以光电效应几乎是瞬时发生的.

光量子假说成功地解释了光电效应实验，但是光电效应中包含的遏止电压与入射光频率的线性关系($U_c = K\nu - U_0$)当时还没有直接的实验依据.

美国物理学家密立根(R. A. Millikan, 1868～1953)从 1904 年历经十余年的光电实验研究，本想证明经典理论的正确，但却在 1916 年由精确的实验全面证实了爱因斯坦光电效应方程.

图 11-7 所示即是他用精确的实验测出的不同金属材料做阴极时，遏止电压与入射光频率的正比关系，并得出直线斜率 K 与电子电量 e 的乘积恰为普朗克常量.

爱因斯坦因光量子理论的提出和密立根因测量电子电荷及光电效应的研究，分别于 1921 年和 1923 年获得了诺贝尔物理学奖.

从发现光电效应、研究光电效应规律、提出光量子假说并解释光电效应规律到验证光量子假说的正确性，物理学家们上下求索了三十年，这充分体现了科学家们敢于坚持真理、勇于创新和实事求是的科学态度和科学精神.

3. 光的波粒二象性

爱因斯坦的光量子理论中还提出了光子有动量和质量，光具有波粒二象性.

一个光子的能量为

$$E = h\nu \tag{11-13}$$

根据相对论的质能关系

$$E = mc^2 \tag{11-14}$$

由式(11-13)和式(11-14)可知一个光子的质量为

$$m = \frac{h\nu}{c^2} = \frac{h}{c\lambda}$$

粒子质量和运动速度的关系为

$$m = \frac{m_0}{\sqrt{1 - \left(\dfrac{v}{c}\right)^2}} \tag{11-15}$$

光子是速度为光速、静止质量为零的一种粒子. 由于光速不变，光子对于任何参考系都不会静止，所以在任何参考系中光子的质量实际上都不会是零. 例如，核反应证明质子、中子等放出光子后质量减小，可认为光子带走了质量.

根据相对论的能量-动量关系

$$E^2 = (pc)^2 + (m_0 c^2)^2$$

光子的动量为

$$p = \frac{E}{c} = \frac{h\nu}{c}$$

或

$$p = \frac{h}{\lambda} \tag{11-16}$$

式(11-13)和式(11-16)中左侧的量描述光的粒子性，右侧的量描述光的波动性. 光的这两种性质在数量上由普朗克常量联系在一起.

在讨论光的现象时，如果只涉及光的传播过程(如干涉和衍射)，用波动理论就可以完全解释；如果涉及光和物质之间的相互作用(如光电效应等)，则必须把光看作是粒子流.

光的波粒二象性照片

例 11-2 已知纯金属钠的逸出功为 2.29 eV. 求光电效应的红限频率和红限波长；如果是 300 nm 的紫外线照射钠表面，求光电子的最大动能.

解 (1) 由光电效应方程 $\frac{1}{2}mv_m^2 = h\nu - A$，$\frac{1}{2}mv_m^2 = 0$ 时的红限频率为

$$\nu_0 = \frac{A}{h} = \frac{2.29 \times 1.6 \times 10^{-19}}{6.63 \times 10^{-34}} \approx 5.53 \times 10^{14} \ (\text{Hz})$$

其红限波长为

$$\lambda_0 = \frac{c}{\nu_0} = \frac{hc}{A} = \frac{6.63 \times 10^{-34} \times 3 \times 10^8}{2.29 \times 1.6 \times 10^{-19}} \approx 5.43 \times 10^{-7} \ (\text{m})$$

(2) 由光电效应方程可知，300 nm 光子入射时光电子最大动能为

$$\frac{1}{2}mv_m^2 = \frac{hc}{\lambda} - A = \frac{6.63 \times 10^{-34} \times 3 \times 10^8}{3 \times 10^{-7} \times 1.6 \times 10^{-19}} - 2.29 \approx 1.85 \ (\text{eV})$$

11.2.2 康普顿效应

1. 康普顿散射实验

光电效应只是证明光被物质吸收时，能量的吸收或放出过程是量子化的. 直接通过实验并用微粒的模型证实光的粒子性的是康普顿散射实验.

康普顿于 1922～1923 年发现了 X 射线通过物质散射后波长变长的现象，称为康普顿效应 (Compton effect). 吴有训以精湛的实验技术和卓越的理论分析，验证了康普顿效应的正确性. 康普顿效应的理论完美地诠释了光的波粒二象性理论.

康普顿的实验装置如图 11-9 所示. 从 X 射线源发出的一束波长为 λ_0 的 X 射线投射到石墨上，经石墨散射后散射光的波长可由光谱仪测定. 在测量与入射光束成各种角度的散射光时发现：

(1) 散射光中除了有波长为 λ_0 的 X 射线之外，还有波长 $\lambda > \lambda_0$ 的成分，这就是"双峰散射"现象. 如图 11-10. 波长改变量 $\Delta\lambda = \lambda - \lambda_0$ 随着散射角 φ 的增大而增大，与散射物质的性质无关. 且

$$\Delta\lambda = \lambda - \lambda_0 = \lambda_c (1 - \cos\varphi) = 2\lambda_c \sin^2\frac{\varphi}{2} \tag{11-17}$$

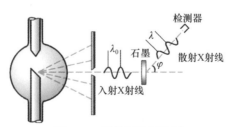

康普顿效应

图 11-9 康普顿散射装置

实验测定 $\lambda_c = 0.00243\ \text{nm}$ ，是与散射物质无关的常数，称为康普顿波长(Compton wavelength).

(2) 散射光强度随散射物质原子量的增加而减小.

2. 康普顿散射的理论解释

按照经典的电磁学理论，入射电磁波通过散射物质时，引起物质中带电粒子做频率相同的受迫振动，这些带电粒子成为新的波源并向外辐射(散射)与入射电磁波频率相同的电磁波，所以当散射 X 射线的波长与入射 X 射线的波长相等时，不应出现不同波长的散射峰.

康普顿用光子理论完美地解释了康普顿效应. 他认为，光子与带电粒子间的作用是光子和电子间的弹性碰撞，碰撞后的光子将向某一个方向散射.

(1) 散射物质中被原子束缚较弱的外层电子，相比 X 射线(光子流，每个光子的能量为 $10^4 \sim 10^5\,\text{eV}$)，这些电子的束缚是可以忽略的，可近似地看作是自由电子. 又因它们的热运动能量数量级约为百分之几电子伏特，可以认为这些电子是静止的. 当 X 射线光子与这些电子碰撞时，可以近似看作是光子与静止自由电子之间的弹性碰撞，且光子和电子系统在相互作用过程中的动量和能量都是守恒的. 康普顿散射原理的示意图如图 11-11 所示.

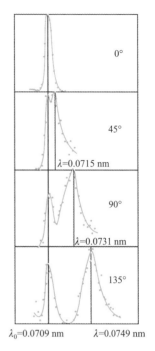

图 11-10　康普顿散射实验结果

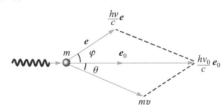

图 11-11　光子和静止的自由电子碰撞的
动量守恒矢量图(e 和 e_0 表示该方向的单位矢量)

图 11-11 中散射 X 射线与入射 X 射线的夹角 φ 为散射角. 设入射光子的动量为 $\dfrac{h}{\lambda_0}$ ，能量为 $h\nu_0$ ；散射光子动量为 $\dfrac{h}{\lambda}$ ，能量为 $h\nu$ ；静止自由电子碰撞前的能量为 $m_0 c^2$ ，碰撞后动量变为 $m\upsilon$ (此时称为反冲电子)，其能量为 mc^2 . 根据能量守恒定律得

$$h\nu_0 + m_0 c^2 = h\nu + mc^2$$

$$h\frac{c}{\lambda_0} + m_0 c^2 = h\frac{c}{\lambda} + mc^2$$

$$mc = m_0 c + \frac{h}{\lambda_0} - \frac{h}{\lambda} \tag{11-18}$$

由动量守恒定律得

$$(mv)^2 = \left(\frac{h}{\lambda_0}\right)^2 + \left(\frac{h}{\lambda}\right)^2 - 2\frac{h^2}{\lambda_0\lambda}\cos\varphi \tag{11-19}$$

由相对论关系式

$$m = \frac{m_0}{\sqrt{1 - \left(\dfrac{v}{c}\right)^2}}$$

得

$$(mv)^2 = (mc)^2 - (m_0c)^2$$

代入式(11-19)得

$$(mc)^2 = (m_0c)^2 + \left(\frac{h}{\lambda_0}\right)^2 + \left(\frac{h}{\lambda}\right)^2 - 2\frac{h^2}{\lambda_0\lambda}\cos\varphi \tag{11-20}$$

式(11-18)的平方减去式(11-20)得

$$2m_0c\left(\frac{h}{\lambda_0} - \frac{h}{\lambda}\right) + \left(\frac{h}{\lambda_0} - \frac{h}{\lambda}\right)^2 - \left(\frac{h}{\lambda_0}\right)^2 - \left(\frac{h}{\lambda}\right)^2 + 2\frac{h^2}{\lambda_0\lambda}\cos\varphi = 0$$

即

$$\lambda_0\lambda\left(\frac{1}{\lambda_0} - \frac{1}{\lambda}\right) = \frac{h}{m_0c}(1 - \cos\varphi)$$

$$\Delta\lambda = \lambda - \lambda_0 = \frac{h}{m_0c}(1 - \cos\varphi) = 2\frac{h}{m_0c}\sin^2\frac{\varphi}{2} \tag{11-21}$$

将上式与式(11-17)比较得

$$\lambda_c = \frac{h}{m_0c} = 0.00243 \text{ nm}$$

式中，m_0 为电子的静止质量，φ 为散射角. 式(11-21)表明波长的改变量仅与散射角 φ 有关，与散射物质无关. 散射角为零时，散射光中无波长改变现象，随着 φ 的增大，波长的改变量 $\Delta\lambda$ 增大. 式(11-21)成功解释了康普顿散射中波长改变随散射角变化的规律.

(2) 入射光子还会与散射物质中被原子束缚得很紧的内层电子碰撞，实际上相当于入射光子和一个质量很大的原子交换动量和能量，所以这部分光子经弹性碰撞后几乎不损失能量，只改变方向. 这便是散射光中总有与入射光波长相同成分的原因. 轻原子中的电子束缚较弱，重原子中的内层电子束缚很紧，因此原子量越小的物质康普顿效应的散射强度越大.

由于康普顿波长只有 10^{-3} nm 数量级，也只有像 X 射线这样的短波长的射线散射中才易觉察到康普顿效应，在光电效应中的康普顿效应就很不明显，因为它的入射光是波长较长的可见光或紫外线. 例如，

当入射光波长 $\lambda_0 = 400$ nm 时，在 $\varphi = \pi$ 的方向上，散射光波长偏移 $\Delta\lambda = 4.8 \times 10^{-3}$ nm ，$\dfrac{\Delta\lambda}{\lambda_0} = 1.2 \times 10^{-5}$. 很难观察到康普顿散射.

当入射光波长 $\lambda_0 = 0.05\,\text{nm}$ ， $\varphi = \pi$ 时，虽然波长的偏移仍是 $\Delta\lambda = 4.8\times10^{-3}\,\text{nm}$ ，但 $\dfrac{\Delta\lambda}{\lambda_0} = 9.6\times10^{-2}$ ，这时就能比较明显地观察到康普顿散射了．这也是选用 X 射线观察康普顿散射的原因．

康普顿效应的发现及解释进一步揭示了光的粒子性，康普顿效应在理论分析和实验结果上的一致，直接证实了光子具有一定的质量、能量和动量．同时也证实了在微观粒子的相互作用过程中，光子严格服从能量守恒定律和动量守恒定律．

例 11-3 设光子与处于静止状态的自由电子碰撞，测得反冲电子获得的最大动能为 0.616 keV.

(1) 求入射光的波长；

(2) 写出散射光的波长.

解 电子获得最大动能时，散射光子的能量最小，其波长最大．由

$$\Delta\lambda = \lambda - \lambda_0 = \frac{h}{m_0 c}(1 - \cos\varphi)$$

得到

$$\varphi = \pi$$

可得

$$\lambda = \lambda_0 + \frac{2h}{m_0 c}$$

由能量守恒

$$h\nu_0 + m_0 c^2 = h\nu + mc^2$$

电子的动能

$$E_k = mc^2 - m_0 c^2 = h\nu_0 - h\nu = hc\left(\frac{1}{\lambda_0} - \frac{1}{\lambda}\right) = \frac{hc(\lambda - \lambda_0)}{\lambda_0\lambda} = 0.6\,\text{keV}$$

解方程可得

$$\lambda_0 = 9.98\times10^{-11}\,\text{m}$$

散射光波长

$$\lambda = \lambda_0 + \frac{2h}{m_0 c} = 1.05\times10^{-10}\,\text{m}$$

11.3 物质波及其波动性

11.3.1 德布罗意物质波

20 世纪 20 年代前后，普朗克建立的光量子论开始被人们接受，爱因斯坦提出的光的"波粒二象性"也逐步被理解，恰在此时，来自法国巴黎大学 31 岁的博士生德布罗意(de Broglie)又为量子学的发展带来了新的方向. 德布罗意在光的波粒二象性的启发下想到，自然界在许多方面都是明显对称的，如果光具有波粒二象性，则实物粒子，如电子，也应具有波粒二象性. 他认为，"整个世纪以来，在辐射理论上，比起波动的研究方法来，是过于忽略了粒子的研究方法；在实物理论上，是否发生了相反的错误呢？是不是我们关于'粒子'的图像想得太多，而过分地忽略了波的图像呢？"于是，他大胆地在他的博士论文中提出假设：实物粒子也具有波动性.

1. 德布罗意假设

德布罗意认为一个粒子的能量和动量与和它相联系的波的频率和波长的定量关系与光子的一样，即有

$$E = mc^2 = h\nu \tag{11-22}$$

$$p = mv = \frac{h}{\lambda} \tag{11-23}$$

此式又被称为德布罗意关系式(de Broglie formula).

由式(11-22)可得

$$\nu = \frac{mc^2}{h}$$

由式(11-23)得

德布罗意假设

$$\lambda = \frac{h}{mv}$$

这种和实物粒子相联系的波称为物质波(matter wave)或德布罗意波(de Broglie wave).

例如，对于加速电子，如果加速电势差为 U，则

$$\frac{1}{2} m_e v^2 = eU$$

$$v = \sqrt{\frac{2eU}{m_e}}$$

$$\lambda = \frac{h}{m_e v} = \frac{h}{\sqrt{2eU m_e}} = \frac{h}{\sqrt{2em_e}} \cdot \frac{1}{\sqrt{U}}$$

$$\lambda = \frac{1.227}{\sqrt{U}} \text{ nm} \tag{11-24}$$

物质波所对应的波长又称为德布罗意波长(de Broglie wavelength). 德布罗意物质波思想

被爱因斯坦誉为"揭开了伟大戏剧大幕的一角"以强调其重大意义，因为它为量子力学的建立提供了物理基础.

德布罗意波长于 1927 年被实验所证实(表 11-2)，德布罗意为此而获得 1929 年诺贝尔物理学奖.

表 11-2　粒子的德布罗意波长

粒子	能量/eV	质量/kg	速度/(m·s⁻¹)	波长/nm
电子	1	9.1×10^{-31}	5.9×10^5	1.2
电子	100	9.1×10^{-31}	5.9×10^6	1.2×10^{-1}
电子	10000	9.1×10^{-31}	5.9×10^7	1.2×10^{-2}
质子	100	1.67×10^{-27}	1.4×10^5	1.2×10^{-3}
子弹	—	0.01	3×10^2	2.21×10^{-25}

例 11-4　一质量 $m_0 = 0.05$ kg 的子弹，$v = 300$ m·s⁻¹，求其物质波的波长.

解　由于子弹速度

$$v \ll c$$

所以子弹的物质波的波长为

$$\lambda = \frac{h}{m_0 v} = \frac{6.63 \times 10^{-34}}{0.05 \times 300} \approx 4.4 \times 10^{-35} \, (\text{m}) = 4.4 \times 10^{-26} \, (\text{nm})$$

例 11-5　电子经加速电势差 $U = 100$ V 加速后，求电子的德布罗意波波长.

解　由公式(11-24)有

$$\lambda = \frac{1.227}{\sqrt{U}} = \frac{1.227}{\sqrt{100}} \approx 0.123 \, (\text{nm})$$

可以看出电子的物质波的波长与 X 射线波长相当，而宏观物体所对应的物质波波长可以小到实验无法测量的程度，所以研究宏观物体不必考虑波动性.

2. 戴维孙–革末实验、德布罗意的物质波验证

1927 年，戴维孙(Davisson)和革末(Germer)首先利用电子束的衍射实验证实了实物粒子的波动性. 戴维孙–革末实验装置如图 11-12 所示.

一束电子射到镍晶体的特选晶面上，同时用探测器测量沿不同方向散射的电子束的强度.

实验中发现，当入射电子的能量为 54 eV 时，在 $\varphi = 50°$ 的方向上散射电子束强度最大(图 11-13). 按类似于 X 射线在晶体表面衍射的分析，由图 11-14 可知，散射电子束极大的方向应满足下列条件：

$$d\sin\varphi = \lambda \tag{11-25}$$

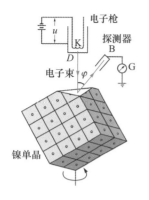

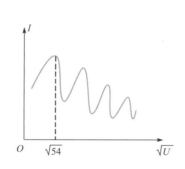

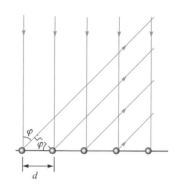

图 11-12　电子衍射实验　　　图 11-13　反射束强度　　　图 11-14　电子束在镍晶体
表面散射

镍晶体表面原子间距 $d = 2.15 \times 10^{-10}$ m ，代入式(11-25)得出"电子波"的波长为

$$\lambda = d \sin \varphi = 2.15 \times 10^{-10} \times \sin 50° \approx 1.65 \times 10^{-10} \text{ (m)}$$

按德布罗意提出的假设

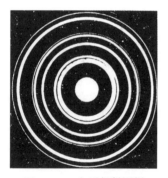

$$\lambda = \frac{h}{m_e v} = \frac{h}{\sqrt{2 m_e E_k}} = \frac{6.63 \times 10^{-34}}{\sqrt{2 \times 0.91 \times 10^{-31} \times 54 \times 1.6 \times 10^{-19}}}$$

$$\approx 1.67 \times 10^{-10} \text{ (m)}$$

这一结果与实验结果很符合.

　　这种在一定的加速电压下的某些角度方向上，或者是一定的角度方向上对应不同的加速电压出现电流极大值的实验现象是对电子的波动性的证明. 两个月以后，英国物理学家汤姆孙(Thomson)让高能电子束透射金属薄箔后，在金属薄箔后面照相底片上得到同心环状的衍射图样图 11-15，再次显示了电子的波动性. 1937 年，汤姆孙和戴维孙由于电子衍射方面的工作共获诺贝尔物理学奖.

图 11-15　电子衍射图样

11.3.2　不确定关系

　　位置和动量可以描述微观粒子的粒子性，不过由于粒子的波动性，不能像经典力学那样同时准确确定它的位置坐标和动量，只能给出它们的可能性或概率，量子力学中用不确定关系来描述微观粒子的这一属性. 不仅如此，一般情况下对于描述微观粒子运动的其他共轭物理量(例如，粒子的能量和粒子处在该能量状态上的时间等)也只能给出概率性的描述，即也都存在一个不确定量.

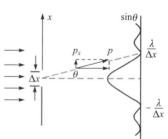

　　如图 11-16 所示，一束动量为 p 的电子束射向宽度为 Δx 的单缝，观测电子束的单缝衍射图样. 对一个电子来说，我们知道它是从缝宽为 Δx 的狭缝中通过的，但不能确定它从狭缝中哪个点通过，因此 Δx 就是电子在 x 方向的位置不确定量.

图 11-16　电子的单缝衍射

电子在单缝前 x 方向的动量等于零，但在缝后 x 方向的动量不再为零，否则只沿与 x 方向垂直的方向运动就不会产生衍射现象了. 穿过单缝的电子很大一部分都落在中央明纹之内，落在其他区域的电子很少. 考虑对应于一级极小处电子，设通过单缝后电子的动量为 p，x 方向的分量为 p_x，分布在 $0 \sim p\sin\theta$ 范围，动量的最大不确定量

$$\Delta p_x = p\sin\theta = p\frac{\lambda}{\Delta x}$$

将 $p = \dfrac{h}{\lambda}$ 代入上式

$$\Delta x \Delta p_x = \frac{h}{\lambda}\lambda = h$$

考虑到电子也可以出现在更高级明条纹中，所以有

$$\Delta x \Delta p \geqslant h \tag{11-26}$$

这一结论称为位置和动量的不确定关系(uncertainty relation). 其表明，微观粒子的位置和动量不能同时具有确定的量，或者说，当粒子的位置不确定量越小时，同方向的动量不确定量就越大，反之亦然. 在测量粒子的位置和动量时，其精度存在一个终极不可逾越的限制.

例 11-6　电子的速率约为 2.18×10^{6} m·s^{-1}，电子在氢原子内坐标的不确定量为 10^{-10} m. 试求电子速率的不确定量.

解　利用不确定关系式(11-26)可得

$$\Delta v \geqslant \frac{h}{m\Delta x} = \frac{6.626\times10^{-34}}{9.1\times10^{-31}\times10^{-10}} \approx 7.2\times10^{6} \ (\text{m·s}^{-1})$$

氢原子中的电子在轨道上的运动速度约为 10^{6} m·s^{-1}，与由不确定关系计算出来的速度不确定量有相同的数量级. 因此，在原子的尺度范围内再谈论电子的速度是没有意义的，这种误差，是物质世界本身所固有的. 所以，我们要抛弃轨道的概念，用其在空间的分布去描述.

对于宏观粒子，其坐标和动量还是可以同时确定的.

例 11-7　人的红细胞质量为 10^{-13} kg，由测量可知红细胞位置的不确定量为 0.1 μm，试计算其速率的不确定量.

解　利用不确定关系式(11-25)可得

$$\Delta v \geqslant \frac{h}{m\Delta x} = \frac{6.626\times10^{-34}}{10^{-13}\times10^{-7}} = 6.626\times10^{-14} \ (\text{m·s}^{-1})$$

计算得出红细胞速度的不确定量为 6.6×10^{-14} m·s^{-1}，显然，任何现代测量方法都不能达到这样的精度，由此可见，宏观粒子可用经典力学轨道的概念精确描述.

动能是速度的函数，势能是位置的函数，所以不确定关系也存在于能量与时间之间. 如果微观粒子处于某一能量状态上的时间为 Δt，则粒子能量必有一个不确定量 ΔE，它们之间的关系为

$$\Delta E \Delta t \geqslant h \qquad (11\text{-}27)$$

上式称为微观粒子的能量-时间的不确定关系. 每个激发态的能量都有不确定量 ΔE, 称为能级宽度. 原子不能无限期地停留在一个激发态, 或早或迟都要跃迁到能量更低的状态. 大量原子在同一能级上停留时间不同, 但平均值是确定的, 称为该能级的平均寿命. 平均寿命越长, 能级就越稳定, 长寿命的激发态叫亚稳态, 亚稳态能级宽度很小. 基态有确定的能量, 原子不受外界影响可以长期停留在基态. 由不确定关系可知能级宽度越小, 当原子跃迁到低能级时其光谱线自然宽度就越窄.

11.3.3 波函数及其统计解释

1. 波函数

微观粒子具有波粒二象性, 其运动状态可以用波函数(wave function)描述, 我们从微观自由粒子相当于单色平面波特例出发, 给出量子力学的波函数数学表达式. 设以速度 v 沿 x 轴正方向运动的粒子, 不受外力作用, 速度 v、动量 p、能量 E 均不变, 由德布罗意关系式可知, 与该粒子相联系的频率 $\nu = \dfrac{E}{h}$ 和波长 $\lambda = \dfrac{h}{p}$ 不随时间改变. 所以, 与该粒子相联系的物质波相当于单色平面波, 将波动中单色平面波的波函数

$$y(x,t) = A\cos 2\pi\left(\nu t - \frac{x}{\lambda}\right)$$

写成复数的形式

$$y(x,t) = A\mathrm{e}^{-\mathrm{i}2\pi\left(\nu t - \frac{x}{\lambda}\right)}$$

将 $E = h\nu$, $p = \dfrac{h}{\lambda}$ 代入上式, $\hbar = \dfrac{h}{2\pi}$, 为区别于经典波函数, 可表示为

$$\psi(x,t) = \psi_0 \mathrm{e}^{-\frac{\mathrm{i}}{\hbar}(Et-px)} \qquad (11\text{-}28)$$

上式给出了以确定能量 E 和动量 p 沿 x 轴匀速运动的自由粒子波函数. 一般情况下粒子会处于随时间变化或随空间变化的力场之中, 不是自由的, 能量和动量是变化的, 不能用单色平面波来描述, 但波函数仍具有式(11-28)的形式, 考虑到粒子的空间运动, 把上式推广为

$$\psi(r,t) = \psi_0 \mathrm{e}^{-\frac{\mathrm{i}}{\hbar}(Et-\boldsymbol{p}\cdot\boldsymbol{r})} \qquad (11\text{-}29)$$

对于经典波, 波函数既可用复数表达, 也可用实数形式表达, 物质波波函数只有复数形式.

2. 波函数的统计解释

由波函数的表达式可以看到, 它既有反映波动性的物理量(波长、频率), 又有体现粒子性的物理量(能量、动量), 所以它描述了微观粒子的波粒二象性特征. 回顾经典力学的波函数, 机械波表示质点位移变化规律, 电磁波表示电场 $\boldsymbol{E}$ 和磁场 $\boldsymbol{B}$ 的变化规律. 而量子力学波函数本身不代表任何可观测的物理量, 但物质波的空间强度分布和微粒在空间出现的概率分布应该一致. 1926 年德国物理学家玻恩(M. Born)对波函数提出了统计解释, 很快被同行公认.

由经典波强度分布等于波函数的平方,可类推物质波 ψ 的平方也应该表示"强度"分布. 对于物质波, 由于波函数是复数, 为保证平方值为正值, 用 ψ 与其共轭复数 ψ^* 之积来表示物质波的 "强度", 该强度应该是粒子在空间某范围内出现的概率. 如和电子相联系的物质波, 强度较大的地方就是电子在该处分布较多的地方, 也可以说是与单个电子在该处出现的概率成正比, 所以物质波既不是机械波也不是电磁波, 而是一种概率波. 考虑空间某一点 r 附近小体积元 dV 内, 可视 $\psi(r,t)$ 不变, 则粒子在 dV 内出现的概率正比于 $|\psi(r,t)|^2$ 和 dV , 即

$$|\psi(r,t)|^2 dV = \psi(r,t)\psi^*(r,t)dV \tag{11-30}$$

显然 $\psi(r,t)\psi^*(r,t)$ 表示粒子在 r 处单位体积中出现的概率,称为概率密度(probability density). 由此式可见, 某时刻空间某处粒子的波函数绝对值的平方描述了该时刻粒子在该处出现的概率密度, 这就是波函数的统计解释.

3. 电子束双缝衍射实验证实波函数统计解释的正确性

一个一个电子依次入射双缝的衍射实验见图 11-17.

底片上出现一个一个的点子说明电子具有粒子性. 随着电子增多, 逐渐形成衍射图样, 这来源于 "一个电子" 所具有的波动性而不是电子间相互作用的结果. 尽管单个电子的去向是概率性的, 但其概率在一定条件下(如双缝)还是有确定的规律的. 所以玻恩指出, 德布罗意波并不像经典波那样代表实在物理量的波动, 而是描述粒子在空间的概率分布的 "概率波".

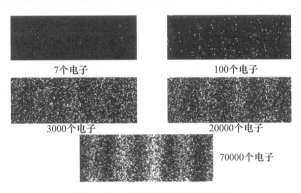

图 11-17　电子的双缝衍射实验

4. 波函数的性质

波函数具有以下的性质: ① $\rho = |\psi(r,t)|^2 = \psi(r,t)\psi^*(r,t)$ 波函数的平方表示粒子在空间某点出现的概率密度. ②波函数满足单值、连续、有限的标准条件. ③波函数满足归一化条件, 即在空间发现粒子概率的总和等于 1. 由于 $|\psi|^2$ 为概率密度, 在整个空间找到粒子的总概率应为

$$\int_V |\psi(r,t)|^2 dV = 1 \tag{11-31}$$

波函数适用于叠加原理, 如果 ψ_1、ψ_2 是粒子可能的状态, 其线性组合 $\psi = C_1\psi_1 + C_2\psi_2$ 也是粒子的可能状态.

11.4 激 光

11.4.1 激光产生原理及特性

激光(laser)是受激辐射光放大(light amplification by stimulated emission of radiation)的简称. 早在 1917 年, 爱因斯坦就提出受激辐射的理论. 但直到 1960 年, 梅曼(Maiman)才发明了世界上第一台激光器——红宝石激光器. 从此, 激光技术开始迅猛发展. 由于激光的特性优异, 所以被广泛应用于医学领域, 形成了一门新兴前沿科学——激光医学.

1. 原子发光机制

原子是构成物质的最小粒子, 由于原子的核外电子围绕原子核运动的轨道是不连续的, 因此原子的能量也是一系列不连续的值. 原子的最低能量状态称为基态, 即 E_1. 其余能级 E_2, E_3 等都是高能级, 称为激发态. 光和物质的相互作用可以归结为光和粒子的相互作用, 它有三种基本过程, 受激吸收、自发辐射和受激辐射.

处于基态的原子, 当受到外界的激发而获得足够的能量时, 它就会从基态跃迁到能量较高的激发态. 这个过程称为受激吸收(stimulated absorption). 若有一能量为 $h\nu = E_2 - E_1$ 的光子入射到处于低能级上的粒子时. 粒子吸收此光子能量后将从低能级 E_1 跃迁到高能级 E_2, 这一过程如图 11-18 (a)所示.

而处于激发态的原子可以自发地辐射一个光子从高能级 E_2 跃迁到较低能级 E_1, 这一过程称为自发辐射(spontaneous radiation), 同时会产生一个光子, 其频率为 $\nu = \dfrac{E_2 - E_1}{h}$. 如图 11-18 (b)所示. 自发辐射过程是一个随机过程, 每个激发态原子辐射出光子, 彼此之间的相位、传播方向和偏振状态没有确定的关系.

处于高能级 E_2 的原子, 在具有适当能量 $h\nu = E_2 - E_1$ 的外来光子的诱发作用下, 从高能级 E_2 跃迁到低能级 E_1. 同时可以发射一个光子, 这个光子的频率、相位、偏振状态和传播方向均与外来诱发光子的参量相同, 如图 11-18(c)所示, 此过程称为受激辐射(stimulated radiation). 一个光子入射原子系统后由于受激辐射可以变成两个完全相同的光子, 两个又会变成四个, ……, 这就是光放大. 受激辐射光放大是产生激光的基本机制.

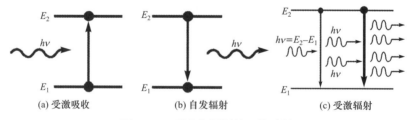

图 11-18　吸收与辐射的三种过程

2. 激光发光机制

光与粒子(原子、分子、离子等)系统相互作用时, 同时存在受激吸收、自发辐射和受激辐射三个过程, 而且它们的概率不同. 一般情况下(常温、无激发), 由于低能级粒子数量远多于高能级粒子，自发辐射的概率远远大于受激辐射. 为了使受激辐射占绝对优势，首先要有能量输入系统，使低能级粒子不断被激发到高能级，使高能级粒子数大大超过低能级粒子数，这称为粒子数反转分布(distribution for population inversion)，这一能量供应过程叫"激励"、"抽运"或"泵浦".

要实现粒子数反转，除了要有一个强有力的激励源外，还须有另一重要的条件，那就是选择有合适能级结构的物质. 因为并非所有的物质都能实现粒子数反转，只有那些具有亚稳态(寿命远长于激发态)能级结构的物质才能实现粒子数反转分布. 这种物质称为激活介质或工作物质. 利用亚稳态实现的粒子数反转分布如图 11-19 所示.

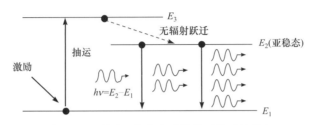

图 11-19 利用亚稳态实现的粒子数反转分布

仅靠单次通过有限长度的工作物质的光放大，其放大能力是很有限的. 为了获得方向性好、单色性好的相干光，还必须使用光学谐振腔(optical resonator)，其基本结构如图 11-20 所示. 在工作物质两端加上一对互相平行且垂直于工作物质轴线的反射镜，两镜间就构成了谐振腔. 其一端是全反射镜，另一端是部分反射镜. 跟主轴方向一致的光子可以在腔内继续传播，激发其他亚稳态的原子产生受激辐射，使得光子数目进一步增加，从而形成光振荡，由部分反射镜输出方向性、单色性好的相干光，即激光. 而离轴光子经过几次反射后从侧面逸出谐振腔.

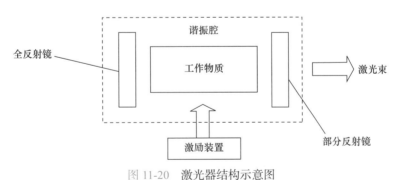

图 11-20 激光器结构示意图

3. 激光的特性

同普通光一样，激光也是电磁波. 除具有普通光源的性质外，激光还具有普通光源无法比拟的优点，即具有单色性好、方向性好、亮度高、相干性好等特点.

(1) 单色性好.

激光是一种电磁波，在可见光范围内，其颜色与频率相关，一个光源发射的光所包含的波长范围越窄，那么它的颜色就越单纯，即光源的单色性好. 激光是目前最好的单色光源，如氦氖(He-Ne)激光器的谱线宽度小于 10^{-8} nm，其单色性比早期的氪灯好十万倍.

(2) 方向性好.

普通光源发出的光射向任意方向，没有方向性可言. 人们常用聚光装置来改善它的方向性. 普通光源中方向性最好的探照灯发出光束的发散角约有 10^{-2} rad. 激光由于受光学谐振腔的限制，所发射的光集中在谐振腔的一端且只有沿轴向的光发出(离轴光子已被淘汰)，所以方向性极好，激光束的发散度只有 10^{-4} rad，借助光学系统后更可得到近乎平行光的光线，使得激光在工业上被用于准直测量.

(3) 亮度高.

影响光源亮度的因素有三个：发光面积、发散角和发光时间. 由于激光的方向性极好，工作模式为多脉冲或巨脉冲式和发光时间极短(达到 10^{-15} s)等，所以其亮度远高于普通光. 例如，一台红宝石巨脉冲激光器辐射亮度能达到太阳表面辐射亮度的几万亿倍，因此瞬间能产生上亿度高温和上亿个大气压的高压.

(4) 相干性好.

光的相干特性包括时间相干性和空间相干性两方面：时间相干性表现为同一光源在不同时刻发生的光在空间会合后能发生干涉. 空间相干性是指在一定空间范围内的光波具有相对固定的相位差，满足相干性. 激光的相干长度可达几百公里，而普通光源中单色性最好的氪灯的相干长度只有几米. 利用激光的相干性可以实现全息照相.

11.4.2 激光器

产生激光的装置称为激光器，目前激光器的种类已达数百种之多.

1. 激光器的构成

激光器都是由工作物质、光学谐振腔和激励装置这三部分构成的.

(1) 工作物质. 工作物质是激光器的核心部分，包括激活介质与一些辅助物质. 一般将出现反转分布有关的能级称为工作能级，根据工作能级的多少将激活介质分为"三能级"与"四能级"系统.

(2) 光学谐振腔. 谐振腔的主要作用就是使受激辐射光的放大过程能在有限体积的工作物质中持续进行，形成光振荡，输出激光；具有一定的选频作用，可以保证输出激光的单色性；对激光的光束方向给予限定等.

(3) 激励装置. 激励装置的作用就是向工作物质提供能量，使激活介质中的粒子被激发到高能级上从而实现粒子数反转分布. 根据提供能量的形式，激励装置可以有下列形式：光激励、气体放电激励、化学激励、核能激励等.

下面以红宝石激光器为例介绍激光产生的原理，其结构如图 11-21 所示，作为工作物质，红宝石棒的两端磨成相互平行的反射镜，平行度极高. 一端镀银做成全反射镜，另一端做成部分反射镜，激光由此输出. 红宝石是一种在 Al_2O_3 中掺入少量(0.05%~1%)Cr_2O_3 的晶体. Cr^{3+} 均匀地分布在晶体中，其能级结构如图 11-22 所示.

Cr^{3+} 在氙灯的强力激励下能吸收合适的光子从基态 $^4A_2$ 跃迁到激发态 $^4F_1$ 和 $^4F_2$，再经过无辐射跃迁至亚稳态 ^2E(包括两个能级 $2\bar{A}$ 与 $\bar{E}$)，其自发辐射的概率很小，于是在此出现粒子的积累. 此时受激辐射占据主导地位，激光器开始振荡，发出 694.3nm 的红色激光.

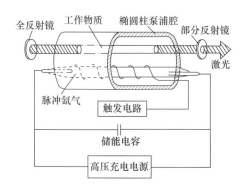

图 11-21 红宝石激光器结构示意图

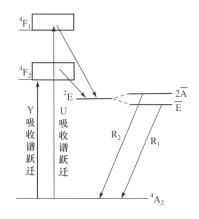

图 11-22 Cr^{3+} 的能级结构图

2. 医用激光器的分类

医用激光机由激光器、电源和导光系统以及控制、冷却等系统构成, 核心是激光器, 其结构和工作原理与普通激光器相同. 导光系统有光导纤维和机械关节臂两类, 前者的能量损耗少(效率在 90%以上), 后者虽然效率较低(60%左右), 但可利用反射镜使激光在关节处能较灵活地改变方向, 以到达输出端. 医用激光器的特点是性能稳定, 输出频率和功率精确. 不同疾病的治疗或不同目的的医疗应用需要特定频率和功率的激光, 所以有多种激光器应用于临床.

常用医用激光器包括 CO_2 激光器、YAG(钇铝石榴石晶体)激光器、Ar^+ 激光器、氦氖激光器、半导体激光器等. 常用医用激光器及其主要应用如表 11-3 所示.

表 11-3 常用医用激光器

类别	名称	输出方式	波长/nm	主要应用
固体	红宝石	脉冲	694.3	眼科、皮肤科, 基础研究
固体	Nd:YAG 掺钕的钇铝石榴石	连续、脉冲	1064	各科手术, 内镜手术
固体	KTP 磷酸钛氧钾/Nd:YAG	脉冲、连续	532	眼科、皮肤科、肿瘤科、显微外科、内镜手术等
固体	Ho:YAG 掺钬的钇铝石榴石	脉冲	2120	胸外科、耳科、内镜手术、口腔科
固体	Er:YAG 掺铒的钇铝石榴石	脉冲	2080, 2940	耳科、皮肤科、眼科、口腔科
气体	He-Ne	连续	632.8	各科弱激光治疗、光动力治疗、全息照相等
气体	CO_2	连续、脉冲	10600	体表与浅表体腔各科手术、理疗
气体	Ar^+	连续	488, 514.5	眼科、皮肤科、内镜手术、微光束技术等

续表

类别	名称	输出方式	波长/nm	主要应用
气体	N₂	脉冲	337.1	肿瘤科、理疗、基础研究
气体	He-Cd	连续	441.6	肿瘤荧光诊断、针灸、理疗
气体	ArF	脉冲	193	眼科屈光矫正
气体	XeCl	脉冲	308	血管成形术
气体	Cu	脉冲	510.5，578.2	光动力治疗、皮肤科
液体	染料	连续、脉冲	300～1300	光动力治疗、皮肤科、内镜治疗、细胞融合术
半导体	半导体	连续、脉冲	330～34000	各科手术、内镜治疗、基础研究、弱激光治疗

激光与生物组织的作用有多种形式，包括热效应、光化作用、机械作用、电磁场效应、生物刺激作用等. 作用于生物组织使其产生不可逆损失的激光称为强激光，一般用于手术治疗，即用"光刀"对患部进行切割、汽化或凝固. 作用于生物组织后不造成不可逆损失的激光称为弱激光，可以起到促进细胞生长或调节功能等作用.

在医学领域中，激光的应用范围非常广泛. 临床上，激光作为一种技术手段，被各临床学科用于疾病的诊断和治疗；在基础医学研究中，激光技术在细胞水平的操作和生物学研究方面也占有重要地位.

知 识 拓 展

玻 尔 理 论

无论是上述内容中的激光产生原理，还是数字化 X 射线摄影(DR)中核心部件——平板探测器的工作原理，原子发光或者光与粒子系统作用都涉及了基态、激发态、辐射等物理概念. 这些概念是由玻尔首次提出的.

19 世纪人们对原子光谱进行了大量的研究，1814 年，夫琅禾费对太阳光谱进行检验；1859 年，基尔霍夫在研究碱金属光谱时发现了铯和铷；1868 年埃格斯特朗首先找到青浦的谱系，并发现很多原子的光谱具有一定的规则，1885 年巴耳末对最简单的氢原子光谱数据进行研究，发现可见光光谱的波长准确地符合一个简单的公式，

$$\frac{1}{\lambda} = R\left(\frac{1}{2^2} - \frac{1}{n^2}\right), \quad n = 3,4,5,\cdots \tag{11-32}$$

上式称为巴耳末公式. 式中 $R = 1.0973731 \times 10^7 \text{ m}^{-1}$ 为里德伯常量. 公式中的 n 是大于 2 的正整数，$n = 3,4,5,\cdots$ 分别对应氢原子光谱中可见光部分的 $H_\alpha, H_\beta, H_\gamma, H_\delta$ 各条谱线的波长，如图 11-23 所示.

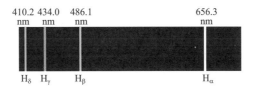

410.2 434.0　486.1　　　　　　　656.3
nm　nm　　nm　　　　　　　nm

H$_\delta$　H$_\gamma$　　H$_\beta$　　　　　　H$_\alpha$

图 11-23　氢原子可见光光谱

后来人们又在氢原子光谱的紫外区发现了莱曼系；在红外区发现了帕邢系、布拉开系等. 各系都可以用类似公式计算谱线的波长. 这些公式可综合成一个广义巴耳末公式

$$\frac{1}{\lambda} = R\left(\frac{1}{k^2} - \frac{1}{n^2}\right), \quad n = k+1, k+2, k+3, \cdots \tag{11-33}$$

上式说明：①谱线的波数可以为任意两个光谱项之差，②对应同一个 k 值，不同的 n，给出同一谱线系中各条谱线的波数；③不同的 k 值对应不同的谱线系，当 $k = 1, 2, 3, \cdots$ 时，分别对应的是莱曼系、巴耳末系、帕邢系、布拉开系.

随着实验技术的发展，大量实验表明，原子的光谱是不连续的线状光谱. 这种规律用经典物理无法解释.氢原子光谱的各个谱系中的每一条谱线的波长可以用一个简单公式概括起来，说明了广义巴耳末公式深刻反映了氢原子内部的规律性. 这个结果在当时称为巴耳末公式之谜.

为了解释原子的线状光谱和稳定性问题，1915 年玻尔在原子核模型的基础上，将经典物理学理论结合普朗克的量子概念以及爱因斯坦的光子假设对氢原子结构提出了两个基本假设：

1. 定态假设

电子只能在某些确定的轨道上绕核做圆周运动，处于轨道上的电子角动量满足

$$L = mvr = n\frac{h}{2\pi}, \quad n = 1, 2, 3, \cdots \tag{11-34}$$

即角动量量子化，式中 n 为主量子数，h 为普朗克常量.

2. 频率假设

电子在确定的轨道上运动时，具有稳定的能量，称为定态. 当电子从一个定态轨道 E_n 向另一个定态轨道 E_k 跃迁时，要发射或吸收光子，其光子的能量 $h\nu$ 由这两个定态的能量差决定，即

$$\nu = \frac{E_n - E_k}{h} \tag{11-35}$$

根据玻尔的假设，利用经典理论，电子绕核做圆周运动时，有

$$\frac{mv^2}{r} = \frac{e^2}{4\pi\varepsilon_0 r^2} \tag{11-36}$$

式中，e 为电子的电荷量，m 为电子的质量，v 为电子绕核运动的速率，r 为电子的轨道半径. 由式(11-34)和式(11-36)可得

$$r_n = \frac{\varepsilon_0 h^2}{\pi me^2} n^2 = r_1 n^2, \quad n = 1, 2, 3, \cdots \tag{11-37}$$

式中 $r_1 = \dfrac{\varepsilon_0 h^2}{\pi m e^2} \approx 5.20 \times 10^{-11}$ m 是第一轨道半径或玻尔半径，离原子核最近. 其他的轨道半径分别是 $4r$、$6r$、$9r$，可见轨道是分立的. $n=1$ 称为基态，其他称为激发态.

电子在第 n 个轨道上运行时，总能量 E_n 电子的动能和电势能的代数和为

$$E_n = E_k + E_p = \frac{1}{2} m v_n^2 + \frac{-e^2}{4\pi \varepsilon_0 r_n}, \quad n=1,2,3,\cdots$$

$$E_n = \frac{-m e^4}{8 \varepsilon_0^2 h^2 n^2} = \frac{E_1}{n^2} \tag{11-38}$$

式中 $E_1 = \dfrac{-m e^4}{8 \varepsilon_0^2 h^2} = -13.6$ eV，是氢原子第一轨道的能量，即基态能量. 能量也是分立的，其他轨道的能量分别为 $E_2 = \dfrac{E_1}{4}, E_3 = \dfrac{E_1}{9}, E_4 = \dfrac{E_1}{16}, \cdots, E_1$ 是氢原子的基态能量，与实验测出的氢原子的电离能在数值上相等. 式(11-38)给出的是一系列氢原子的定态能量，称为氢原子的能级.

按照玻尔假设的频率条件可以推导出广义巴耳末公式，当氢原子从高能级 n 跃迁到低能级 k 时，所发射的光谱线的频率为

$$\nu = \frac{E_n - E_k}{h} = \frac{m e^4}{8 \varepsilon_0^2 h^3} \left(\frac{1}{k^2} - \frac{1}{n^2} \right), \quad n > k$$

$$\frac{1}{\lambda} = \frac{\nu}{c} = \frac{m e^4}{8 \varepsilon_0^2 h^3 c} \left(\frac{1}{k^2} - \frac{1}{n^2} \right) \tag{11-39}$$

与广义的巴耳末公式在形式上完全一致. 经比较，可得出里德伯常量的理论值

$$R_\infty = \frac{m e^4}{8 \varepsilon_0^2 h^3 c} = 1.0973730 \times 10^7 \text{ m}^{-1}$$

这个理论值与实验值符合得很好，这就彻底解开了长达三十年的巴耳末公式之谜. 图 11-24 是根据玻尔氢原子理论作出的能级和光谱系图.

玻尔的氢原子理论在处理氢原子问题上取得了很大的成就，但是由于玻尔的理论并没有完全摆脱经典理论的束缚，所以是经典理论与量子假设的混合产物，因此玻尔理论存在着很大的局限性和缺陷，除了氢原子和类氢离子的谱线，玻尔的理论无法说明其他原子的光谱，同时对谱线的强度、色散现象、偏振等问题更是无法处理.

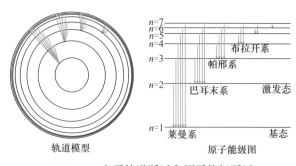

图 11-24　电子轨道跃迁和原子能级跃迁

医用红外热成像技术

习　题

11-1　光电效应和康普顿效应研究的都不是整个光束与散射物之间的作用，而是个别电子与个别光子的相互作用过程，两者有什么区别？

11-2　X 射线通过某物质时会发生康普顿效应，而可见光却没有，为什么？

11-3　什么是德布罗意波？哪些实验证实微观粒子具有波动性？

11-4　实物粒子的德布罗意波与电磁波、机械波有什么区别？

11-5　说明波函数的统计意义，波函数应满足的物理条件.

11-6　什么是激光？

11-7　简述光与粒子的相互作用的三种基本过程.

11-8　与普通光相比，激光有何特性？

11-9　一绝对黑体在 $T_1 = 1450\,\text{K}$ 时，单色辐射出射度峰值所对应的波长 $\lambda_1 = 2\,\mu\text{m}$，已知太阳单色辐射出射度的峰值所对应的波长为 $\lambda_2 = 500\,\text{nm}$，若将太阳看作黑体，估算太阳表面的温度 T_2.

11-10　已知铯的光电效应红限波长是 $660\,\text{nm}$，用波长 $\lambda = 400\,\text{nm}$ 的光照射铯感光层，求铯放出的光电子的速度.

11-11　波长 $\lambda_0 = 0.0708\,\text{nm}$ 的 X 射线在石蜡上受到康普顿散射，求在 $\dfrac{\pi}{2}$ 和 π 方向上所散射的 X 射线波长各是多大.

11-12　若电子和中子的德布罗意波长均为 $0.1\,\text{nm}$，则电子、中子的速度及动能各为多少？

11-13　在电子束中，电子的动能为 $200\,\text{eV}$，则电子的德布罗意波长为多少？当该电子遇到直径为 $1\,\text{mm}$ 的孔或障碍物时，它表现出粒子性，还是波动性？

(河北医科大学　吴艳茹)

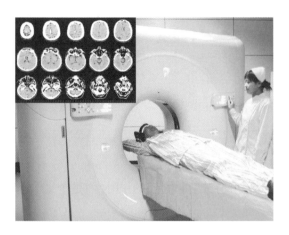

X射线是近代物理的重大发现，由于其具有非常强的穿透力，迅速在临床医学诊断上得到广泛应用，开拓了医学影像技术新的学科领域.随后一百二十多年的实践证明，X射线在对物质微观结构理论的深入研究和科学技术的发展方面发挥着巨大的推动作用.它与近代科技相结合，产生了较具代表性的X-CT（X-ray computed tomography），即电子计算机断层扫描成像技术，它是利用精确准直的X线束与灵敏度极高的探测器一同围绕人体的某一部位做一个接一个的断面扫描的，具有扫描时间快、图像清晰等特点，可用于多种疾病的检查，已成为现代临床医学诊断不可缺少的技术手段.

第12章

X 射 线

1895年，德国物理学家伦琴(Röntgen)在研究克鲁克斯阴极射线管放电的实验中，惊讶地发现当把自己的手放在纸屏前时，在纸屏上观察到了手骨轮廓的影像.伦琴敏锐地意识到这可能是某种特殊的从没有观察到的射线，并利用这种射线拍摄了他夫人的手掌骨骼的照片，这是历史上第一张人体X射线照片，在X射线被发现的三个月后，维也纳一家医院首次应用X射线协助外科手术，伦琴因发现X射线于1901年获得了历史上第一个诺贝尔物理学奖. 1912年，劳厄(Laue)用晶体衍射实验证实了X射线是一种波长很短的电磁波(波长范围：0.001~10 nm)，具有电磁波的一切基本特性，具有波粒二象性：$E=mc^2$, $E=h\nu$, $E=h\nu=hc/\lambda$, $\lambda=c/\nu$. 一百多年来，因发现或研究X射线取得成就而荣获诺贝尔物理学奖的科学家共有二十多位.X射线与近代科技相结合，在医疗诊断、物质的微观结构分析等方面发挥着巨大的推动作用，成为这些领域主要的研究、检测工具. 本章主要介绍X射线的产生、X射线谱、X射线的基本性质和衰减规律，X射线的医学应用等.

12.1 X射线的产生及其基本性质

12.1.1 X射线的产生

产生 X 射线最常用的方法是：让高速运动的电子流轰击靶物质而受阻碍，由于它们的相互作用产生了 X 射线. 此方法产生 X 射线的基本条件是：①有高速运动的电子流；②有适当的障碍物——靶物质，用来阻止电子的运动，把电子的动能转变为 X 射线的能量. 用于产生 X 射线的装置，通常称为 X 射线机，由 X 射线管、高压电源、低压电源等部分组成，基本结构如图 12-1 所示. X 射线管是 X 射线机的核心部分. 图 12-2 是侧窗 X 射线管实物图.

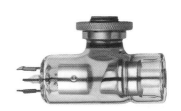
X射线的产生机制

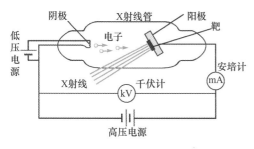

图 12-1　X 射线机结构示意图　　　　图 12-2　侧窗 X 射线管实物图

1. 低压电源

低压电源由交流电源、灯丝变压器(降压变压器)和滑动变阻器等组成.交流电源为日常 220 V 电源，经灯丝变压器降压至几伏到十几伏后，再由滑动变阻器调节接于 X 射线管阴极的灯丝两端，使灯丝产生几安培到几十安培的大电流，即灯丝电流，以便灯丝发热产生大量热电子，可见，灯丝两端电压越高，灯丝电流越大，单位时间内发射的热电子越多.

2. 高压电源

高压电源包括交流电源、升压变压器和整流电路等. 交流电源也是由日常 220 V 电源，经升压变压器升压成几十至几百千伏(kV)的交流电，再由全波整流电路整流，输出高压直流电，管电压U 大小为几十到几百千伏(kV). 高压直流电加于 X 射线管阴极与阳极之间，形成强电场，使阴极产生的电子在 X 射线管中得到加速，而从阴极到达阳极获得非常高的速度(获得最大动能 $E = eU$)，并撞击阳极靶物质，从而产生 X 射线. 可见，管电压越高，电子到达阳极所获得的动能就越大，速度也就越大.

3. X 射线管

X 射线管是一个高度真空的硬质玻璃管，管内封入阴极和阳极，真空度要求：小于 10^{-4} Pa. 侧窗 X 射线管包含阴极、阳极和侧窗等部分.

(1) 阴极.

阴极(cathode)是 X 射线管的负极，主要部分是凹槽状的聚焦罩和埋于聚焦罩中心富含电子的灯丝. 灯丝部分一般由耐高温且容易发射电子的钨丝(熔点 3410℃)绕制而成, 钨灯丝中掺杂微量元素钍, 可以增加电子发射率和延长灯丝寿命, 但 X 射线管工作一定时间, 金属钨还是会蒸发并沉积在管壁内, 容易导致 X 射线管工作故障. 当灯丝两端加上电压, 通过电流时, **灯丝电流**使灯丝温度快速升高, 待达到白炽时发射电子, 单位时间发射的电子数目越多, 灯丝电流就越大, 灯丝电流的变化范围大约在几安培到十几安培, 大小由图 12-1 中的安培计指示. 然后接通高压电源, 在阴极与阳极两端加上非常高的电压, 迫使阴极热电子形成向阳极定向移动的高速电子流, 由此形成的电流称为管电流(tube current), 变化范围为几十到几百毫安(mA), 大小由图 12-1 中的安培计指示. 其中, 加在 X 射线管阴极和阳极之间的高压称为**管电压(tube voltage)**, 管电压越高, 电子到达阳极靶时获得的动能 $E = eU$ 越大, 辐射出的 X 射线光子的能量 $h\nu$ 越大、频率 ν 越高, 从而波长 λ 越短. 而管电流增大, 可以提供更多的电子轰击靶核, 产生更多的 X 射线光子. 聚焦罩的作用是控制电子流的成束大小, 由于从阴极向阳极运动的电子之间存在相互作用的斥力, 加大了束斑的大小, 因此需要一个凹槽状的聚焦电极来调节电流束斑大小和电子发射方向. 通常灯丝埋在聚焦罩里.

灯丝电流和管电流虽然概念不同, 但有着深刻关联, 空间电荷是它们的主要关联因素, 所谓"空间电荷"是指, 管电压较低时, 灯丝逸出的大量热电子中, 只有少量电子被加速至阳极, 大部分电子仍然聚集在阴极, 形成电子云, 它会抑制灯丝逸出电子的能力, 导致空间电荷有一个饱和值. 对于任一给定的灯丝电流, 管电流将会随着管电压的升高而增大, 并达到其最大值. 这个时候进一步增加管电压,将不会使管电流增大,X 射线管这一电学特性称为"饱和电压"特性. 超过饱和电压, 只有提高灯丝的温度才能增加管电流. 临床诊断中为了获得强度大的 X 射线, 会选取较大的灯丝电流. 同时, 选择较高的管电压(40~140V), 以使 X 射线中 X 射线光子的能量较高, 贯穿能力较强.

(2) 阳极.

阳极(anode)是受高速电子流轰击的靶物质, 是 X 射线管的正极, 目前有两种类型的阳极: 固定阳极和旋转阳极. 高速电子流轰击靶物质, 实际上是与靶物质原子发生相互作用, 首先与靶物质原子外层电子发生作用, 损失 99%以上的能量, 并转化为热能, 使阳极靶温度迅速升高, 可高达上千摄氏度, 因此, 作为阳极上直接受到高速电子轰击的区域(靶位), 应当选择熔点高的物质(如钨或钼); 只有不到 1%的电子动能转变为 X 射线, 少部分高速电子穿越原子外层行进至靶物质原子核附近, 受到原子核库仑电场的强烈作用, 速度的方向、大小都发生改变, 电子损失的能量会以光子的形式辐射出去, 这种辐射称为轫致辐射(bremsstrahlung). 轫致辐射产生的 X 射线中, 由于高速电子与原子核库仑电场发生碰撞损失的能量方式是多样的, 就会产生具有各种能量差别很大的 X 射线光子; 还有少部分高速电子将与靶物质原子的内层电子发生作用, 内层电子会获得足够的能量而逸出, 内层会留下空位, 这样的原子结构是不稳定的, 外层电子会回迁填充内层空位, 并将能级之差的能量以 X 射线光子的形式辐射出去, 形成标识辐射(characteristic radiation).

轫致辐射过程中, 在灯丝电流和管电压等条件不变的情况下, 所产生 X 射线光子的数目和能量近似与靶物质原子序数 Z^2 成正比, 因此, 综合考虑靶物质的导电性、导热性、耐热性、原子序数等因素, 阳极靶一般采用导热性好的铜柱作为基底, 将耐热性好、原子序数较高的钨($Z = 74$)合金片镶嵌在铜柱前端的斜切面上, 做成有一定倾斜角的靶面.

(3) 侧窗.

X 射线管的侧窗部分, 须结合靶面倾角进行设计, 其主要作用是导引、收集 X 射线. 要产生波长较长、能量较低的软 X 射线, 如做乳房透视时, 靶材料用钼($Z = 42$)、铑($Z = 45$)更合适一些.

12.1.2 X 射线的基本性质

X 射线具有波粒二象性, 既是能量很高的光子流, 也是波长较短的电磁波, 具有普通电磁波的一切性质, 如反射、折射、干涉、衍射等. 但 X 射线光子的波长在 $0.001 \sim 10\,\mathrm{nm}$, 频率在 $10^{16} \sim 10^{20}\,\mathrm{Hz}$, 单个 X 射线光子频率很高、能量很大, 这使得 X 射线具有一些普通光波所没有的重要特性.

1. 贯穿作用

X 射线对各种物质都具有一定程度的穿透作用. 研究表明, 物质对 X 射线的吸收程度与 X 射线的波长有关, 也与物质的原子序数或密度有关. 光子能量越高、波长越短, 物质对 X 射线光子的吸收越小, 它的贯穿本领就越大. 例如, 空气、水、人体软组织和纸张、塑料等由原子序数较低的元素组成, 对 X 射线的吸收较弱, 穿透过去的 X 射线就较多. 人体骨骼、铝、铅等金属由原子序数较高的元素组成, 对 X 射线的吸收较强, 穿透过去的 X 射线就较少. 医学上用 X 射线扫描人体, 根据人体组织对 X 射线可透性的差别, 得到灰度不同的影像, 或者进行后期图像处理, 从而为诊断人体内部器官病变提供依据. 贯穿作用是 X 射线摄影和 X-CT 技术得以实现的物理基础.

2. 荧光作用

X 射线照射磷、铂氰化钡、硫化锌等物质, 可使其原子或分子跃迁至激发态. 当它们从激发态回迁到基态时, 多余能量以低能光子(荧光)的形式释放, 便可观察到荧光现象. 有些激发态是亚稳态, 在 X 射线不再照射后, 能在一段时间内继续自发地发射荧光. 早期的 X 射线透视(胸透等), 是在 X 射线穿透人体之后, X 射线光子在荧光屏上产生荧光效应, 因为透过人体各区域的 X 射线强度不同, 从而在荧光屏上形成人体内部器官(主要是骨骼)的轮廓影像. X 射线透视主要是利用 X 射线的贯穿作用和荧光作用.

3. 电离作用

物质受 X 射线照射时, 可使核外电子脱离原子轨道, 使原子或分子产生电离. 可见光照射人体, 很难使原子或分子产生电离作用. 但 X 射线光子能量高, 用 X 射线照射空气, 可以使空气电离; 用 X 射线照射人体, 可以使细胞中的一些分子、原子电离, 从而对人体产生损伤.

4. 生物效应

X 射线的电离作用是诱发其生物效应的根源. X 射线照射有机体时, 会使生物细胞受到抑制、破坏甚至坏死, 致使机体发生不同程度的生理、病理和生化等方面的改变. 不同的生物细胞, 对 X 射线有不同的敏感度, 所以 X 射线可用于治疗人体的某些疾病, 特别是肿瘤的治疗. 在利用 X 射线的同时, 人们发现 X 射线可以导致病人脱发、皮肤烧伤、工作人员视力障碍等, 所以严格的 X 射线防护措施非常重要.

5. 化学效应

X 射线能使多种物质发生化学反应，例如，X 射线能使照相底片感光. X 射线摄影正是利用 X 射线的强度不同，在胶片上引起的感光效果不同这一性质.

12.1.3　X 射线的强度和硬度

在 X 射线临床医疗应用实践中，要考虑到治疗、成像效果以及对人体的保护，须调节 X 射线的强度和贯穿能力.

X 射线的**强度(intensity)**一般用 I 表示，是指单位时间内通过与 X 射线方向垂直的单位面积上的 X 射线能量，它与单位时间内通过与 X 射线方向垂直的单位面积上的 X 射线光子数目的多少和每个 X 射线光子能量的大小有关. X 射线的强度通常用管电流大小与 X 射线照射时间的乘积来表示，单位为毫安·秒(mA·s). 一束 X 射线中，含有各种不同频率的 X 射线光子，因此 X 射线的强度可以表示为

$$I = \sum_{i=1}^{n} N_i h v_i = N_1 h v_1 + N_2 h v_2 + \cdots + N_n h v_n \tag{12-1}$$

式中，v_i 表示 X 射线光子的频率，$N_1, N_2, \cdots, N_n$ 分别表示在单位时间内，通过与 X 射线垂直的单位面积上能量分别为 $h v_1, h v_2, \cdots, h v_n$ 的光子数目. 由式(12-1)可以看出，有两种方式可以增加 X 射线的强度，第一是增大灯丝电流以增加灯丝发射热电子的数目，从而增加单位时间内轰击阳极靶的电子数，使管电流增大，实现 N_i 的增加，第二是增加管电压使电子动能增大，从而提高单个光子的频率 v_i.

X 射线的**硬度(hardness)**即 X 射线的贯穿能力，它只取决于 X 射线中单个 X 射线光子能量 $h v_i$ 的大小，而与 X 射线光子数目多少无关. 增加管电压，可以增加轰击靶核的电子的动能，从而增加 X 射线光子能量，达到提升 X 射线贯穿能力的目的. 由于 X 射线光子的能量难以直接测量，所以临床医学上，通常用管电压 U (kV)表示 X 射线的硬度. 可见，增大管电压是增加 X 射线硬度的唯一方法.

医学上把 X 射线的硬度分为极软、软、硬、极硬四种，详见表 12-1.

表 12-1　X 射线按硬度的分类

名称	管电压/kV	最短波长/nm	用途
极软 X 射线	5～20	0.25～0.062	软组织摄影，表皮治疗
软 X 射线	20～100	0.062～0.012	透视和摄影
硬 X 射线	100～250	0.012～0.005	较深组织治疗
极硬 X 射线	250 以上	0.005 以下	深部组织治疗

在 X 射线检查和诊断中，为增大 X 射线的硬度而增加管电压时，更高的管电压会迫使更多的阴极电子轰击阳极，使管电流升高直至饱和，这是临床医疗中不愿看到的情况，可以通过调节阴极灯丝两端的电压，降低灯丝温度，使管电压增加，管电流不至于升得太高.

12.1.4　X 射线谱

X 射线中包含不同波长的 X 射线光子,不同波长的 X 射线光子其数目差别也很大. 建立直角坐标系,横轴表示波长,纵轴表示相对强度,不同波长区域 X 射线相对强度随波长分布的曲线就是 X 射线谱(X-ray spectrum). 图 12-3 表示钨靶在较低管电压下的 X 射线谱,图 12-4 是钨靶在较高管电压下的 X 射线谱,图 12-5 是管电压为 35 kV 时钨靶和钼靶的 X 射线谱.

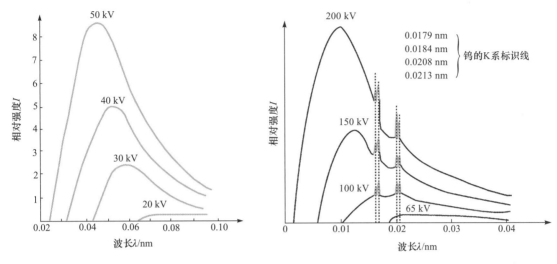

图 12-3　钨靶的连续 X 射线谱　　　　　　图 12-4　钨靶在较高管电压下的 X 射线谱

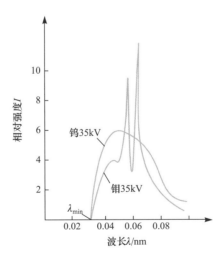

图 12-5　钨靶和钼靶的 X 射线谱

上图中光滑曲线区域均表示连续 X 射线谱,有尖峰的区域表示标识 X 射线谱. 实验表明,不同材料有不同的临界管电压,当管电压低于临界值时,电子轰击靶核主要发生轫致辐射,发射的 X 射线中有各种波长的 X 射线光子,形成连续 X 射线谱(continuous X-ray spectrum). 若管电压高于临界值,少部分高速电子将与靶物质原子的内层电子发生作用,内层电子会获得足够的能量而逸出,内层会留下空位,外层电子会回迁填充内层空位,并将能级之差的能量以 X 射线光子的形式辐射出去,形成标识辐射峰,即标识 X 射线谱(characteristic X-ray spectrum).

1. 连续 X 射线谱

当高速电子流撞击在阳极靶物质原子上受制动时，高速电子在原子核强电场作用下，速度的大小和方向都发生急剧变化，使得一部分动能转化为以 X 射线光子的能量($h\nu$)辐射出去，这就是轫致辐射. 由于各个电子与原子核强电场作用前的动能各不相同，与原子核强电场作用时相对位置也不相同，与原子核强电场作用后速度变化情况也就各不相同，所以每个电子损失的动能亦不同，辐射出来的 X 射线光子能量具有各种各样的数值，从而形成具有各种波长的连续 X 射线谱.

由图 12-3～图 12-5 可见，连续 X 射线谱有几个明显的特点.

(1) 连续 X 射线谱中，X 射线的相对强度自零开始，随波长增加而快速增大，至某一波长达到极大值，然后逐渐减小趋近于零.

(2) 管电压不变时，原子序数高的靶物质可发射强度更大的 X 射线，其谱线强度在所有波段都升高.

(3) 管电压升高时，各波长区域的 X 射线强度均增大，且曲线峰值位置向短波方向移动，表明此时多数 X 射线光子能量变大，波长变短.

(4) 一个特定的管电压 U，决定了所发射 X 射线中某些 X 射线光子有一个最大能量值，这部分 X 射线光子的波长最短，其波长称为短波极限 λ_{min}. 阴极电子被管电压 U 加速获得最大动能 $E = eU$，若电子能量全部转化为一个 X 射线光子的能量，则有 $E = eU = h\nu$，结合 $c = \lambda\nu$ 有

$$E = eU = h\nu_{max} = hc / \lambda_{min}$$

$$\lambda_{min} = \frac{hc}{e} \cdot \frac{1}{U} \tag{12-2}$$

式(12-2)中，h 为普朗克常量，c 为真空中的光速，e 为电子电量，U 是管电压. 式(12-2)表明，连续 X 射线的最短波长与管电压成反比. 管电压 U 的单位取 kV，波长 λ_{min} 的单位取 nm，把相应数据代入式(12-2)可得

$$\lambda_{min} = \frac{1.242}{U(kV)} \quad (nm) \tag{12-3}$$

2. 标识 X 射线谱

如果高速电子动能足够大，就有机会穿越外层轨道电子，与原子的内层轨道电子发生作用产生特征辐射谱线，亦称标识 X 射线谱，谱线位置由原子能级结构特征来决定.

如图 12-3，钨靶 X 射线管工作在 50 kV 以下时，电子能量相对较低，轰击靶核时主要发生轫致辐射，产生光滑无峰的连续 X 射线谱. 如图 12-4，当钨靶管电压达到 70 kV 以上时，连续谱上一些特定波长位置形成尖峰形状的标识 X 射线谱.

图 12-6 是产生标识 X 射线的原理示意图. 当钨靶管电压达到 70 kV 以上时，阴极电子被加速到达阳极靶时动能较大，就有机会克服电子与靶原子核的库仑场作用，接近原子核并击脱原子的内层轨道电子，留下空位，高能级电子立刻跃迁填充，并将多余能量以标识 X 射线的形式辐射出去. 核外 K 层($n = 1$)电子被击脱时，L，M，N，…高能级电子跃迁辐射的标识 X 射线分别记作 K_α，K_β，K_γ，…，统称为 K 线系. 原子核 L 层($n = 2$)电子被击脱时，M，N，O，…高能级电子跃迁辐射的标识 X 射线分别记作 L_α，L_β，L_γ，…，统称为 L 线系，

其余依此类推. 靶物质原子完全决定其标识 X 射线谱的波长或频率、结构等，可以通过标识 X 射线谱精确分析材料的元素组成，这就是"标识 X 射线"名称的由来.

医用 X 射线管发出的 X 射线主要是连续 X 射线，标识 X 射线在全部 X 射线中所占比重很小. 但是，标识 X 射线对物质原子性质的研究和物质元素的分析非常有用. 例如，**X 射线光电子能谱分析(X-ray photoelectron spectroscopy，XPS)** 就是利用很细的高能电子束照射样品，再根据样品发射的标识 X 射线分析样品各个微小区域的元素组成、结构特点及其他性质. XPS 配合各类显微镜，已成为细胞、纳米直至原子层次的强有力分析工具，在物理、化学、生物、医学等领域应用非常广泛.

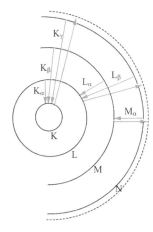

图 12-6 标识 X 射线产生原理示意图

12.2 X 射线与物质的作用及其应用

X 射线的实质是电磁波，所以当 X 射线通过物质时，具有与普通光波一样的反射、折射、干涉、衍射等现象. 同时，由于 X 射线光子能量很高，能与物质发生复杂的反应，包括光电效应、康普顿效应、俄歇效应、电子对效应等，能量被转化为热能、电子动能及其他形式的能量. 所以随着物质厚度的增加，X 射线被逐渐吸收而衰减，与普通光源透过物质时的衰减规律类似.

12.2.1 X 射线的衍射

对于普通光波，若遇到与其波长数量级相仿的障碍物，如狭缝、圆孔或圆盘等，就会发生衍射现象. X 射线的波长范围为 0.001～10 nm，晶体中的原子、离子或分子之间的间距数量级与此相仿，且在三维空间有规则的排列，类似于三维衍射光栅，所以当 X 射线通过晶体时，容易发生明显的衍射现象. 在伦琴发现 X 射线后，1912 年劳厄用 X 射线照射晶体，得到了著名的 X 射线衍射图样"劳厄斑"，证明了 X 射线的波动性. 1913 年，布拉格父子解释了劳厄的实验，并提出了晶体衍射的布拉格定律.

当 X 射线入射晶体时，晶体中的原子将入射 X 射线散射，每一个原子成为新的散射波源，其中波长相同的散射波会产生叠加、干涉，形成特定空间区域加强的衍射光束. 图 12-7 表示简单立方结构晶体的一个平面，图中每一个黑点代表一个晶体原子，原子之间的间距为 d. 当 X 射线以 θ 角入射时，光路①被一个原子散射，光路②被相邻的另一个原子散射，考察散射角为 θ 的散射波，则光路①和光路②光程差为

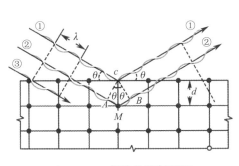

图 12-7 X 射线的衍射原理

$$AM + BM = 2AM = 2d\sin\theta \tag{12-4}$$

因为相干加强的条件是两束光波光程差为波长整数倍，所以有

$$2d\sin\theta = k\lambda, \qquad k = 1,2,\cdots \tag{12-5}$$

式(12-5)即为布拉格定律(Bragg's law).

由布拉格定律可知,用 X 射线照射结构已知的晶体(即 d 已知)可以计算 X 射线的波长. 反之, 若已知 X 射线波长, 可测出晶体点阵上原子的位置和间距, 从而得到晶体结构的微观模型. 因此, X 射线衍射技术的不断发展, 已成为研究晶体结构或蛋白质等类晶体结构的主要手段和方法. 当代 X 射线衍射技术已发展成为一门独立的学科, 称为 X 射线衍射结构分析. DNA 双螺旋结构就是 20 世纪 50 年代富兰克林、沃森、克里克等利用 X 射线衍射发现的.

12.2.2　X 射线的吸收

1. 康普顿效应

康普顿效应又称康普顿散射, 体现了 X 射线通过物质时的散射情形, 其原理如图 12-8 所示. X 射线的散射是物质中电子作为波源, 发射次级 X 射线的过程, 一般分为相干散射和非相干散射.

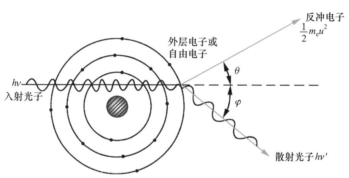

图 12-8　康普顿效应示意图

(1) 相干散射.

X 射线本质上是一种高能量的电磁波, 在物质中传播时产生交变电场和交变磁场. 其中, 交变电场可显著地影响物质原子, 而交变磁场对物质的影响很小, 一般可以忽略不计. X 射线通过物质时, 其交变电场迫使物质中的电子在其平衡位置振动, 振动频率与 X 射线频率相同. 经典电磁辐射理论认为, 振动的电子相当于一个振动的偶极子, 而偶极子必然向四周发射与其振动频率相同的电磁波. 这样, 就相当于电子将入射 X 射线散射到四周. 散射 X 射线的波长、频率都与入射 X 射线相同, 散射线之间有固定的相位差, 从而在入射 X 射线方向产生干涉, 故称为相干散射或经典散射.

(2) 非相干散射.

当 X 射线入射物质时, 部分 X 射线光子与电子发生弹性碰撞, 能量和动量守恒, X 射线光子传递一部分能量给电子, 引起自身能量的降低、波长变长, 并偏离入射方向, 从而使出射 X 射线中含有一部分波长更长的 X 射线光子, 难以产生干涉现象, 所以称为非相干散射. 因为在对非相干散射的解释中, 康普顿突破经典物理思维的局限, 引入爱因斯坦的光量子概念, 并推导出散射光子波长变化值 $\Delta\lambda$ 与散射角度 φ 的关系式

$$\Delta\lambda = \frac{2h}{m_0 c}\sin^2\left(\frac{\varphi}{2}\right) \tag{12-6}$$

所以康普顿效应是经典物理向量子物理过渡的一个典型事例.

2. 光电效应

图 12-9 所示为光电效应的作用过程.

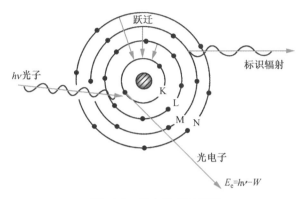

图 12-9 光电效应示意图

X 射线入射物质时，能量为 $h\nu$ 的 X 射线光子把全部能量传递给原子中的电子，一部分能量使电子挣脱原子核的束缚能 W，剩余能量转化为电子动能 $\frac{1}{2}mv^2$，使电子逸出成为自由电子. 此过程中，根据能量守恒定律可得

$$hv = \frac{1}{2}mv^2 + W \tag{12-7}$$

光电效应产生的同时，逸出电子的空位被高能级电子填充，伴随有次级标识 X 射线的发射，也有 K、L 等线系. 可见光的光子能量较低，照射金属等电子活性较强的物质，才容易产生光电效应. X 射线光子能量很高，照射空气、有机体等电子活性较弱的物质，也能轻易产生光电效应.

3. 俄歇效应

在光电效应中，原子低能级出现电子空位，高能级电子跃迁填充，并同时将多余能量以光子的形式辐射出去，或者直接转移给一个或多个原子壳层电子并使之发射出去，则产生俄歇效应(Auger effect)，被发射的电子称为俄歇效应(Auger effect) 俄歇效应由法国人 Auger 于1925 年在 Wilson 云室实验中发现，并以他的名字命名. 俄歇效应属于物质原子的次级电子发射，可以反映物质纳米级的表面形貌、构成成分、结构特点等，并与光子俘获、内转化等核子过程有着密切联系. 利用俄歇效应制作的俄歇电子能谱仪，可进行高灵敏度的检测和快速分析，在表面物理、化学反应动力学等领域有着广泛的应用.

4. 电子对效应

高能 X 射线光子经过原子核附近时，在原子核的库仑电场作用下，可以转化为一个正电子和一个负电子，此过程称为电子对效应(electric pair effect). 从能量守恒角度有

$$hv = E_+ + E_- + 2m_ec^2 \tag{12-8}$$

式中，$h\nu$ 表示 X 射线光子能量，E_+、E_- 分别表示正电子和负电子的动能，$2m_e c^2$ 表示正电子、负电子静止能量之和．由式(12-8)可知，只有 X 射线光子能量 $h\nu$ 大于或等于电子静止能量之和 $2m_e c^2 = 1.02$ MeV 时，才可能发生电子对效应．

发生电子对效应之后，正负电子都会以电离或辐射的形式损失能量．同时，由于物质世界充满着负电子，正电子在物质中一般只能行进 1.5 mm 左右即与周围负电子结合，形成能量均为 0.511 MeV、飞行方向相反的两个光子，此过程称为电子对湮灭．

12.2.3 X 射线的衰减

X 射线与物质作用时，一部分光子被吸收转化为其他形式的能量，另一部分光子被散射而改变方向，因此在原有方向上的 X 射线强度减弱，这种现象称为 X 射线的衰减．通过同样的物质，不同能量的 X 射线光子衰减的程度不一样，所以研究 X 射线衰减规律变得很复杂．为简单起见，仅讨论所有光子能量都相同的单能 X 射线束的衰减情形．

1. 单能 X 射线的衰减

一般而言，X 射线在物质中的衰减主要与四个因素相关，一是 X 射线自身的强度和性质，另外三个是物质的密度、原子序数和每千克物质含有电子数的多少．

1) 线性吸收系数

实验发现，单能 X 射线通过某一均匀物质时，物质厚度越大，X 射线的衰减也越多，呈线性关系．强度为 I 的 X 射线通过吸收系数为 μ、厚度为 Δx 的物质时，X 射线被吸收的强度 ΔI 为

$$-\Delta I = \mu I \Delta x \tag{12-9}$$

式中 ΔI 之前的负号表示强度在减弱，μ 称为物质的线性吸收系数(linear absorption coefficient)．当 $\Delta x \to 0$ 时，式(12-9)变为

$$dI = -\mu I dx \tag{12-10}$$

式(12-10)即为 X 射线衰减的微分形式，积分并代入初始条件可得

$$I = I_0 e^{-\mu x} \tag{12-11}$$

式(12-11)即为单能 X 射线通过物质时的衰减规律，其中 I_0 为 X 射线的初始强度，I 为通过厚度为 x 的物质后 X 射线的剩余强度．习惯上，厚度 x 的单位取 cm，线性吸收系数 μ 的单位取 cm^{-1}．式(12-11)是积分所得，所以一般称为 X 射线衰减的积分形式．

2) 质量吸收系数

物质密度 ρ 越大，单位厚度所含质量 m 越大、原子数越多，X 射线光子被吸收或散射的概率就越大．实验表明，物质的线性吸收系数 μ 与其密度成正比，线性吸收系数与密度的比值 μ/ρ 称为质量吸收系数(mass absorption coefficient)，记作 μ_m，单位是 $cm^2 \cdot g^{-1}$，即

$$\mu_m = \frac{\mu}{\rho} \tag{12-12}$$

引入质量吸收系数 μ_m 后更便于比较物质对 X 射线的吸收本领．令 $x_m = x\rho$，则 $\mu x = \mu_m x_m$，式(12-11)可写为

$$I = I_0 e^{-\mu_{\mathrm{m}} x_{\mathrm{m}}} \tag{12-13}$$

式中， x_{m} 称为**质量厚度(mass thickness)**，单位为 $\mathrm{g \cdot cm^{-2}}$. 质量厚度 x_{m} 表示在 X 射线行进路线上，单位面积、厚度为 x 的吸收层的质量.

与放射性物质的半衰期相似，X 射线的衰减也有半价层的概念. 使 X 射线强度衰减一半的物质厚度(或质量厚度)，称为该物质的**半价层(half-value layer)**，记作 $x_{1/2}$. 按定义，当 $x = x_{1/2}$ 时， $I = \dfrac{1}{2} I_0$ ，由式(12-11)可得

$$x_{1/2} = \frac{\ln 2}{\mu} = \frac{0.693}{\mu} \tag{12-14}$$

同理可得

$$x_{\mathrm{m}_{1/2}} = \frac{\ln 2}{\mu_{\mathrm{m}}} = \frac{0.693}{\mu_{\mathrm{m}}} \tag{12-15}$$

由式(12-14)、式(12-15)可知，物质的线性吸收系数或质量吸收系数越大，其半价层就越小. 同时，式(12-11)和式(12-13)可分别改写为

$$I = I_0 \left(\frac{1}{2} \right)^{\frac{x}{x_{1/2}}} , \quad I = I_0 \left(\frac{1}{2} \right)^{\frac{x_{\mathrm{m}}}{x_{\mathrm{m}_{1/2}}}}$$

3) 质量吸收系数与波长和原子序数的关系

实验证明，物质的质量吸收系数为

$$\mu_{\mathrm{m}} = C Z^{\alpha} \lambda^3 \tag{12-16}$$

式中， C 是常数， Z 为物质原子序数，其指数 α 通常在 3 与 4 之间， λ 为 X 射线波长，由此可以得出几个有意义的结论：

(1) 物质的质量吸收系数与 X 射线波长的三次方成正比. 能量低、波长长的 X 射线光子容易被物质吸收，贯穿能力弱. 反之，能量高、波长短的 X 射线光子不容易被吸收，贯穿能力强. 通常 X 射线都不是单能 X 射线，而是含有各种波长的 X 射线光子，当 X 射线穿过物质时，随着进入物质深度的增加，波长较长的 X 射线光子大部分被吸收，使 X 射线中短波长的 X 射线光子所占的比例越来越大，X 射线的平均能量越来越高，硬度不断增加，这称为 X 射线的硬化. X–CT 等装置中的 X 射线滤线板，就是利用这一原理获得波长范围较窄、硬度较高的 X 射线，用于人体深部组织的检查和治疗.

(2) 原子序数越高，质量吸收系数越大. 如铅和铝的原子序数分别为 82 和 13，则其质量吸收系数之比高达 $82^3 / 13^3 \approx 251$ ，所以实验中和医学临床上常用铅作为 X 射线屏蔽的材料，可以有效隔离 X 射线辐射.

(3) 对纯化合物分子，质量吸收系数正比于各类原子的质量吸收系数之和. 对于含有多种元素的物质，可以按各类元素所占质量的比例来计算质量吸收系数. 人体肌肉组织主要由 H、C、O 等轻元素组成，对 X 射线的吸收和水差不多，即 $\mu_{\mathrm{m}\text{水}} \propto 2 \times 1^3 + 1 \times 8^3 = 514$. 人体骨骼主要成分是 $\mathrm{Ca_3(PO_4)_2}$ ， $\mu_{\mathrm{m}\text{骨骼}} \propto 3 \times 20^3 + 2 \times 15^3 + 8 \times 8^3 = 34846$. 骨骼质量吸收系数是肌肉组织质量吸收系数的 70 倍左右，所以当 X 射线扫描人体时，肌肉轻微吸收 X 射线，骨骼强烈吸收 X 射线，透射 X 射线强度将出现显著的区域差异. 这也是 X 射线影像技术得以实现的基本

物理原理. 另外, 由于不同软组织的质量吸收系数十分相近, X 射线成像时难以分辨, 常在待观察软组织中引入原子序数与背景组织差异较大的人工造影剂(也称对比剂), 如吞服质量吸收系数很高的钡剂($BaSO_4$)等, 以增强待观察软组织区域的吸收系数, 提高该区域软组织的影像对比度.

2. X 射线在人体内的衰减

X 射线入射人体后, 一部分与人体物质作用, 产生光电效应、康普顿效应等而被吸收、衰减, 剩余部分透射人体使胶片曝光或被仪器接收进行处理, 形成各区域深浅不同的灰阶影像.

对 20 kV 左右的低能 X 射线, 人体组织中光电效应占优势, 此时骨的线性吸收系数是水的 6 倍, 在 X 射线影像中呈现强烈的灰度对比. 当光电效应占优势时, 人体对 X 射线的吸收较多, 会对健康产生一定影响, 应注意防护; 但同时, 因为散射线很少、各组织吸收差别较大, 所以影像照片的灰雾很小、对比度增加, 提升了影像质量. 对 100 kV 左右的中等能量 X 射线, 康普顿散射占优势, 此时骨和水的线性吸收系数几乎完全由组织密度决定, 差异就很小, 使 X 射线影像中的对比度显著下降, 同时也减小了受检者的吸收剂量. 表 12-2 给出了人体部分组织的物理性能, 包括组织密度和单位体积的电子数等参数.

表 12-2 人体组织的物理性能

物质	有效原子序数	密度/(kg·m^{-3})	电子密度/(×10^{26}电子·kg^{-1})	每立方米电子数/(×10^{29}电子·m^{-3})
空气	7.6	1.29×10^{-3}	3.01	0.0030
水	7.4	1.00	3.34	3.43
肌肉	7.4	1.00	3.36	3.36
脂肪	5.9~6.3	0.91	3.34~3.48	3.17
骨	11.6~13.8	1.65~1.85	3.00~3.10	5.55

12.2.4 X 射线的医学应用

医学上, X 射线的应用主要有两方面: 一是 X 射线治疗, 是指利用 X 射线的生物效应, 对癌症进行放射性治疗, 杀灭癌细胞; 二是 X 射线诊断, 是指利用 X 射线影像技术获得病变部位的解剖影像, 分析和诊断病情.

1. X 射线治疗

X 射线在临床中可用于治疗皮肤肿瘤, 其治疗机制是利用 X 射线诱发人体产生生物效应. X 射线对分裂生长旺盛的细胞破坏力很强, 所以 X 射线可以抑制和破坏癌细胞. 不同癌细胞对 X 射线的敏感程度不同, 例如, 恶性淋巴瘤、胚胎性癌等对 X 射线十分敏感, 适宜 X 射线放射治疗; 但肉瘤、神经胶质瘤等对 X 射线不敏感, 甚至有抗拒作用, 不宜用 X 射线进行放射治疗. 在治疗过程中, X 射线的照射剂量和照射区域要求比较严格, 剂量过低难以杀死癌细胞, 剂量过高或照射区域过大, 则可能使正常组织细胞产生不可逆损伤, 甚至引起并发症.

X 射线治疗设备一般有普通 X 射线机和"X 射线刀". 普通 X 射线机和摄影 X 射线机结

构基本相同，但一般使用大焦点的 X 射线管，主要用来治疗皮肤肿瘤等．"X 射线刀"一般用高能 X 射线，聚焦之后，集中照射肿瘤的某个中心点，使这个中心点获得最大的辐射量，达到保护活细胞并精确定位、杀灭癌细胞的目的．

2. X 射线诊断

X 射线诊断的影像技术分为两大类，一是模拟 X 射线影像，按时间长短分为摄影和透视，摄影类似于照相机拍摄照片，透视类似于照相机拍摄录像．二是计算机发明之后，利用计算机技术将模拟影像数字化，或者直接数字化重建影像，再结合计算机进行图像的后期处理，形成数字 X 射线影像．数字 X 射线影像包括数字减影血管造影(DSA)、计算机 X 射线摄影(CR)、直接数字化 X 射线摄影(DDR)和 X 射线计算机断层成像(X-CT).

1) 模拟 X 射线影像

当一束强度均匀的 X 射线照射人体时，由于人体各种组织的密度、厚度等方面的差异，对 X 射线的衰减各不相同，所以不同组织透射 X 射线的强度不同，从而产生透射 X 射线的强度分布变化．将透射 X 射线投射到照相胶片上，利用 X 射线的感光作用，可以使胶片显示出明暗不同的影像.这种方法一般称为 **X 射线摄影(X-ray radiography)**. X 射线摄影可以获得人体内部器官、组织的解剖图像，如骨折的程度、肺结核病灶及体内异物等．

2) 数字 X 射线影像

数字 X 射线影像是指 X 射线透过被照体后，所形成的信息影像以数字图像的形式呈现，因而具有在图像后处理、存储、传输等方面的优势，方便资源共享、远程会诊等．这里主要介绍数字减影血管造影和 X 射线计算机断层成像.

a. 数字减影血管造影

其基本原理和普通 X 射线透视相似，区别在于输出荧光屏上形成荧光影像后，将图像信息进一步进行模数(analog/digital，A/D)转换，模拟图像转化成了数字图像，存入图像存储器．在血管成像中，模拟影像往往分为两种，一种是未加入对比剂的"本底影像"，一种是加入了对比剂的"造影像".将两种影像分别转换为数字图像，通过图像处理器将两幅数字影像相减，即可从"造影像"中去除"本底影像"，则血管周边的骨髓等无关组织的影像被去除，血管的自身造影像得以保留，将此影像再次进行数模转换，输入监视器，就可以得到实时血管的影像．数字减影血管造影不仅可以观察血管病变，还可以帮助血管内插管进行导向，如吸液、引流等，是一种理想的非损伤性血管造影技术．图 12-10 和图 12-11 分别表示动脉瘤栓塞的二维数字减影血管造影和三维数字减影血管造影影像，图中箭头指向为动脉瘤位置．

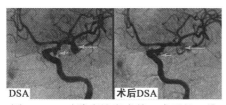

图 12-10 动脉瘤栓塞术前、术后的二维
数字减影血管造影

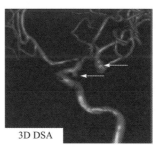

图 12-11 动脉瘤栓塞术三维数字减影血管造影

b. X 射线计算机断层成像

X 射线计算机断层成像(X-ray computed tomography),简称 X-CT,也称为 CT. 虽然 CT 技术在不断更新换代,但成像基本原理比较接近,本质上都是体素的吸收系数 μ 值大小的坐标分布所对应而成的灰阶图像. 图 12-12 所示为手臂骨折的 CT,图 12-13 所示为脑瘤 CT,箭头所指区域即为脑瘤.

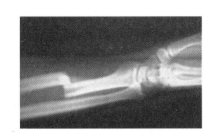

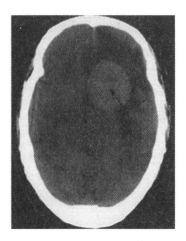

图 12-12　手臂骨折的 CT

图 12-13　脑瘤 CT

传统 CT 的基本装置如图 12-14 所示,扫描的基本原理如图 12-15 所示.

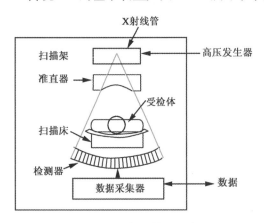

图 12-14　CT 扫描装置示意图

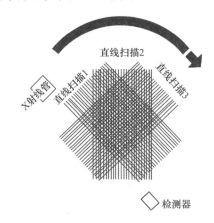

图 12-15　CT 扫描的基本原理

图 12-15 中,X 射线按一定顺序、沿不同方向对人体某一断层扫描,透射人体的 X 射线强度即为投影 I,其值即为投影值. 人体各区域投影值不同所构成的投影值分布即为投影函数. 根据投影值来求断层中体素的线性吸收系数 μ 值分布,将每个 μ 值转化为一个 CT 值,每一个 CT 值对应图像上一个相应灰阶的像素,这样就重建了一个对应于此断层透射 X 射线强度分布的灰阶图像,即 CT 影像.下面仅简单介绍 X-CT 基本概念、基本原理、图像重建方法和扫描方式等.

(1) 断层、体素和 CT 值.

断层是指待检查区域内,沿某一切面方向所欲建立图像的薄层,也称为体层,包含许多体素. **体素(voxel)**是体积像素(volume pixel)的简称,是指在体层上,按一定大小和坐标,人为划分的许多体积元. 对划分好的体素进行坐标编码, 就形成了空间的体素阵列. 如图 12-16 中, B 所指为腹部检查时的一个断层, V 所指为此断层上的体素.

实际中, 均以水的吸收系数 μ_W 作为基准, 若某物质的平均吸收系数为 μ, 则其对应的 CT 值为

$$CT = K \frac{\mu - \mu_W}{\mu_W} \tag{12-17}$$

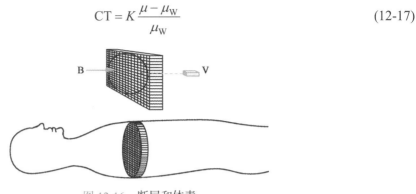

图 12-16　断层和体素

CT 值的单位为 HU, 空气和水的 CT 值分别标定为–1000 HU 和 0 HU 两个固定值, 以此为标尺衡量其他物质的 CT 值. 式(12-17)中一般规定 μ_W 为能量 73 keV 的 X 射线在水中的线性吸收系数, $\mu_W = 0.195 \text{ cm}^{-1}$, 其中 K 为分度因子, 按 CT 值标尺, 取 $K = 1000$, 则实用的定义式可表示为

$$CT = \frac{\mu - \mu_W}{\mu_W} \times 1000 \text{ HU} \tag{12-18}$$

(2) 投影值 I 与投影函数 p.

对式(12-11)两边取对数, 得

$$\mu = \frac{1}{x} \ln \frac{I_0}{I} \tag{12-19}$$

由式(12-19)可知, 若测得某一断层足够多的投影值 I, 就可以通过计算, 建立该断层内各体素 μ 值的二维分布. 这是 CT 值计算和形成 CT 图像的基本依据.

扫描的 X 射线一般为单能窄束 X 射线, 每次扫描时, 计算所经路径上厚度为 d 的各体素的投影值如图 12-17 所示, 对第一个体素有

$$I_1 = I_0 e^{-\mu_1 d}$$

对第二个体素有

$$\begin{aligned} I_2 &= I_1 e^{-\mu_2 d} \\ &= (I_0 e^{-\mu_1 d}) e^{-\mu_2 d} \\ &= I_0 e^{-(\mu_1 + \mu_2)d} \end{aligned}$$

对第 n 个体素有

$$I_n = I_0 e^{-(\mu_1 + \mu_2 + \mu_3 + \cdots + \mu_n)d} \tag{12-20}$$

对式(12-20)两边取对数，可得

$$(\mu_1 + \mu_2 + \cdots + \mu_n)d = \ln\frac{I_0}{I_n} = p$$

用求和形式可表示为

$$\sum_{i=1}^{n}\mu_i d = \ln\frac{I_0}{I_n} = p \tag{12-21}$$

式(12-21)中 X 射线透射后强度 I_n，即为投影值，实际中往往用 p 取代 I_n 进行计算，并将 p 称为投影值.

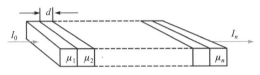

图 12-17   X 射线穿过 n 个厚度为 d 的体素的衰减

(3) 图像重建的算法.

式(12-21)中 d 为已知，若测得投影值 p，即可得到一个以 μ 为未知数的方程. 早期的 CT 扫描图像一般用 $160\times160=25600$ 像素的分辨率，所以需要将断层分为 $160\times160=25600$ 个体素，求解 25600 个 μ 值. 如图 12-15 所示，如每次平移扫描，都可以得到 240 个 X 射线强度值的数据，建立 240 个如式(12-21)的方程. 每旋转 1°，就进行一次这样的扫描，旋转 180°，完成一个断层扫描. 这样，探测器共接收到 $240\times180=43200$ 个 X 射线强度值的数据，通过计算机联立求解 25600 个独立方程构成的方程组，就可以求得断层上 25600 个 μ 值. 在断层面上建立直角坐标系，从而得到 μ 值在断层面上的二维分布数据 $\mu(x,y)$，再将每个 $\mu(x,y)$ 转化为 CT 值，就可以对应图像上像素的灰阶大小，形成一幅 $160\times160=25600$ 像素的影像照片. 此方法一般称为联立方程法.

CT 图像像素越小、数量越多，图像越细腻、分辨率越高. 目前，CT 图像一般是 $512\times512=262144$.

像素越高，联立方程法的计算量越庞大，所以图像重建速度很慢，实际中一般不采用此类方法. 图像重建的算法还有反投影法、滤波反投影法、二维傅里叶变换法、卷积反投影法和迭代法等，实际中一般采用速度较快的滤波反投影法，在此不作介绍.

(4) CT 机的发展.

CT 机是 CT 成像的核心部分，主要由 X 射线管和探测器组成. 自 1971 年英国工程师 G. N. Hounsfield 设计出第一台 X-CT 机，目前 X-CT 已经发展至第六代螺旋 CT，螺旋 CT 也已进化到第三代的多排螺旋 CT，第一代至第五代 CT 机在临床中已基本被淘汰.

螺旋 CT 可以认为是第六代 CT 技术. 如图 12-18 所示，螺旋 CT 扫描时，X 射线管和探测器围绕受检区域做螺旋运动，从而可以一次性对整个被检部分扫描完成，减少了时间，不会漏检病灶. 同时，因为是对被检区域某一区段进行连续采集，所以重建图像所需数据的密度较高，图像质量显著提高.

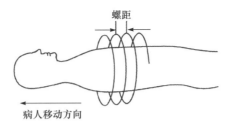

图 12-18 螺旋 CT 扫描示意图

当代 X-CT 技术已成为最常用的检测和诊断技术, 但在不断发展的过程中, 其自身的一些固有缺陷难以克服. 例如, X 射线对人体的辐射损害, 使其不适合长时间的动态成像; 另外功能化成像也是 CT 难以胜任的. 由于 X-CT、超声成像、MRI、RNI 等各种成像技术各有优势和缺点, 所以各类影像技术逐步走向优势互补的图像、技术融合的发展方向. 例如, 近些年出现了超声 CT(UCT), 正电子发射型计算机断层 CT(PET-CT), 核磁共振(MR)与 CT 的融合等.

知 识 拓 展

传统 CT 机

第一代 CT 机采用单束扫描方式, 扫描原理如图 12-19 所示, X 射线管和探测器对准待检测体层, 进行一次平移扫描, 然后以体层为中心, 扫描系统旋转 1°, 进行第二次平移扫描, 依此类推直至系统旋转 180°, 完成扫描过程得到一帧影像, 需时约 5 min, 且仅能对头部扫描. 第二代 CT 机采用窄束扇形扫描, 基本原理如图 12-20 所示, 采用扇形 X 射线束, 张角一般为 10°、15°, 每次对准多个探测器, 可减小平移路程和旋转角度, 单帧影像需时约 20 s. 第三代 CT 机采用广角窄束扫描, 基本原理如图 12-21 所示. 此类扫描不再有扫描系统的平移, 获取单帧影像时间缩短为 2 s 左右, 也是现代 CT 机普遍采用的扫描方式.

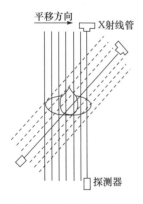
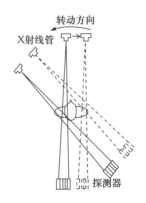
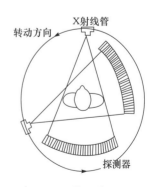

图 12-19 第一代 CT 机　　　　图 12-20 第二代 CT 机　　　　图 12-21 第三代 CT 机

第四代 CT 机采用静止-旋转广角窄束扫描, 与第三代 CT 机扫描原理相同, 但增加了探测器数量, 从而进一步缩短了扫描时间. 第五代 CT 机称为电子束 CT, 扫描装置由一个大型 X 射线管和静止排列的检测环组成. 其侧视、平视的结构如图 12-22 和图 12-23 所示.

电子束 CT 工作时, X 射线管发出的电子束经两次磁偏转控制, 产生的电子束高速旋转偏转, 并撞击在环形靶体上, 发出 X 射线, 经准直成扇形束并透射人体. 电子束 CT 能在 50～100 ms 完成 216°的局部扫描.

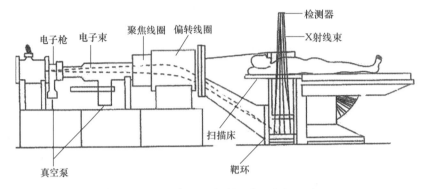

图 12-22　电子束 CT 扫描系统的侧视示意图

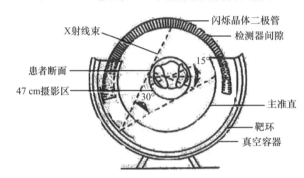

图 12-23　电子束 CT 扫描系统的平视示意图

知识拓展

二维码

X射线的发现与防护

习　题

12-1　产生 X 射线的条件是什么? X 射线管的基本结构包括哪几部分? 各有什么作用?

12-2　X 射线管中的灯丝电流、管电压和管电流的关系如何?

12-3　X 射线的强度和硬度有什么区别? 提高强度和硬度的方法是什么?

12-4　X 射线连续谱和标识谱的产生机制是什么?

12-5　计算管电压为 100 kV 的 X 光机所产生的 X 射线束中光子的最大能量和短波极限的波长.

12-6　已知的岩盐晶体点阵是立方体, 今有波长未知的 X 射线, 以掠射角 $10°\,50'$ 投射到晶体表面上, 如果在反射线方向上, 恰好发现第一级干涉加强现象, 若岩盐的晶体常数 $d=2.8×10^{-10}$ m, 求 X 射线的波长.

12-7 设密度为 $3\,\mathrm{g\cdot cm^{-3}}$ 的物质对某单能 X 射线束的质量吸收系数为 $0.03\ \mathrm{cm^2\cdot g^{-1}}$, 求该射线束分别穿过 1 mm、5 mm 和 1 cm 厚的吸收层后的强度为原来强度的百分数.

12-8 对波长为 0.154 nm 的 X 射线, 铅的线性吸收系数为 $2640\ \mathrm{cm^{-1}}$, 铝的线性吸收系数为 $132\ \mathrm{cm^{-1}}$. 要和 1 cm 厚的铅层得到同样的防护效果, 铝板的厚度应为多少?

12-9 X 射线穿透物质被吸收时, 要经过多少半价层后其强度才能减少到原来的 0.1%.

12-10 2 mm 厚的铜片能使某单能 X 射线的强度减弱至原来的 1/5, 试求铜的线性吸收系数和半价层.

12-11 某波长的 X 射线通过水时的吸收系数为 $0.77\ \mathrm{cm^{-1}}$, 通过某人体组织时的吸收系数为 $1.02\ \mathrm{cm^{-1}}$, k 值为 1000, 水的 CT 值为 0 HU. 求此人体组织的 CT 值.

(广西中医药大学　韦相忠)

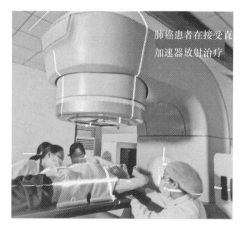

肿瘤患者在接受直
加速器放射治疗

肿瘤放射治疗是利用放射线治疗肿瘤的一种局部治疗方法. 它利用放射性同位素产生的 α、β、γ 射线和各类 X 射线治疗机或加速器产生的 X 射线、电子线、质子束及其他粒子束等来治疗恶性肿瘤的. 放射线可以毁坏基因(DNA)和细胞中的其他分子. 基因控制着细胞的生长和分化. 放射线辐射损伤了癌细胞的基因, 癌细胞就无法再生长和分化. 也就是说, 辐射可以杀死癌细胞. 放射治疗不是总能立即杀死癌细胞或正常细胞的. 可能在治疗后的几天、几周甚至更长时间, 细胞才会相继死去. 而它的副作用可能会在治疗结束一段时间后才能显现出来.

第 **13** 章

核 物 理

1896 年, 法国物理学家贝克勒尔(Becquerel)发现了天然放射性. 进一步研究表明, 放射性衰变具有统计性质. 放射性元素经过衰变, 一种元素会变成另一种元素, 从而突破了人们头脑中元素不可改变的观点. 核物理学可以分为理论和应用两个部分. 理论部分是对原子核的结构、核力及核反应等问题的研究. 应用部分是原子能和各种核技术的应用, 本章主要阐述其在医学领域中的应用.

13.1 原子核的一般性质

原子核的一般性质指原子核作为整体所具有的静态性质，包括核电荷、质量、核半径、自旋、磁矩、宇称和统计性质等．这些基本性质与核的结构及其变化是有联系的．

13.1.1 原子核的电荷、质量、大小

1. 原子核的电荷

原子作为一个整体是电中性的，因而原子核所带的电荷量等于核外电子的电荷量，但两者的符号相反．通常规定，电子带负电荷，原子核带正电荷，单个电子带电荷量为$-e(e=1.6×10^{-19}C)$，核外电子数是该原子的原子序数 Z．核外电子的总电荷量为$-Ze$，因此核带的电荷量为$+Ze$．用 e 作为单位时，核的电荷数为 Z．

由于中子不带电荷，质子带正电荷，原子序数 Z 就表示了核外电子数、原子序数及原子核的电荷数．

2. 原子核的质量

若忽略核外电子的结合能引起的原子质量的变化，原子核的质量是原子质量与核外电子质量之差．由于原子核的质量不便于直接测量，通常通过测量原子的质量(实际上是测量离子——部分电离的原子)来推知原子核的质量．在一般的计算过程中，只需利用原子的质量，若核变化过程前后电子数目不变，电子的质量可以自动相消．

(1) 原子质量单位：由于一个原子的质量很小，通常不用宏观的质量单位 kg 或者 g，而采用原子的质量单位 u，规定自然界中碳最丰富的同位素$^{12}_{6}C$原子质量的 1/12 为原子质量单位．

$$1\,u = \frac{1}{12}m(^{12}_{6}C) = 1.660540×10^{-27}\,kg = 931.5\,MeV/c^2$$

(2) 测量原子质量的方法：用质谱仪测量原子的质量．其原理是带电粒子(原子的离子)在磁场中的偏转．

(3) 原子核的分类：通常用 A 表示核的质量数，Z 表示核的质子数，N 表示核的中子数．把具有确定的质子数和中子数所对应的原子核统称为核素(nuclide)．核素用符号表示为$^{A}_{Z}X$，其中 X 是该核素的元素符号．

可以根据核素中质子数与中子数的异同来对核素进行分类：

①质子数 Z 相同，中子数不同的核素称为同位素(isotope)，如 $^{235}_{92}U$、$^{238}_{92}U$ 是 U 的两种同位素．

②中子数相同，质子数不同的核素称为同中子素，如 $^{2}_{1}H$、$^{3}_{2}He$ 是同中子素．

③质量数相同，质子数不同的核素称为同量异位素(isobar)，如 $^{40}_{19}K$、$^{40}_{20}Ca$．

④质子数和中子数均相同，而能量状态不同的核素，称为同质异能素(isomer)，如 ^{60m}Co 和 ^{60}Co，^{60m}Co 的能量状态比 ^{60}Co 的能量状态高．

3. 原子核的大小(尺度)

许多实验表明，原子核是接近于球形的，通常用原子核的半径来表示原子核的大小. 由于原子核半径很小(10^{-15} m 量级)，无法用常规的方法测量，所以要通过原子核与其他粒子的相互作用间接测量，根据粒子与核相互作用力的不同，核半径有两种定义，即核力作用半径和核电荷分布半径.

13.1.2 原子核的自旋、磁矩

1. 自旋

原子核具有的总角动量，称为原子核的自旋(spin). 自旋是原子核的一种内在属性，与核的外部运动状态无关.

原子核自旋角动量 p_I 的大小是

$$p_I = \sqrt{I(I+1)}\,\hbar \tag{13-1}$$

式中 $\hbar = \dfrac{h}{2\pi}$，I 为整数或半整数，是核的自旋量子数；h 为普朗克(Planck)常量(6.626176×10^{-34} J·s)，在空间给定方向 z 的投影 p_{I_z} 是量子化的. $p_{I_z} = m_I\hbar, m_I = I, I-1, I-2, \cdots -I+1, -I$，$m_I$ 称为磁量子数(magnetic quantum number)，可以取 $2I+1$ 个值.

例如，^{14}N 的自旋为 1，即 $I=1$，^{9}Be 的 $I=3/2$，其他核素的自旋可参见相应手册.

(1) 偶 A 核的自旋为整数，其中偶偶核(质量数、质子数为偶数)的自旋为 0.

(2) 奇 A 核(质量数是奇数，质子数是偶数的为奇偶核；质量数是奇数，质子数为奇数的为奇奇核)的自旋为半整数.

2. 核的磁矩

原子核是一个带电系统，而且具有自旋，因此可以推测它具有磁矩(magnetic moment). 原子核的磁矩应是各核子磁矩的矢量和. 一个原子核的磁矩可以写成如下形式：

$$\mu_I = g_I \frac{e\hbar}{2m_p}\sqrt{I(I+1)} = g_I \mu_N \sqrt{I(I+1)} \tag{13-2}$$

g_I 称为核的朗德因子，它只能通过实验测定；$\mu_N = \dfrac{e\hbar}{2m_p}$，称为核磁子，由于 $\boldsymbol{p}_I$ 是一个矢量，它在给定方向上的投影为 $2I+1$ 个值，因此 μ_I 也是一个矢量，亦有 $2I+1$ 个值

$$m_{I_z} = I, I-1, I-2, \cdots, -I$$

$$\mu_{I_z} = g_I \mu_N m_{I_z} \tag{13-3}$$

通常用给定方向上 μ 投影的最大值来衡量核磁矩的大小.

13.1.3 原子核质量亏损、结合能

1. 质量亏损

实验表明，原子核的质量总是小于组成它的核子(质子、中子)的质量之和，说明核子在组

成原子核时有能量放出. 如 $_2^4$He 核，$\Delta m(_2^4\text{He}) = (2m_\text{p} + 2m_\text{n}) - m(_2^4\text{He}) = 0.03037\ \text{u}$.

组成某一原子核的核子质量之和与该原子核的质量之差称为原子核的质量亏损(mass defect).

用大写字母 $M(Z, A)$ 或 $M(_Z^A\text{X})$ 表示核素的原子质量.

例如，$_4^9$Be 的原子质量是 9.0121858 u，由 4 个质子和 5 个中子组成，这些核子的质量之和为：1.0078252×4+1.0086654×5=9.0746278 (u)，此处计算中质子采用氢原子的质量，因此计算中包含了 4 个电子的质量. $_4^9$Be 原子中亦含有 4 个电子的质量，忽略电子与原子核组成原子时的结合能，计算的差值中就消去了电子的质量.

$$\Delta m = 9.07463\ \text{u} - 9.01219\ \text{u} = 0.06244\ \text{u} > 0$$

2. 结合能

所有原子核都有正的质量亏损，说明核子在组成原子核时有能量释放出来. 我们把自由核子组成原子核时所释放的能量，称为原子核的结合能(binding energy).

核素的结合能用 $B(Z, A)$ 表示，根据相对论，结合能与质量亏损之间的关系为

$$B(Z, A) = \Delta m(Z, A)c^2 \tag{13-4}$$

忽略核外电子与核结合时所放出的能量，用原子的质量代替核的质量，用氢原子的质量代替核子的质量，则

$$B(Z, A) = [ZM(^1\text{H}) + (A-Z)M_\text{n} - M(Z, A)]c^2$$

3. 单个核子的平均结合能、比结合能曲线

为了描述原子核单个核子结合时平均放出能量的大小，引入比结合能(specific binding energy)，即每个核子的平均结合能可表示为

$$\varepsilon = \frac{B(Z, A)}{A} \tag{13-5}$$

比结合能表示每个核子结合成核时平均放出的能量；反过来说，比结合能表示若要把原子核拆成单个的自由核子，平均要对每个核子所做的功.

ε 的大小表示核结合的松紧程度. ε 大表示核素结合得紧，不容易把核拆成自由核子；ε 小表示核素结合得松，因而易拆开.

不同的核素结合时的比结合能的差别是很大的，而且每个核子的平均结合能——比结合能对于不同的核素也不相同. 为直观分析，对于稳定的核素 $_Z^A\text{X}$，以 A 为横坐标，以 ε 为纵坐标作图，把 ε 随 A 的变化曲线称为比结合能曲线，如图 13-1 所示.

(1) 当 $A<30$ 时，曲线的趋势是上升的，但有明显的起伏，且起伏的位置都在 A 为 4 的倍数处，即 $A=4n$ 处，如 ^{4}He, ^{12}C, ^{16}O, ^{20}Ne, ^{24}Mg 等.而在这些核中 $Z=N$(质子数与中子数相等)，推断这些核中可能存在α粒子团.

(2) 当 $A>30$ 时，与 $A<30$ 情况不同，近似地有 $\varepsilon = \dfrac{B(z, A)}{A} \approx$ 常数，这表明核子间的作用力具有饱和性，与分子力的饱和性类似.

(3) 曲线的形状是中间高，两头低，表明 A 为 50→150 时，中等质量的核结合较紧，很轻

的核和很重的核结合得比较松.

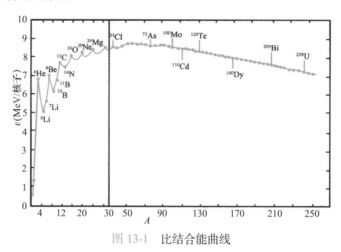

图 13-1　比结合能曲线

根据比结合能曲线，核能两个方面的应用是：

(1) **裂变(fission)**：一个很重的原子核裂变为两个中等质量的核，ε 由小变大，有能量释放出来——原子能. 如 ^{235}U 吸收一个中子后，裂变为两个中等质量的核时放出能量. 原子弹、裂变反应堆利用的是核的裂变能.

(2) **聚变(fusion)**：两个很轻的核聚合成一个重一些的核，ε 由小变大，也有能量释放出来，如

$$^2H + {}^3H \longrightarrow {}^4He + n$$

每次这样的反应有 20 MeV 的能量放出(热核反应).

海水中存在大量的氘，所以氘是取之不尽用之不竭的能源.

13.2　原子核的放射性衰变、核辐射剂量与辐射防护

13.2.1　原子核的放射性衰变

1. 核衰变的种类

原子核分为稳定的原子核和不稳定的原子核. 研究表明，原子核的稳定性跟质子数与中子数的比例有关. 在 $Z \leqslant 20$ 的轻核中，N 与 Z 之比在 1 左右时是稳定的；在 $Z > 20$ 时，随 Z 的增加，N 与 Z 之比逐渐升高；在重核范围内，N 与 Z 之比是 1.5 左右. 在已经发现的 2000 多种核素中，稳定的核素还不到 300 种，绝大多数原子核是不稳定的，即使是处于基态的原子核. 不稳定的原子核将会自发释放出粒子(如α、β、γ)，而转变成相对稳定的原子核，这一过程称为放射性核衰变(nuclear decay). 具有这种特性的核素称为放射性核素(radioactive nuclide).

核衰变是放射性核素本身所具有的特性，与外界环境状态(如温度、压强、电磁场以及化学状态等)无关.如放射性核素 ^{131}I，其核衰变过程是在原子核内部发生的，不会影响其核外电子的结构，而决定元素化学性质的是核外最外层电子的结构状态，所以 ^{131}I 的化学性质与其稳定的同位素 ^{127}I 是一样的. 同样，不管 ^{131}I 以中性原子状态存在还是以离子(^{131}I⁻)状态存在，

只是其核外最外层电子的结构不同,而其核衰变的性质不会发生变化. 正是由于放射性核素衰变与其化学性质的独立性,我们可以制作放射性药物,即放射性示踪剂,以观测生物体组织或脏器对药物的吸收、排泄等代谢情况.

将衰变前的核称为母核,衰变后的核称为子核. 放射性核素衰变的方式有:α衰变、β⁻衰变、β⁺衰变、电子俘获(electron capture, EC)、内转换(internal conversion, IC)等. 大多数放射性核衰变都是几种衰变方式的组合,取决于原子核的物理特性.

(1) α衰变母核放出一个α粒子(⁴He 核)失去 2 个质子和 2 个中子,因而子核的 Z 减 2 而 A 减 4,子核在元素周期表中的位置比母核前移两位,α衰变方程为

$$_{Z}^{A}X \longrightarrow _{Z-2}^{A-4}Y + _{2}^{4}He + Q \tag{13-6}$$

式中,X 为母核,Y 为子核,Q 为衰变能,是由母核放出的,其能量值由两侧的原子质量差值计算,不同核素的 Q 值不同,单位为 MeV.

一般来说,某种放射性核素放出单一α粒子的同时,也有伴随产生γ射线的情况,有几种γ射线放射出来,α粒子就有几种相应能量值,在核物理中常采用衰变纲图来表示核衰变过程,如图 13-2 为 ²²⁶Ra 的衰变纲图.

(2) β⁻衰变母核放出一个β⁻粒子($_{-1}^{0}e$,即电子),可看作核内有一个中子转变为质子,因此,子核的 Z 加 1,但 A 不变. 图 13-3 显示了 ⁶⁰Co 的β⁻衰变纲图. β⁻衰变方程如下:

$$_{Z}^{A}X \longrightarrow _{Z+1}^{A}Y + _{-1}^{0}e + \bar{\nu} + Q \tag{13-7}$$

式中,X 和 Y 分别代表母核和子核,Q 表示衰变能,$\bar{\nu}$ 为反中微子,是在衰变中与β⁻粒子同时放出的一种粒子,它是中微子 ν 的反物质(ν 产生于β⁺衰变中),不带电,静止质量近似为零.

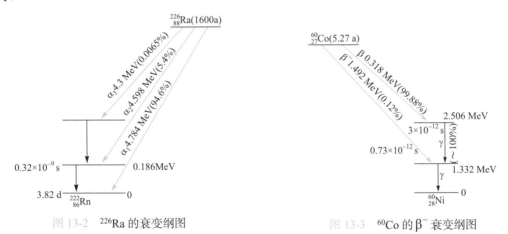

图 13-2　²²⁶Ra 的衰变纲图　　　　　图 13-3　⁶⁰Co 的β⁻衰变纲图

β⁻的衰变产物是 Y、e 和 $\bar{\nu}$,衰变时放出的衰变能由这三个粒子带走,它们的发射方向所构成的角度是任意的,这样每个粒子带走的能量是不固定的. 因此β⁻粒子携带的能量由 0 到 Q 连续分布,其平均能量约为最大能量的三分之一.

(3) 轨道电子俘获衰变. 有些原子核可以俘获一个轨道电子使核内的一个质子转变成一个中子和一个中微子,解决质子数过多的矛盾,即

$$\ _1^1p + \ _{-1}^0e \longrightarrow \ _0^1n + \nu \tag{13-8}$$

相应的衰变方程为

$$\ _Z^AX + \ _{-1}^0e \longrightarrow \ _{Z-1}^AY + \nu + Q \tag{13-9}$$

原子核的这种衰变方式称为轨道电子俘获,记作 EC. 由于此过程正好与 β^- 衰变过程相反,所以也可称为"反 β^- 衰变". 因为 K 壳层最靠近核,K 电子被俘获的概率最大,故这样的衰变又称为 K 电子俘获.

经 EC 后,子核的电荷减小 1 个单位,变成原子序数减 1 的另一个原子核;同时子核常常处于激发态或亚稳态,由此伴随 γ 射线的产生,如

$$\ _{53}^{125}I + \ _{-1}^0e \longrightarrow \ _{52}^{125}Te + \nu + \gamma + Q_i$$

母核俘获电子后,子核原子便处于激发态. 例如,在 K 电子俘获中 K 壳层少了一个电子出现空位,当 L 壳层中的电子跃迁至 K 壳层填补这个空位时就会发射标识 X 射线,也称为特征 X 射线,它的能量用 E_K 表示为

$$E_K = h\nu = \varepsilon_K - \varepsilon_L$$

式中 ε_K 和 ε_L 分别为 K 壳层和 L 壳层能级的能量.如果能量 E_K 传给另一个电子,使它脱离原子成为自由电子,而不辐射 X 射线,这个电子称为俄歇电子(Auger electron). X 射线或俄歇电子都是伴随轨道电子俘获衰变过程而发生的次级射线,通过对这些次级射线的探测可以说明轨道电子俘获是否发生及其发生的状况,在核医学中计算人体吸收的剂量时应考虑这一因素. 医学上常用的 EC 核素有 ^{57}Co、^{67}Ga、^{111}In、^{123}I、^{125}I 和 ^{201}Tl 等.

(4) β^+ 衰变. 母核放出一个 β^+ 粒子($_1^0e$,即正电子),可看作核内有一个质子转变为中子,因而子核的质子数 Z 减 1,但质量数 A 不变,其衰变方程如下:

$$\ _Z^AX \longrightarrow \ _{Z-1}^AY + \ _1^0e + \nu + Q \tag{13-10}$$

式中 X 表示母核,Y 表示子核,ν 为中微子,Q 为衰变能. 核素在衰变后,子核在元素周期表中的位置比母核前移一位.

β^+ 粒子的能量与 β^- 衰变产生的 β^- 粒子能量一样,也是连续的,但其最大能量为 1.02 MeV. 具有 β^+ 衰变的核素都是人工放射性核素,正电子的射程仅 1~2 mm,在失去动能的同时与邻近的电子产生湮没辐射反应,湮没反应后,正电子和电子的质量消失,转化为两个能量相同(0.511 MeV)、飞行方向相反的 γ 光子.

(5) γ 衰变和内转换. α 衰变、β^- 衰变、EC 衰变以及 β^+ 衰变后,子核大部分处于激发态,并以 γ 射线的形式释放能量,跃迁到较低的能态或基态,这种跃迁称为 γ 衰变(γ-decay). 由于 γ 射线是光子,是从原子核内发射出来的电磁波,它不带电,无静止质量,它的放出不改变原子核的电荷,对质量的影响亦极微小,所以又称为同质异能跃迁. 则 $_Z^{Am}X$ 的 γ 衰变方程可表示为

$$\ _Z^{Am}X \longrightarrow \ _Z^AX + \gamma \tag{13-11}$$

γ 衰变通常是伴随其他衰变而产生的,有时一次核衰变要经过多次跃迁才回到基态,因此就有多组能量不同的 γ 射线,各组 γ 射线的能量值差等于两个能级之差.

在某些情况下,来自同质异能转变的能量可以传递给原子内的电子并提供电子的结合能,使电子脱离原子. 这个过程称为内转换,可记作 IC,也是引起 γ 辐射的另一条途径.在许多核素

中，同质异能转变产生γ光子和内转换电子. 通过内转换，一个电子从原子内放出时，便产生一个空位. 当较高能级的电子填充这个空位时，来自原子中的能量便以标识 X 射线光子或俄歇电子的形式放射出来.

在核医学中使用的 ^{60}Co、^{99m}Tc 等放射源均有β射线和γ射线的发射，同时，γ放射性核素在生物医学治疗中也是最主要的放射源.

2. 核素的衰变规律

(1) 衰变规律. 核素的衰变，就单个核来说，何时衰变是偶然无规律的. 但对含有大量放射性核的群体进行研究发现其衰变遵循一种普遍的衰减规律，即放射性核素单位时间内衰变的原子核数与现有的原子核总数成正比，即在短时间 dt 内，若有$-dN$ 个核衰变，则与原子核的总数 N 的关系如下：

$$-dN(t) = \lambda N(t)dt$$

$$\lambda = \frac{-dN(t)/dt}{N(t)}$$

其中 $\dfrac{dN}{dt}$ 即为单位时间内衰变的原子核数；λ 称为衰变时间常数，单位为秒$^{-1}$(s^{-1}). 对于大量核素，λ 表示发生衰变的原子核占总核数的百分比，对于单个核素，λ 表示原子核在单位时间内发生衰变的概率. 对于不同的衰变核素，λ 值反映了该种核素衰变的快慢. 式中的负号表示原子核由于衰变而逐渐减少.

对上式进行积分，便可得到 t 时刻原子核数 N 与 t=0 时原子核数 N_0 之间的关系

$$N(t) = N_0 e^{-\lambda t} \tag{13-12}$$

上式说明放射性核素衰变服从指数衰减规律.

(2) 半衰期(half-life). 如果经过一段时间 T，放射性核素的数目减少到原有数目的一半，则称 T 为该放射性核素的半衰期，它也是表示放射性核素衰变快慢的物理量. 将 $t=T$，$N=N_0/2$ 代入式(13-12)得 T 与 λ 之间的关系式为

$$T = \frac{\ln 2}{\lambda} \approx \frac{0.693}{\lambda} \tag{13-13}$$

由此式可见，λ 大的，T 短. T 的单位用秒(s)，对半衰期长的核素可分别用分(min)、小时(h)、天(d)和年(a)来表示.

在核医学中，当将放射性核素引入人体内时，其原子核的数量除按前述的规律衰变而减少外，还应考虑通过生物代谢排出体外的部分，使体内的放射性核素数量减少比单纯的衰变要快. 若用上述的 λ 代表物理衰变常数，λ_b 代表单位时间内从体内排出的原子核数与当时存在的原子核数之比，即放射性核素的排出率，称为生物衰变常数，则有 $\lambda + \lambda_b = \lambda_e$，$\lambda_e$ 称为有效衰变常数. 三种衰变常数的半衰期分别为物理半衰期 T、生物半衰期 T_b 和有效半衰期 T_e，三者的关系为

$$\frac{1}{T_e} = \frac{1}{T} + \frac{1}{T_b}$$

由此可得到

$$T_e = \frac{TT_b}{T + T_b} \tag{13-14}$$

显然, 有效半衰期 T_e 比物理半衰期 T 和生物半衰期 T_b 都短.

由于核衰变的随机性, 即便是同种放射性核素也不是同时衰变为其他核, 但是每一种放射性核素都有一个平均的存活时间, 称为该核素的平均寿命, 记为 τ. 设 $t = 0$ 时有 N_0 个原子核, 在 t 时还剩 N 个, 在 $t+dt$ 时间内, 衰变的原子核数目为 $-dN = \lambda N dt$, 这些核的寿命都为 t, 所以 N_0 个原子核的平均寿命为

$$\tau = \frac{1}{N} \int_{N_0}^{0} -dNt = \frac{1}{N} \int_{0}^{\infty} \lambda N t dt$$

代入 $N = N_0 e^{-\lambda t}$ 得平均寿命 $\tau = \frac{1}{\lambda}$.

(3) 放射性活度. 常用单位时间内衰变的原子核的数目来表示**放射性活度(radioactivity)**, 用 A 表示, 则

$$A = -\frac{dN(t)}{dt} = -\frac{d(N_0 e^{-\lambda t})}{dt} = \lambda N_0 e^{-\lambda t} = A_0 e^{-\lambda t} = \lambda N(t) \tag{13-15}$$

其中 $A_0 = \lambda N_0$ 是放射性物质在 $t=0$ 时刻的放射性活度. 可见, 若某时刻母核数为 N, 则该时刻的放射性活度为 $A = \lambda N$.

放射性活度的国际单位是贝克勒尔, 简称贝克, 符号 Bq. 定义为: 1 Bq=1 核衰变·秒$^{-1}$.

Bq 是一个较小的单位, 通常应用千贝克(kBq)、兆贝克(MBq)等单位, 且 1 kBq=10^3 Bq, 1 MBq=10^6 Bq. 在此之前, 定义的放射性活度单位用居里(Ci)表示, Ci 与 Bq 的关系是

$$1 \text{ Ci}=3.7 \times 10^{10} \text{ Bq}$$

Ci 是一个较大的单位, 通常还用毫居里(mCi)或微居里(μCi)来计算: 1mCi=10^{-3}Ci, 1μCi=10^{-6}Ci.

在实际应用中, 常使用**放射性比活度(specific activity of radioactivity)**这个物理量. 所谓比活度是指单位质量放射源的放射性活度, 即放射源的活度与其质量之比. 放射性比活度的单位采用贝克·克$^{-1}$(B·qg^{-1})或居里·克(Ci·g^{-1}). 比活度的重要性在于它的大小表明了放射性物质的纯度. 如果放射性样品是溶液或气体, 还常用放射性浓度来表示比活度, 即单位体积放射源的活度, 其单位有 Bq·cm^{-3} 或 Ci·cm^{-3}.

(4) 放射系列和放射平衡. 有些放射性核素并不是发生一次衰变就稳定下来的, 由于它们的子体仍然有放射性, 于是接二连三地衰变, 新生子体一代又一代地产生出来, 直到稳定下来为止, 这种衰变现象称为级联衰变(或递次衰变). 例如, 镭衰变为氡, 氡衰变为钋, 钋还要衰变下去, 由某一个最初的放射性核素级联衰变而产生一系列放射性核素, 就构成了一个所谓的放射族或放射系列. 天然存在的放射系有铀系、钍系和锕系, 分别以 ^{238}U、^{232}Th、^{235}U 为母核, 其中锕系母核是 ^{235}U, 俗称锕铀. 这三个系列经过若干次衰变, 最终变成稳定的铅.

母核半衰期很长, 而子核的衰变远比母核快, 经过一定时间衰变后, 子体核素与母体核素的原子核数目以一定的比例达到平衡, 两者的衰变率基本相等, 称为长期平衡. 如核医学中常用的锡-铟发生器等就属于这一类平衡

$$^{113}\text{Sn} \cdot (T = 115 \text{ d}) \longrightarrow {}^{113m}\text{In} (T = 1.66 \text{ h}) \longrightarrow {}^{113}\text{In}$$

当母核的半衰期比子核长但相差不大时，经过一定时间衰变后，母核数逐渐减少，子核数先逐渐增加到最大，以后随母核数的减少而减少，子体原子核数与母体原子核数在比例上保持不变，故称暂时平衡. 若时间再长，经过一定的时间后，子体的衰变率将与母体相同，故这种情况类似于长期平衡，这利于核医学的应用，如钼-锝发生器.

$$^{99}\text{Mo}(T = 66.02\ \text{h})\longrightarrow\ ^{99\text{m}}\text{Tc}(T = 6.02\ \text{h})\longrightarrow\ ^{99}\text{Tc}(T = 2.12\times10^5\ \text{y}))\longrightarrow\ ^{99}\text{Ru}$$

13.2.2 核辐射剂量与辐射防护

当电离辐射和空气、水、组织等介质发生相互作用时，一定会有能量从辐射场向介质转递.而吸收介质所发生的变化一定和传递的能量的方式和大小有关. 因此，无论是从放射诊断治疗的有计划控制，还是从放射有效预防来说，核辐射剂量与辐射防护都需要一个精密的评价体系来规定辐射场、吸收介质的能量辐射本领大小及吸收沉积程度. 类似于药品数量及用量，也采用剂量(dose)这个基本名词. 下面将概括地介绍核辐射剂量学中的基本剂量单位及测定.

1. 照射量

X(γ)射线的照射量(exposure)X 定义为

$$X = \frac{\text{d}Q}{\text{d}m} \tag{13-16}$$

式中，$\text{d}Q$ 是当射线在质量 $\text{d}m$ 的干燥空气中形成任何一种符号(正或负)离子的总电量. 照射量的单位是库仑·千克$^{-1}$(C·kg^{-1})，它是用来量度 X(γ)射线电离空气程度的一个物理量.

2. 吸收剂量

单位质量的物体所吸收到的辐射能称为吸收剂量(absorbed dose)，常用 D 表示. 它是电离辐射授予某一体积中物质的平均能量 $\text{d}E$ 与该体积中物质量 $\text{d}m$ 的比值

$$D = \frac{\text{d}E}{\text{d}m} \tag{13-17}$$

吸收剂量的单位是戈瑞(Gy)，1 Gy=1 J·kg^{-1}.

吸收剂量适用于任何类型和任何能量的电离辐射，并适用于受照射的任何物质.

3. 当量剂量

由于不同种类、不同能量的射线释放出来的能量在组织中的分布有明显的差异，因此在吸收剂量相同的情况下，种类、能量不同的射线所产生的生物效应也有明显的差异. 当量剂量(equivalent dose)表示各种射线或粒子被吸收后引起生物效应的程度，或对生物组织的危害程度. 当量剂量 H_T 等于某一组织或器官 T 所接收的平均吸收剂量 $D_{\text{T·R}}$ 与辐射权重因子 w_R 的乘积

$$H_\text{T} = w_\text{R} \cdot D_{\text{T·R}} \tag{13-18}$$

H_T 的单位为希沃特(Sv)，1 Sv=1 J·kg^{-1}.

表 13-1 给出了不同辐射类型、相应能量范围内的辐射权重因子 w_R.

表 13-1　辐射权重因子 w_R

不同辐射类型的相应能量范围	辐射权重因子
光子，所有能量	1
电子和μ子，所有能量	1
中子，能量<10 keV	5
10 keV～100 keV	10
100 keV～2 MeV	20
2 MeV～20 MeV	10
>20 MeV	5
质子，能量>2 MeV	5
α粒子，裂变碎片，重核	20

当辐射场由具有 w_R 值的不同类型和不同能量的辐射构成时，组织或器官 T 的总当量剂量为各辐射在该组织或器官上形成的当量剂量的线性叠加，即

$$H_T = \sum_R w_R \cdot D_{T \cdot R} \tag{13-19}$$

例 13-1　某工作人员全身同时均匀受到 X 射线和能量在 10～100 keV 范围的中子照射，其中 X 射线的吸收剂量为 10 mGy，中子的吸收剂量为 3 mGy. 计算该工作人员所吸收的当量剂量.

解　$H_T = \sum_R w_R \cdot D_{T \cdot R} = w_X \cdot D_X + w_n \cdot D_n = (1 \times 10 + 10 \times 3)\ \text{mSv} = 40\ \text{mSv}$.

4. 辐射防护原则与措施

有辐射和放射性的行为简称核实践，任何实践都具有一定的利益目标，同时也要有一定的代价，核实践也不例外. 国际辐射防护委员会(ICRP)科学地平衡了核实践的利益目标和可支付代价，提出辐射防护的基本原则，即要做到实践的正当化、防护的最优化和对个人的剂量限值化三者统一.

所谓正当化(justification)，即采取某核实践能够带来超过代价的纯利益，则该核实践为正当的，应该采取；否则即为不正当的，也是不可取的. 具体到医学核实践来说，就是采取的放射性诊断和治疗是有利于病人健康恢复或寿命延长的.

所谓最优化(optimization)，就是综合考虑各方面的可能影响，任何必要的照射应当保持在可以合理做到的尽量低的水平. 具体到医学核实践来说，要综合考虑病人和医务工作者，以及可能对环境造成的不良影响，在达到了利益目标后尽量减少核实践的次数和时间.

所谓剂量当量限值化(dose limitation)，就是指核实践的所有参与者个人所受到的剂量当量不得超过所规定的极限值.

对于辐射防护的措施，还是要从造成内照射和外照射的不同途径来考虑.

放射性核素进入人体的途径主要是从嘴经消化系统摄入，经肺等呼吸系统摄入，或经皮肤和伤口进入血液循环系统. 因此防护内照射的基本措施就是阻断摄入途径和加速排放.

对于外照射防护就是尽量增大人体和放射源之间的距离、尽量缩短照射下的停留时间及

在源及人体之间放置能有效减弱辐射的屏蔽材料. X 射线室医生穿的铅围裙，放射性实验中用的铅玻璃屏等都是使用屏蔽材料进行防护的例子.

在放射性治疗中，合理地使用铅栅板等也是既能有效地对病灶部位进行照射，又能较好地防护或降低对邻近正常组织伤害的一项有效措施.

作为核医学工作者来说，对自己和病人实施辐射防护是不可推卸的社会责任，不仅要负责所实行的核实践过程，还要关注自己的核实践所造成的放射性物质的存放和对放射性废物的处置结果，这是做好公众卫生中辐射防护的重要内容.

13.3 放射线测量基本原理与医学应用

13.3.1 放射性衰变的统计规律

1. 放射性衰变的统计特性

放射性衰变是随机事件. 放射性核素中的每一个原子核发生或不发生衰变是由原子核本身的性质决定的，是独立进行的. 对于放射性强度一定的同一样品，尽管使用很精密的仪器在完全相同的条件下重复进行若干次测量，每次记录的计数结果都不尽相同，但也并非杂乱无章，而是围绕其真值(或连续无限多次测量的平均值)呈一定的分布. 这就是放射性衰变的统计学特性. 放射性衰变的统计学特性决定了放射性计数测量的统计性，一般认为其分布规律是：当平均计数值不很大(小于 50)时呈泊松分布，当平均计数较大(大于 50)时接近正态分布.

2. 标准误差和相对标准误差

在进行放射性计数测量时，测量的次数越多，其平均值越接近真值. 但实际工作时在有限的时间内只能作一次或有限次的测量，这时测量值与真值之间的统计误差在放射性测量中用标准误差来表示.

根据正态分布的性质，标准误差 σ 等于数学期望值 M 的二次方根，数学期望值的含义就是多次测量下的平均值 $\overline{N}$，则标准误差在 $(N+\sigma, N-\sigma)$ 区间内的概率为 68.3%，在 $(N-2\sigma, N+2\sigma)$ 区间内的概率为 95%.

那么对于单次测量计数值 N 较大时，也就是 $\left| N - \overline{N} \right| \ll N$ 时，可用单次测量的计数值 N 代替 $\overline{N}$，则标准误差 σ 可由下列近似式给出：

$$\sigma = \sqrt{N} \tag{13-20}$$

应当指出，虽然 σ 值随计数 N 的增加而增大，但不能认为，N 越大，测量精度反而越差，因为用绝对误差不能表示测量的精度. 这可由相对标准误差 v 来表示. 相对误差是标准误差与相应的测量计数之比，即

$$v = \frac{\sigma}{N} = \frac{\sqrt{N}}{N} = \frac{1}{\sqrt{N}} \times 100\% \tag{13-21}$$

可见，N 越大，相对误差 v 越小，即测量精度越高. 例如，测得计数 $N=100$，则 $v=10\%$. 若 $N=1000$，则 $v \approx 3\%$. 而当 $N=10000$ 时，$v=1\%$. 因此，在放射测量中，欲使测量结果的精度较高，总计数不能太小.

3. 误差的传递

在放射测量中,多数结果并不能直接测得,只能由一些实测量通过数学运算得出.例如,一个放射性样品的净计数是无法测得的,只能先测一次样品加本底的计数,再测一次本底计数,然后将二者相减得到.对这些不能直接测量得出的量,由数学推导可知,对于具有两个独立变量 X、Y(标准误差为 σ_X、σ_Y),通过简单的加、减、乘、除运算得到 Z 后,其标准误差 σ_Z 见表 13-2.

表 13-2　常用函数标准误差的计算公式

函数	标准误差
$Z = X + Y$	$\sigma_Z = \sqrt{\sigma_X^2 + \sigma_Y^2}$
$Z = X - Y$	$\sigma_Z = \sqrt{\sigma_X^2 + \sigma_Y^2}$
$Z = X \times Y$	$\sigma_Z = (X \times Y)\sqrt{(\sigma_X / X)^2 + (\sigma_Y / Y)^2}$
$Z = X / Y$	$\sigma_Z = (X / Y)\sqrt{(\sigma_X / X)^2 + (\sigma_Y / Y)^2}$

4. 计数率误差

计数率是指单位时间内的平均计数.常用单位是计数·分$^{-1}$(cp·min^{-1})或计数·秒$^{-1}$(cp·s^{-1}).

设在 t 时间内记录了 N 个计数,则平均计数率 $n = N / t$,假设时间 t 的测量是精确的,其测量误差可忽略不计,则平均计数率 n 的标准误差 σ_n 由下式表示:

$$\sigma_n = \sqrt{N} / t = \sqrt{nt} / t = \sqrt{n / t} \tag{13-22}$$

结果可记为: $n \pm \sqrt{n / t}$.由此可见,测量时间越长,计数率的误差越小.

如用相对误差表示,则为

$$v_n = \frac{\sqrt{n / t}}{n} = \sqrt{\frac{1}{nt}} = \sqrt{\frac{1}{N}} \tag{13-23}$$

此式与计数的相对误差表示式(13-21)相同.两式都表明,总计数越高,相对误差越小.

5. 样品净计数率的误差

探测装置总是有本底计数的.设在 t_b 时间内测得本底计数为 N_b,在 t_c 时间内测得样品加本底计数为 N_c,则样品净计数率 n 的误差计算过程如下:

样品净计数率 $n = n_c - n_b = N_c / t_c - N_b / t_b$.

根据函数 $Z = X - Y$ 误差计算公式(表 13-2),以及计数率的误差计算公式(13-22)可知,样品净计数率的误差 σ_n 为

$$\sigma_n = \sqrt{N_c / t_c^2 + N_b / t_b^2} = \sqrt{n_c / t_c + n_b / t_b} \tag{13-24}$$

结果可写为

$$n = (n_c - n_b) \pm \sqrt{n_c / t_c + n_b / t_b}$$

相对误差为

$$v_n = \sqrt{n_c / t_c + n_b / t_b} / (n_c - n_b) \tag{13-25}$$

13.3.2 医用核辐射探测器

射线不能直接由人的感官觉察，需要用辐射探测仪来测量. 按探测器的材料不同，可分为气体探测器(gas detector)、半导体探测器(semiconductor detector)和闪烁探测器(scintillation detector). 各种探测器的基本工作原理都是基于射线与物质相互作用的各种效应(如带电粒子与物质相互作用产生电离或激发效应，不带电粒子与物质相互作用产生的光电效应、康普顿效应或电子对效应)，将射线的能量转化为其他可以观测的量(如电脉冲信号)，最终通过电子仪器记录下来.

1. 气体探测器

气体探测器的工作原理如图 13-4 所示. 射线入射到探测器，与气体分子相互作用而产生电离现象，电离产生的电子-离子对在外加高压电场的作用下向两极漂移，电子、离子的漂移在电回路中产生电离电流，此电子、离子电流的大小与作用射线种类、射线的能量、外加高压大小以及气体的种类和压力的大小有关.

当外加高压的电压较低时，电离出的电子、离子由于加速电场强度很小，电子、离子在漂移过程中产生复合而成为中性分子，因此只有部分离子对被电极收集. 随着外加电压的增加，复合机会减少，电离电流呈上升趋势，如图 13-5 中的 A 区，称为复合区.

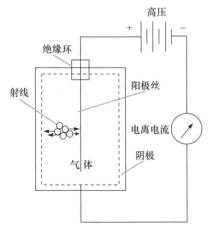

图 13-4　气体探测器的工作原理

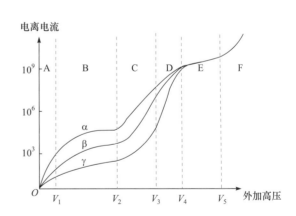

图 13-5　不同的外加高压下输出的电离电流值

当外加高压达到一定值时，电场较强，复合损失可忽略不计，产生的离子对几乎全部被电极收集. 因此继续升高电压，收集的离子对数几乎不再增加，形成一个坪区. 如图 13-5 中的 B 区，称为电离区. 这个区间的电压范围在 50～300 V，从图中可以看出，不同的辐射类型，产生的电离电流不同. 由于 α 粒子的电离能力最强，所以产生的电离电流最大，β 粒子次之，而 γ 光子是通过光电效应或康普顿效应产生的次级粒子(电子)与气体发生相互作用产生电离现象的，所以电离能力最弱，产生的电离电流最小. 电离室(如活度计、剂量仪)就工作在这个特性区.

当外加高压继续升高时，由于电场相当强，由入射粒子引起的电子将引起次级电离，而且次级电离产生的电子还引起新的电离. 若把入射粒子引起的电离称为原电离，则收集到的离子对数比原电离产生的要大得多,此种现象称为气体放大.气体放大使输出的电离电流也成倍增加.如图 13-5 中的 C 区.此区内的气体放大系数有一个特点,就是在外加高压固定时,它是一个常数,即电离电流与原电离电流成正比.此区称为正比区,工作在此区的气体探测器称为正比计数管.正比计数管常用于带电粒子(如 α、β)的能量和计数测量,很少用于 γ 和 X 光子的测量,其原因在于 γ 和 X 光子的测量效率很低(<1%).

当外加高压再继续升高时,不同类型的电离辐射产生的电离电流将趋于相同,如图 13-5 中的 D 区.在这一区域内,气体放大系数不再是常数,故称为有限正比区.此区没有相应的核辐射探测器.

当外加高压超过有限正比区域时,输出的电离电流不再与电离辐射类型和射线的能量有关,而是一个恒定的值.如图 13-5 中的 E 区,这一区域称之为 G-M 区.在这一区域内,如有一个辐射粒子入射,便可引起一次"雪崩"放电,形成一个电脉冲信号,然后通过"猝熄"方式自动熄灭.因此可以将辐射粒子数目转换成电脉冲数目记录下来.工作在这一区域的探测器称之为 G-M 计数器,它只能用于射线的计数测量或强度测量,不能用于射线的能量测量.

若外加高压超过 G-M 区,则气体会产生持续放电现象,故称之为持续放电区,也就是图 13-5 中的 F 区.此区也没有相应的核辐射探测器.

2. 半导体探测器

半导体探测器也称为固体探测器,是由半导体硅(Si)或半导体锗(Ge)组成的.为了提高输出信号幅值,常在硅或锗中掺入锂(Li)称为 Si(Li)或 Ge(Li)探测器,前者常用于 α 粒子的测量,而后者常用于 γ 和 X 光子的测量.后来又发展了一种高纯锗(HPGe)探测器专用于 γ 射线的测量.半导体探测器的工作原理类似于气体探测器,只是在射线作用下的电离在半导体中产生的是电子-空穴对,并通过高压电场收集电子而产生电离电流.此电离电流通过电路中的电阻形成电脉冲信号,此电脉冲的电压幅值与射线在探测器中损失的能量成正比,故可用于射线的能量或计数测量.

由于半导体的密度远远大于气体,故与 γ 射线和 X 射线的作用概率大大增加,从而比气体探测器具有更高的探测效率.半导体探测器产生一对电子-空穴对的能量(约 3 eV)要比气体探测器产生一对电子-离子对(约 35 eV)小很多,故对于一定的 γ 射线能量半导体探测器输出的信号幅度要比气体探测器大 10 倍以上,特别有利于 γ 射线的能量测量.

然而,除了 HPGe,半导体探测器的体积一般都很小,不利于大面积样品的测量.另外,由于半导体探测器在室温下有很高的噪声电流,因此必须在低温下使用,一般采用液氮(−196 ℃或 77 K)进行冷却,这就大大限制了半导体探测器的使用场合,在核医学测量中没有得到普遍的应用.

目前,碲化锌镉(CZT)半导体探测器不仅对 γ 射线具有很高的探测效率和能量分辨率,而且可以在常温下使用,在核医学测量中得到了广泛的应用.

非晶态硒型平板探测器

3. 闪烁探测器

在核医学中,由于 X 射线和 β 射线的穿透能力较小,被人体组织吸收较多,所以常采用 γ 射线.然而,前述的气体探测器由于其密度小,对 γ 射线的探测效率很低,而半导体探测器的探测面积很小,加之必须在低温下使用,因此在核医学中使用最多的核辐射探测器是闪烁探测器. 闪烁探测器的基本原理是射线与闪烁体相互作用后产生大量的荧光光子(可见光或紫外光)，这些荧光被光电倍增管吸收后转化成电脉冲信号. 此电脉冲信号再经过前置放大器、放大器以及脉冲高度分析器，最终被记录和分析. 闪烁探测器分为固体闪烁探测器和液体闪烁探测器. 液体闪烁探测器常用于 ^3H、^{14}C 的低能 β 射线的测量，固体闪烁探测器主要用于 γ 射线和 X 射线的测量，其闪烁材料有：NaI(Tl)晶体、CsI(Tl)晶体、锗酸铋($Bi_4Ge_3O_{12}$，简称 BGO)、ZnS(Ag)、BaF_2、硅酸镥($Lu_2SiO_5:Ce$，简称 LSO)、硅酸钆($Gd_2SiO_5:Ce$，简称 GSO)、硅酸钇($Y_2SiO_5:Ce$，简称 YSO)等. 表 13-3 显示了部分闪烁体的基本特性.

表 13-3　部分闪烁体的基本性能

闪烁体材料	密度/(g·cm^{-3})	等效原子序数(Z)	发光持续时间/ns	光子产额/keV^{-1}	最强发射波长/Å
NaI(Tl)	3.67	50	230	38	4150
CsI(Tl)	4.51	54	1000	52	5400
ZnS(Ag)	4.1	27	200	46	4500
BGO	7.13	74	300	8	4800
BaF$_2$	4.89	54	0.8	10	2250
LSO	7.4	66	40	20-30	4200
GSO	6.71	59	60	12-15	4300

下面以 NaI(Tl)晶体为例说明闪烁探测器的基本原理，如图 13-6.

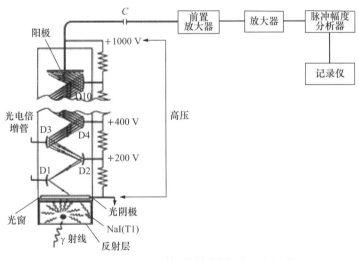

图 13-6　NaI(Tl)晶体闪烁探测器的基本组成

(1) NaI(Tl)晶体是含有约 0.1%铊的碘化钠透明单晶. 其发光效率很高，纯 NaI 的发射光谱的最强发射波长为 3030 Å，而 NaI(Tl)的最强发射波长为 4150 Å 左右，能与光电倍增管的光谱响应较好地匹配. 碘化钠具有很大的密度(3.67 g·cm^{-3})，含有大量高原子序数的碘(Z=53，占 NaI 的 85%)，并且易于制成较大体积的单晶，探测 γ 射线的效率很高. 对 γ 射线的能量测量，NaI 是闪烁体中最好的一种，因其能量分辨率高. 因此 NaI(Tl)晶体是探测 γ 射线的主要闪烁体. NaI(Tl)晶体的主要缺点是在空气中易于潮解，因此该晶体须在密封条件下保存和使用.

(2) 光电倍增管是一个真空光电器件，如图 13-6，其内部主要由光阴极(也称输入极、光电阴极)、二次发射倍增系统(D1，D2，D3，D4，…，D10，也称二次极、栅极或倍增极)以阳极(也称输出极)组成. 其工作过程为：光子入射到光阴极产生光电子，光电子经过倍增系统倍增，倍增的电子收集于阳极，形成阳极电流或电压输出.

光阴极前有光窗，闪烁体产生的光子可通过光窗进入光电倍增管，照射到光阴极上. 放射性领域中常用的光阴极采用锑-钾-铯(Sb-K-Cs)或锑-铷-铯(Sb-Rb-Cs)双碱材料，它们的灵敏峰在 400 nm 左右，与大多数闪烁晶体发出的光谱相匹配，并且具有更高的灵敏度和更低的噪声以及较高的稳定度.

二次发射倍增系统由若干个倍增极(8～19 极)组成，工作时各电极依次加上递增电压(50～150 V)，光阴极上产生的光电子经倍增电压电场入射到第一倍增极上，产生一定数量的二次电子，这些二次电子又经倍增电压电场入射到第二倍增极上，数量得到倍增，如此倍增下去，直到电子流被阳极收集. 阳极收集的电子数与光阴极的光电子数成正比，而光电子数与闪烁体发射的荧光光子数成正比，即电子流脉冲幅度与入射 γ 射线的能量成正比.

(3) 前置放大器光电倍增管的输出信号非常小，需经过前置放大器放大，以保证信号在向后级电路传输的过程中保持足够高的信噪比. 另外，前置放大器还可以实现探测器和后续电路的阻抗匹配，以便能充分获得信号脉冲的幅值.

(4) 放大器进一步放大前置放大器输出的脉冲信号，以达到脉冲幅度分析器的要求. 放大器除了具有放大功能外，还具有脉冲成形的功能，改善脉冲的上升时间和下降时间，从而可以在高计数率的情况下减少脉冲堆积现象. 一般情况下，放大器的放大倍数可以通过调节旋钮在 1～1000 倍变化，使射线作用下的脉冲信号输出幅值在 10 V 左右.

(5) 脉冲幅度分析器. 经放大器输出后的脉冲信号的幅值与 γ 射线的能量成正比，由此，我们可以通过脉冲幅度的分析和鉴别获得 γ 射线能量方面的信息，比如，经过康普顿散射后的 γ 射线能量必定小于原发 γ 射线，所以我们可以通过输出脉冲的幅值判断是散射 γ 射线还是原发 γ 射线. 脉冲幅度分析器就是用于射线脉冲幅度的分析和鉴别的，它有两个可以调节的阈值电压，称之为上阈值和下阈值，当射线脉冲幅值在这两个阈值之间时，脉冲幅度分析器有输出，而当射线脉冲幅值大于上阈值或小于下阈值时，没有输出，如图 13-7 所示. 所以，实际上它是一个脉冲幅值的选择器，也就是有选择性地记录所需要的射线脉冲信号用于处理，而排除本底及其他干扰信号. 上阈值和下阈值电压差称之为道宽，所以上阈值可以通过下阈值与道宽的和来表示，此时的下阈值可直接称为阈值，道宽也可称为窗宽.

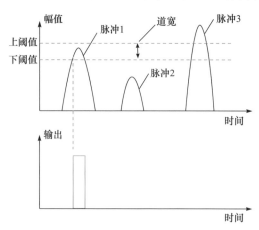

图 13-7　脉冲幅度分析的原理

脉冲幅度分析器的输出提供给记录仪器，如计数器(定标器)或计算机设备进行计数、存储和统计. 脉冲幅度分析器有两种工作方式：差分(微分)和积分. 在差分工作方式时，使用上下阈值作为预设 γ 射线的能量范围，若测得的 γ 射线能量在此范围之内，则进行计数；而对于积分工作方式，仅使用下阈值作为预设的 γ 射线能量，上阈值为最大(或道宽最大)，则所有能量大于这一预设的 γ 射线能量时都被进行计数.

一般情况下，一个脉冲幅度分析器只提供一个可供调节的上下阈值，所以在某一时刻只能测量某一段范围内的 γ 射线能量，其他能量的 γ 射线脉冲信号被舍弃掉了，测量的效率很低，这样的脉冲幅度分析器称为单道脉冲幅度分析器(简称单道). 为了提高测量的效率，目前常采用多道脉冲幅度分析器(简称多道)，多道具有很多个单道阈值区间，各区间依次相连，则各种能量的射线脉冲总能对应于某一个阈值区间而被记录，测量效率大大提高. 目前多道采用模数转换(ADC)技术和计算机存储技术，可直接获得一段时间内几乎所有入射到探测器的 γ 射线能量信息及能量的分布情况.

非晶态硅型平板探测器

13.3.3　能量分辨率和探测效率

1. 能量分辨率

如前所述，放大器输出脉冲幅值与入射 γ 射线的能量成正比，也就是说，对于相同能量的 γ 射线，如果在探测器内损失全部能量，则输出的脉冲幅值相同. 然而，γ 射线在探测器中损失的能量在转换成光子数时，这些光子数在被光电倍增管吸收转换成光电子数时，以及被光电倍增管倍增后的电子数时，都存在统计涨落的问题，最终使输出脉冲的幅值也存在统计涨落，即对于总数为 N、能量为 E 的 γ 射线，理论上应该测量如图 13-8(a)所示的分布曲线，但实际上由于统计涨落的存在，所测得的分布曲线如图 13-8(b)所示.

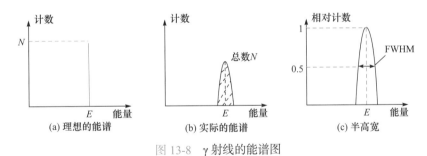

(a) 理想的能谱　　　(b) 实际的能谱　　　(c) 半高宽

图 13-8　γ 射线的能谱图

由图 13-8(a)和(b)两个谱线的比较发现，理论上两者应该是一条直线，而实际是一条被展宽的曲线(也称为峰)，谱线的展宽将导致能量分辨能力的下降，也就是相近能量的 γ 射线由于能谱展宽而不能被区别开来，如能量为 E 和 $E+\Delta E$ 的两个 γ 射线，当 ΔE 小于如图 13-8(c)中的半高宽(FWHM)时，这两个能量峰将产生重叠，而不能区别. 所以，峰展得越宽，即半高宽越大，分辨能力就越差. 由此我们可以用能量分辨率(energy resolution)R 来表示探测系统能量分辨能力的好坏，能量分辨率的定义为：半高宽相对峰值处的射线能量的百分比，即

$$R = \frac{\text{FWHM}}{E} \times 100\% \tag{13-26}$$

一般情况下，NaI(Tl)闪烁探测器的能量分辨率为 7%～20%，而半导体探测器的能量分辨率在 1%以下.

2. 探测效率

探测效率(detection efficiency) ε 是指探测系统探测到的粒子数与放射源发射的粒子数之比. 影响探测效率的因素主要有两个, 其一是探测系统的几何效应, 即探测器对放射源所张的立体角. 如图 13-9(a), 假设点状放射源 S 是各向同性发射的, 距点源 R 处的、对于半径为 r 的圆柱形探测器 D, 其几何效应可近似表示为

$$g = \frac{\pi r^2}{4\pi R^2} \tag{13-27}$$

对于井形探测器, 如图 13-9(b), 其几何效应近似 100%.

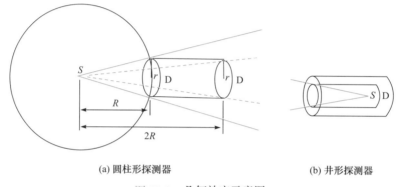

(a) 圆柱形探测器　　　　　　　　　　(b) 井形探测器

图 13-9　几何效应示意图

其二是探测器本身的探测效率, 即本征探测效率(ε_{in}), 它指探测器探测到的粒子数与放射源射入探测器的粒子数之比. 本征探测效率主要与射线和探测器的作用效率有关, 主要取决于射线的种类、能量、探测器的厚度和衰减系数, 所以对于穿透力强的 γ 射线需要衰减系数高且有一定厚度的探测器, 以提高探测效率, 例如, 采用 NaI(Tl)晶体用于 γ 射线的测量, 气体探测器常用于 α、β 射线的测量.

由此, 探测效率与几何效应和本征探测效率的关系如下:

$$\varepsilon = g \times \varepsilon_{in} \tag{13-28}$$

13.3.4　γ 射线能谱

γ 射线与物质的相互作用主要表现为光电效应、康普顿效应和电子对效应, 而这些效应的次级电子使 NaI(Tl)晶体发光而产生电脉冲信号. 对于光电效应产生的光电子, 其能量等于 γ 射线能量减去轨道电子的结合能, 然而轨道电子的逸出很快就会由外层电子的跃入填充, 同时放出特征 X 射线. 这种 X 射线的大部分又被晶体吸收而产生光电子, 而且这一过程的时间极短. 这样, X 射线产生的光电子与 γ 射线产生的光电子几乎同时使 NaI(Tl)激发, 形成的电脉冲信号幅值正比于全部 γ 射线能量, 由此形成的能谱峰称为光电峰, 又称全能峰, 如图 13-10 所示.

γ 光子发生康普顿散射后, 散射光子的去向有两种可能: 一是逸出晶体; 二是继续与晶体作用产生光电效应或康普顿效应. 若散射光子逸出晶体, 则不能被测量到, 其反冲电子能量形成电脉冲信号, 因反冲电子的能量根据不同的作用角度呈连续分布, 故形成一个连续的康普顿坪, 其坪的边缘称为康普顿边缘, 即为反冲电子的最大能量, 如图 13-10 所示. 若散射光子

仍被晶体所吸收，则所有次级效应产生的电子能量加上初始康普顿电子的能量，恰好等于 γ 能量，它们形成的峰也叠加在光电峰上.

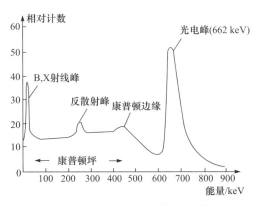

图 13-10 ^{137}Cs 的 γ 射线能谱

康普顿坪上的一个峰称为反散射峰，这是由穿过晶体的一部分 γ 射线在晶体的封装玻璃或光电倍增管上发生康普顿效应，其反射光子返回晶体时所形成的. 此外，放射源的托片和探头周围的屏蔽材料产生的反散射光子对反散射峰也会有贡献.

图 13-10 所示的 ^{137}Cs γ 射线能谱图中，最左边的峰为 ^{137}Cs 经 β 衰变为 ^{137}Ba 后所形成的 ^{137}Ba 的特征 X 射线峰，能量约为 32 keV.

当 γ 射线的能量大于 1.022 MeV 时，有可能发生电子对效应，电子对的动能消耗在 NaI(Tl) 中，可使晶体激发而发光. 当正电子的动能耗尽后，它就与碘化钠中的电子发生湮没作用，转化为两个能量为 0.511 MeV 的 γ 光子. 它们的方向正好相反，这两个 γ 光子在晶体中可能有三种趋向：①两个 γ 光子全部被晶体吸收，则晶体所吸收能量之和为正负电子的动能加上两个淹没辐射 γ 光子的能量，正好等于 E_γ 而形成全能峰. ②若有一个 γ 光子被吸收，另一个逸出晶体，其对应峰的能量为 E_γ=0.511 MeV，称为单逃逸峰. ③两个 γ 光子全部逸出晶体，其对应峰的能量为 E_γ=1.02 MeV，称为双逃逸峰，如图 13-11 所示.

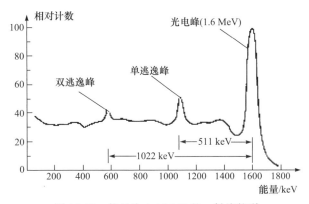

图 13-11   能量为 1.6 MeV 的 γ 射线能谱

13.3.5 放射线的医学诊断应用

放射线可以在医学上用于放射诊断和治疗. 放射诊断主要是指放射性核素成像，简称核素成像，它是一种利用放射性核素示踪方法显示人体内部结构、功能的医学影像技术. 它的基本原理是：用不同的放射性核素制成标记化合物注入人体，在体外对体内核素发射的γ射线进行跟踪探测，可以获得反映放射性核素在脏器或组织中的浓度分布及其随时间变化的图像．目前在临床上广泛应用的放射性核素成像有三种：γ照相机、单光子发射型计算机断层成像和正电子发射型计算机断层成像．下面分别介绍这些影像设备的工作原理．

1. γ照相机

可将体内放射性核素分布一次性成像，其特点是成像速度快，可提供静态和动态图像，把形态和功能结合起来进行观察和诊断．使用时只要将γ照相机的探头放置在待测部位体表上一段时间，采集这段时间内从体内放射出的γ射线，即可得到γ射线在该方向的全部投影，在屏幕上得到放射性核素分布的图像．

一台γ照相机一般由探头、位置通道、能量通道及显示系统组成．图 13-12 是γ照相机的方框图，其中探头包括准直器、闪烁晶体和光电倍增管等．由于引入体内的放射性核素放射出来的γ射线向四面八方传播，而且强度在每一个方向上的概率相同，靠它们在闪烁晶体上激发产生的闪烁光点无法确定射线的空间位置，因此在探头前方有千个以上紧密排列的整齐的孔道，每一个孔道就是一个准直器．

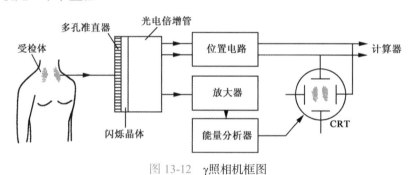

图 13-12　γ照相机框图

2. 单光子发射型计算机断层成像

单光子发射型计算机断层成像(single photon emission computed tomography，SPECT)，它的图像重建原理与 X-CT 有某些相似之处，所不同的是：X-CT 的 X 射线源位于体外，X 射线透过组织时，根据不同组织对 X 射线的衰减值的不同，重建某断层的 CT 数矩阵，并用灰度来显示断层图像；而 SPECT 是先将示踪核素(如 ^{99m}Tc，^{131}I，^{201}Tl等)注入体内，本身成为一个发射体，再由探测器将示踪核素在机体内的吸收代谢在器官或组织中的分布测出，经计算机处理并重建图像．

SPECT 的基本原理是利用探测器绕着人体某一断层进行旋转，把放射性核素所放出的各个方向射线强度记录下来，然后求解出人体断层平面上各点的放射性强度，根据断层上各点放射性强度我们可以给出一断层图像．其具体过程是先进行直线扫描，将每一条直线上体内放射性核素发射出来的射线记录下来，得到一组投影数据，如图 13-13 所示．每做完一次扫描，探测器旋转一定的角度，再进行一次直线扫描，直到绕人体一周．

设被扫描的断层面上由 $n \times n$ 个体素(每个体素的放射性核素密度可视为均匀)组成，每个体素的放射性强度为 A_{11}，A_{12}，$\cdots$，A_{1n}，A_{21}，$\cdots$ 等．从探测器得到的每条直线上的放射性强度总和为 A_1，A_2，$\cdots$，A_n，即 $A_1 = A_{11} + A_{12} + \cdots + A_{1n}$，$A_2 = A_{21} + A_{22} + \cdots + A_{2n}$ 等，一个断面上至

少应由 n^2 个 A 方程组成，这样才能求解出每个体素的放射性强度. 将这些大小不同的强度值经 A/D 转换，送进计算机求解，就可以把这一层面的每一个体素的放射性强度计算出来，经图像重建和 D/A 转换，加到图像显示器上，按信号的大小用不同的灰度等级显示出欲观察层面的图像，这样就得到一幅按层面放射性核素密度分布的图像.

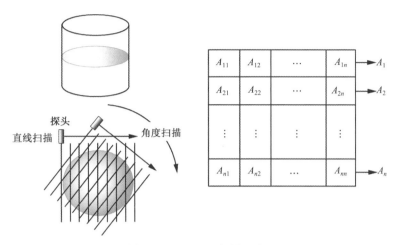

图 13-13 SPECT 扫描示意图

SPECT 所产生的图像仅描绘出了人体内组织和脏器断层中放射性核素的密度分布，这种分布无法显示断层的解剖学形态，而是反映了组织、脏器与放射性核素相关的生理、生化过程.

3. 正电子发射型计算机断层成像

正电子发射型计算机断层成像(position emission tomography，PET)，它的基本原理是利用正电子的湮没辐射特性，将能发生β⁺衰变的核素或其标记化合物引入体内某些特定的脏器或病变部位，通过探测正电子湮没时向体外辐射的γ光子，获得成像所需的各项投影数据，再由计算机分析处理，实现图像重建. 发射正电子的示踪核素有 ^{11}C ，^{13}N ，^{15}O ，^{18}F 等，这些放射性核素半衰期短(^{11}C 为 20 min，^{13}N 为 10 min，^{15}O 为 2 min，^{18}F 为 110 min)、衰变快，对受检者的辐射剂量很小，在短时间内可重复使用，也可大剂量使用以获取清晰影像，其中 C，H，O 是人体组成的基本元素，易于标记各种生命活动所必需的化合物或代谢产物而不改变它们的生物活性.

体内引入的β⁺在衰变时放出一个正电子,该正电子在人体组织中与周围的物质发生作用而消耗能量，只穿行几毫米路径便与一个电子结合，发生电子对湮没，同时放射出两个运动方向相反、能量各为 0.511 MeV 的γ光子. 如图 13-14 所示，一对探头置于被扫描断层的两侧，只有当两个探头同时接收到湮没光子(如图中 c 点发射的一对光子)时,符合电路才有信号输出. 实际上符合探测有一定的分辨时间，目前这个时间是 10^{-8} s，也就是说在 10^{-8} s 时间内两探测器分别接收到一个光子，符合电路即给出一个计数.

PET 的环形探测器阵列如图 13-15 所示，为了获得某一断层面成像的投影数据，需要将许多探头按环状排列成一圈，其中彼此相差 180°的两个探头结为一对，由此可以测定探测器两探头之间组织中发生电子对湮没的位置，从而确定放射性核素的位置.

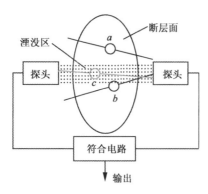

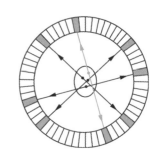

图 13-14　湮没光子的符合探测　　　　　　图 13-15　PET 的环形探测器阵列

PET 不需要笨重的铅准直，它利用两个探测器对湮没光子进行符合探测，这种"电子准直"方法视野均匀、探测效率高，不受准直孔深度的影响，图像的对比度和空间分辨率高，因此 PET 图像比 SPECT 的图像更逼真和清晰. 但 PET 设备昂贵，需要配置小型回旋加速器，以便快速制备各种 β^+ 衰变的标记化合物，这就使它的推广受到限制.

目前 PET 的临床应用主要有以下几个方面：①肿瘤检查，包括肝癌、肺癌、乳腺癌和骨骼、淋巴肿瘤都可以用 PET 作早期诊断；②神经系统疾病及脑功能研究，如中风、癫痫、神经紊乱和老年性痴呆等，并且包括生理刺激对脑的影响及各种病理状态下脑组织代谢的变化；③心脏功能和心血管疾病研究，例如，通过对示踪剂 ^{18}F-DG 的摄取量的检测可以准确鉴定心肌缺损或阻塞程度，判断是否采用搭桥或心脏移植.

13.3.6　放射线的放射治疗

1. 碘-131 治疗

将放射源 ^{131}I 引入体内，由于甲状腺有收集碘的功能，通过血液循环，^{131}I 很快地集中在甲状腺中. ^{131}I 能够发射 β 射线及 γ 射线，它发射的 β 射线将杀伤部分甲状腺组织，而发射的 γ 射线则基本逸出体外. 因此，通过将放射性核素 ^{131}I 引入体内可以治疗甲状腺功能亢进和部分甲状腺癌.

2. 钴-60 治疗

它是利用 ^{60}Co 所放出的 γ 射线，从人体外照射患病部位. ^{60}Co 发出能量分别为 1.17 MeV 和 1.33 MeV 的两种 γ 射线，主要用于治疗深部肿瘤，如颅脑内的肿瘤. 癌细胞较正常细胞生长迅速，对射线的敏感性高，因此经射线照射，癌细胞受到的损害比正常细胞大，利用这种敏感性的差别，可以杀死癌细胞或抑制其发展.

3. γ 刀

它根据半圆弧等中心聚焦技术原理，借助高精度的立体定向仪，在 CT、MRI 等影像技术参与下对颅内病灶施行准确定位，确定靶点的三维坐标参数，并将其转换到照射装置的坐标系统中，使用大剂量 γ 射线一次多方向限制性地聚焦在颅内靶点上，使病灶受到不可逆性摧毁，发生放射性坏死.

同时又能保证靶区边缘及其周围正常组织所接收的放射性剂量呈锐减分布，且控制在安全剂量以内，使靶点以外脑组织无任何不可逆损伤．γ刀技术使靶区边缘形成一如刀割的损伤边界，达到类似于外科手术刀的治疗效果，故称为γ刀．

知 识 拓 展

¹⁴C 测定年代法

^{14}C 测定年代法是指以放射性核素 ^{14}C 的衰变速度不随地球上的物理条件变化而变化为科学依据来测定古文物的年代和古生物遗骸的死亡年代的方法．

在碳元素中除了含有大量稳定的核素 ^{12}C 和 ^{13}C 外，还含有微量的放射性同位素 ^{14}C．^{14}C 由宇宙射线中的中子穿过大气层时与空气中的 ^{14}N 核碰撞发生核反应而生成

$$^{14}_{7}N + ^{1}_{0}n \longrightarrow ^{14}_{6}C + ^{1}_{1}H$$

^{14}C 自发地进行 β 衰变，其半衰期为 5730 年．由于宇宙中中子流是恒定的，不断地辐射到地球，这使得 ^{14}C 的产生率保持恒定．^{14}C 不断地产生又不断地衰变，经过相当长时间后，^{14}C 的产生和衰变达到平衡，其数目保持不变．在大气中还存在着大量的稳定核素 ^{12}C，根据实验测定，大气中 ^{14}C 与 ^{12}C 数目之比为 1.3×10^{-12}，这个比例基本上与地理位置无关．大气中的 ^{14}C 与 ^{12}C 氧化合生成 $^{14}CO_2$ 和 $^{12}CO_2$，植物通过光合作用将 $^{14}CO_2$ 和 $^{12}CO_2$ 吸收，动物又以植物为食物，动植物和大气中的碳经常进行着交换，所以生物体内 ^{14}C 和 ^{12}C 的比例与大气中是一致的．当生物体死亡以后停止了与外界的物质交换，体内原有的 ^{14}C 只能不断地衰变而减少．这样可以通过对古生物遗骸中 ^{14}C 与 ^{12}C 的含量比例或 ^{14}C 的半衰期的测定，算出遗骸的年代．例如，某一生物体出土化石，经测定含碳量为 M(mg)（或 ^{12}C 的质量），按自然界碳的各种同位素含量的相对比值可计算出，生物体活着时，体内 ^{14}C 的质量应为 m (mg)．但实际测得体内 ^{14}C 的质量内只有 m(mg) 的 1/8，根据半衰期可知生物死亡已有 3 个 5730 年了，即已死亡了 17290 年了．也可以从 ^{14}C 的放射性活度来确定遗骸的年代．用 λ 表示 ^{14}C 的衰变常量，$A_0 = \lambda N_0$ 表示处于交换活动中的 ^{14}C 的放射性活度，$A = \lambda N$ 表示所测遗骸样品的 ^{14}C 的放射性活度，则有

$$t = \frac{1}{\lambda} \ln \frac{A_0}{A}$$

根据上式可以计算出遗骸的年代．

知识拓展
二维码

现代医用电子直线加速器设备原理简介

习　题

13-1 实验发现，如果把原子核看作 A 个小硬球挤在一起形成的球形，则球的半径与核的质量数 A 的关系是 $R = r_0 A^{1/3}$，其中 $r_0 = 1.2 \times 10^{-15}\,\mathrm{m}$.

(1) 证明：各种原子核的密度都大致相等；

(2) 计算原子核的密度.

13-2 计算 $^{232}_{90}\mathrm{Th}$ 原子核的核子平均结合能. 已知 $^{232}_{90}\mathrm{Th}$ 的原子质量为 232.03821 u，氢原子 H 和中子 n 的质量分别为 1.007830 u 和 1.008665 u.

13-3 $^{32}\mathrm{P}$ 的半衰期为 14.3 d，求它的衰变常数和平均寿命.

13-4 $^{226}_{86}\mathrm{Ra}$ 的半衰期为 1.6×10^3 a，如果一样品在某时刻含有 3.0×10^{16} 个 $^{226}_{86}\mathrm{Ra}$ 核，计算这一时刻其放射性活度.

13-5 某放射性样品包含 3.50 μg 纯 $^{11}_{6}\mathrm{C}$，其半衰期为 20.4min.

(1) 计算最初的原子核数；

(2) 计算最初的放射性活度及 8 小时后的活度.

13-6 分别计算经过多少个半衰期某种放射性核素可以减少到原来的 1% 和 0.1%.

13-7 考古发现了古生物遗骸，测量其 $^{14}\mathrm{C}$ 的 β^- 放射性，得到每公斤遗骸样品的放射性活度为 133.3 Bq. 为断定该遗骸生活的年代，测量了现今仍然存活的同类生物体的 $^{14}\mathrm{C}$ 的 β^- 放射性活度，得到每公斤样品为 208.3 Bq. 试问该古生物遗骸生活的年代距今多少年？

(内蒙古科技大学包头医学院　石继飞)

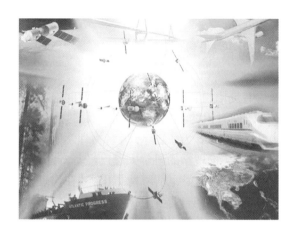

采用卫星进行导航定位的技术已经深入军事国防、科技、社会生活等各个领域. 目前成熟的卫星导航系统有中国北斗卫星导航系统(BDS)、美国全球定位系统(GPS)和俄罗斯 GLONASS 系统. 由狭义相对论可知, 星载原子钟每天要比地球上的钟慢 7 μs; 广义相对论的时空弯曲导致星载时钟每天要比地球上的钟快 45 μs, 最终星载时钟每天大约比地面钟快 38 μs. 因此导航仪在定位时必须将星载时钟每天拨回 38 μs 以修正这一误差. 高精度的导航让普通人也能亲身体验到相对论的价值.

第 14 章

相对论基础

爱因斯坦(Albert Einstein)提出的相对论(theory of relativity)是 20 世纪物理学的一个最伟大的科学发现, 相对论分为狭义相对论(special relativity)和广义相对论(general relativity), 前者是基于惯性参考系的时间、空间、运动及其相互关系的高速运动力学理论; 后者向非惯性系进行推广, 论述弯曲时空和引力理论, 进一步揭示了时间、空间、物质、运动和引力之间的统一性质. 狭义相对论涉及力学、电磁学、原子物理学以及粒子物理学等乃至整个物理学领域, 是物理学发展史上的一次深刻变革. 本章从经典时空观与实验的矛盾出发, 介绍由狭义相对论的基本假设和以洛伦兹变换为基础的狭义相对论时空观和相对论基本动力学方程以及广义相对论的物理思想, 为卫星定位系统、原子弹、粒子加速器和放射线治疗等制造和使用奠定理论基础.

14.1 相对论诞生的背景

19 世纪以前，人们认识客观事物的深度和观念均有局限性，是建立在时间和空间彼此独立的观念基础上的，形成了以低速运动的宏观物体为研究对象的经典物理学体系，这也是与人们长期接受和认可的日常经验相一致的. 在 19 世纪与 20 世纪交替之际，著名物理学家开尔文(Kelvin)勋爵在英国皇家学会迎接新世纪的年会上发言，"物理学的科学大厦已经基本建成，后辈物理学家只要作些零星的修补工作就行了"，不过开尔文勋爵也清醒地指出，"在物理学晴朗的天空上还有两朵小小的乌云"，即当时困扰物理学家的两个实验：迈克耳孙-莫雷实验零结果和黑体辐射实验的紫外灾难. 人们做了大量的理论和实验探究，仍未能完美地解释这两种现象，然而"山重水复疑无路，柳暗花明又一村"，这两朵"小小的"乌云却动摇了经典物理学大厦的根基，预示了 20 世纪物理学上两个概念上的革命，这就是相对论和量子力学. 1905 年，爱因斯坦发表了《论动体的电动力学》等 5 篇论文，创建了狭义相对论，改变了时间和空间的观念；在普朗克于 1900 年提出的能量量子化的思想基础上提出了光量子假说. 因而，1905 年成为"爱因斯坦奇迹年".

14.1.1 经典力学的绝对时空观

牛顿把空间和时间看作物理事件的载体和框架，一切事件都相对于它们用空间坐标和时间坐标来加以描述. 牛顿对时间和空间的描述，即是经典物理学的时空观：绝对的、真正的和数学的时间自身在流逝着，在均匀地与任何其他外界事物无关地流逝着；绝对空间就其本质而言，是与任何外界事物无关的，而且永远是相同的和不动的；空间和时间是脱离物质而存在的，是绝对的，空间和时间之间是没有联系的.

在绝对时空观念下，牛顿进一步假定，在时空坐标的参考系中，存在一种特殊参考系——惯性系(inertial system)，在惯性参考系中物体运动遵从惯性定律，即物体不受力时保持其原有的静止或匀速直线运动状态；当物体受到外力 F 时，按照牛顿定律 $F=ma$ 产生加速度 a，加速度是相对于惯性系的坐标定义和测量的. 我们归纳出两个相互联系的结论：相对于一个惯性系做匀速直线运动的参考系也是一个惯性系；在一个惯性系中通过一切力学实验都不能判断这个惯性系相对于另一个惯性系的匀速运动状态.

任意一个具有确定的发生时间和确定的发生地点的物理现象称为事件(event)，一个事件发生的时间和地点，称为该事件的时空坐标，即参考系 S 中的空间位置(spatial position)r 和时间(time)t. 设有一个惯性系(记为 S'系)相对于另一个惯性系(记为 S 系)做匀速直线运动的速度为 u，绝对时空观具有以下特征.

1. 同时的绝对性

时间是用来比较两个事件发生先后顺序的，时刻只是为了把某些同时发生的事件和其他事件加以区别而抽象出来的概念. 例如，在 S 系中同时($t_1=t_2$)发生的两个事件，在 S'系中两个事件也一定同时($t_1'=t_2'$)发生. 因此，同时性与参考系选择无关.

2. 时间间隔的测量是绝对的

在 S 系中两个物理事件发生的时间间隔为 $\Delta t=t_2-t_1$，而在 S'中的时间间隔为

$\Delta t' = t_2' - t_1' = t_2 - t_1 = \Delta t$，因此，事件的时间间隔测量与参考系选择无关.

3. 长度测量的绝对性

如图 14-1 所示，S'系中静止放置一把直尺，同时测量直尺的两端坐标位置，则在 S 系和 S'系中直尺的长度关系为 $l = x_2 - x_1 = (ut' + x_2') - (ut' + x_1') = x_2' - x_1' = l'$，因此长度的测量在两个惯性坐标系中也是绝对的.

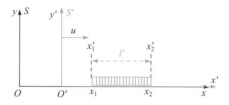

图 14-1　长度测量绝对性示意图

总之，在经典力学时空观中，时间、空间是绝对的，绝对是指时间、空间与物质运动无关，与参考系无关；空间和时间也是彼此独立的，空间的度量与时间无关，时间的度量与空间无关，同时性也是绝对的. 牛顿时空观反映在伽利略变换之中.

14.1.2 伽利略变换

时空变换是指同一事件在两个惯性系中的时空坐标之间的变换关系，涉及在不同参考系中对时间和空间的测量，代表不同的时空性质，反映不同的时空观. 如图 14-2 所示，在实验室参考系 S 与运动参考系 S'两个惯性系中考察同一物理事件的运动规律之间的联系. 设 S 与 S'分量平行，且 S'沿 x 正方向以速度 u 匀速运动，坐标原点 O 和 O'重合时，$t=t'=0$. 则任意时刻 t 物体到达 P 点，S 系和 S'系的位置矢量分别为 $\boldsymbol{r}(x,y,z,t)$、$\boldsymbol{r}'(x',y',z',t')$，分量形式的伽利略变换(Galilean transformation)为

$$\begin{cases} x' = x - ut \\ y' = y \\ z' = z \\ t' = t \end{cases}$$ (14-1)

逆变换为

$$\begin{cases} x = x' + ut' \\ y = y' \\ z = z' \\ t = t' \end{cases}$$ (14-2)

速度和加速度变换为

$$\begin{cases} v_x' = v_x - u \\ v_y' = v_y \\ v_z' = v_z \end{cases}$$ (14-3)

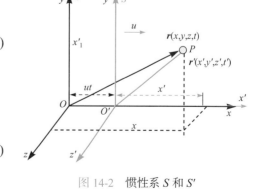

图 14-2　惯性系 S 和 S'

$$\begin{cases} a'_x = a_x \\ a'_y = a_y \\ a'_z = a_z \end{cases} \tag{14-4}$$

从而加速度的矢量形式：$a'=a$，在伽利略变换中，加速度在不同的惯性系中均相等，又根据力的相互作用是客观的，应与参考系无关，从而质量的测量也与运动无关.

14.1.3 经典时空观与实验的矛盾——迈克耳孙-莫雷实验

1865 年麦克斯韦(Maxwell)理论预言了电磁波的存在，认为光是一种电磁波，并被物理学家赫兹(Hertz)通过实验验证. 但麦克斯韦方程是不需要参考系的，也就是说电磁波速度，或者说光速是不需要相对于某个参考系而言的. 在任何惯性参考系下，光速 c 沿各个方向都是 $3\times10^8\, m\cdot s^{-1}$，这是和牛顿力学相互矛盾的.

于是科学家们想到：既然水波的传播要有水做介质，声波的传播要有空气做介质，那光的传播是不是也需要介质？当时的科学家认为光传播的速度不是绝对的，而应该是相对于它的介质. 因此物理学家发展了"以太"(ether)说，认为整个宇宙都充满着一种绝对静止的特殊介质"以太"，"以太"是光波的传播介质，是由非常小的弹性球组成的稀薄的、感觉不到的媒介. "以太"既具有电磁的性质，又具有机械力学的性质，它是优于其他参考系的绝对参考系，物理定律在"以太"参考系中具有最简单的形式. 但是科学不能只靠想象力，需要找出证据证明"以太"真的存在. 在物理学史上曾作过企图寻找"以太"的许多努力(如斐索实验、光行差测量、双星周期测量以及迈克耳孙-莫雷精密的光干涉实验等)，但都是"零结果".

人们分析地球以每秒 30km 的速度绕太阳运动，必然会遇到每秒 30km 的"以太风"迎面吹来，即会对光的传播产生影响. 光相对"以太"的绝对速度为 c，若在地球上固定一光源，

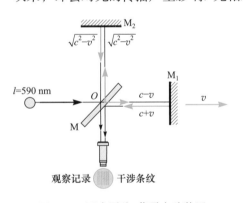

图 14-3 迈克耳孙-莫雷实验装置

光对地球的速度为 u，按伽利略的速度合成法则，地球对"以太"的绝对运动 v 必满足 $c=u+v$. 若能用实验证明光波对地球的相对运动 u 符合上述规律，则地球对"以太"的绝对运动将被证实，"以太"观点将成立. 1887 年，迈克耳孙(Michelson)与美国化学家、物理学家莫雷(Morey)合作，进行了一个著名的以太漂移实验——迈克耳孙-莫雷(Michelson -Moray)实验，如图 14-3 所示. 由光源发出的光线经过半反镜 M 分成两束，一束透过 M 被 M_1 反射回到 M，再被 M 反射而达到目镜；另一束光被 M 反射至 M_2 再反射回 M 而到达目镜. 调整两臂长度和进行光程补偿等使得有效光程 $l_{MM_1} = l_{MM_2} = l$. 假如存在"以太"，u 大小必与传播方向有关，MM_1M 和 MM_2M 两路光相对地球的速度不同会导致传播时间不同，从而产生光程差，在目镜中观察到干涉条纹. 光线 MM_1M 的传播时间为

$$t_1 = \frac{l}{c-v} + \frac{l}{c+v} = \frac{2l}{c}\left(\frac{1}{1-v^2/c^2}\right) \approx \frac{2l}{c}\left(1+\frac{v^2}{c^2}\right) \tag{14-5}$$

光线 MM_2M 的传播时间为

$$t_2 = \frac{l}{\sqrt{c^2 - v^2}} + \frac{l}{\sqrt{c^2 - v^2}} = \frac{2l}{\sqrt{c^2 - v^2}} \approx \frac{2l}{c}\left(1 + \frac{v^2}{2c^2}\right) \tag{14-6}$$

两束光的光程差为

$$\Delta = c \cdot \Delta t = c \cdot (t_1 - t_2) = \frac{lv^2}{c^2} \tag{14-7}$$

将干涉仪转 90°，使两束光位置互换，其光程差数值不变，但正负号相反. 旋转引起光程差改变了 2Δ，在望远镜中将观察到干涉条纹的条数为

$$\frac{2c \cdot \Delta t}{\lambda} \approx \frac{2lv^2}{\lambda c^2} \tag{14-8}$$

根据已知数据：$l \approx 10$ m, $\lambda = 590$ nm，地球的轨道速度 $v = 3 \times 10^4$ m·s^{-1}，估计干涉条纹移动条数约为 0.4 条. 但经过不同季节、不同时间的反复仔细观测记录，没有发现预期的条纹移动. 实验结果证明，不论地球相对于"以太"运动的方向与光相对"以太"的速度方向一致或相反，测出的光相对于地球速度都相同，在地球和设想的"以太"之间没有相对运动. 由于这个实验在理论上简单易懂，方法上精确可靠，所以实验结果否定"以太"之存在是毋庸置疑的. 因而，根本找不到"绝对静止的参考系"，经典物理学在这个著名实验面前，真是一筹莫展.

14.2　狭义相对论的两条基本假设

到 1900 年，任何实验都没有观察到"以太"的存在，因此爱因斯坦认为"以太"根本就不存在，电磁场不是在介质中传播的状态，而是物质存在的一种基本形态. 在任何惯性系中，物质世界的规律应该是统一的、和谐的，电磁理论的基本定律(麦克斯韦方程组)应具有相同的数学形式，但伽利略变换式与电磁学定律相矛盾，故必须修改伽利略变换. 在总结以上新的实验基础上，爱因斯坦提出了两条相对论的基本假设：

(1) 相对性原理——所有惯性系都是等价的，一切物理规律在任何惯性系中形式相同.

物理定律在所有惯性系中具有数学形式不变性，即协变性，也就是对物理规律来说，不存在任何一个特殊的惯性系(如绝对静止的惯性系)，相对性原理是被大量实验事实所精确检验过的物理学基本原理.

(2) 光速不变原理——光在真空中的速度相对于任何惯性系沿任一方向恒为 c，并与光源的运动状态无关. 这样就自然地解释了迈克耳孙-莫雷实验的零结果.

14.3　洛伦兹变换

14.3.1　洛伦兹坐标变换

光速不变原理和爱因斯坦相对性原理所蕴含的时空观，应该由一个时空变换来表达. 早在 1899 年，洛伦兹(Lorentz)就给出了惯性系间的时空变换式，即洛伦兹变换(Lorentz transformation). 但洛伦兹导出他的时空变换时却以"以太"存在为前提，并认为只有 t 才代表真正的时间，而 t' 只是一个辅助的数学量. 1905 年，爱因斯坦以狭义相对论的两个基本假设为前提，重新导出这个变换，并赋予明确的物理意义，仍称为洛伦兹变换.

首先时间和空间具有均匀性，惯性系的本身要求从一个惯性系到另一个惯性系的时空坐标变换必须是线性的. 设有一不受力的物体相对于惯性系 S 做匀速直线运动，它的运动方程由 (x, y, z) 和 t 的线性关系描述. 在另一个惯性系 S' 中观察，这个物体也是匀速直线运动，因而用 (x', y', z') 和 t' 的线性关系描述. 由此可知，从 (x, y, z, t) 到 (x', y', z', t') 的变换式必须是线性的.

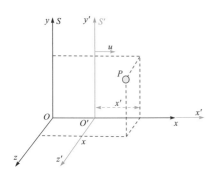

图 14-4　洛伦兹变换的坐标关系图

再考察光速不变原理对时空变换的限制. 如图 14-4 所示，假设初始时刻 S 系和 S' 系的坐标原点 O 和 O' 重合，并发出一个光脉冲，y、z 方向均无相对运动，现推导有相对运动的 x 方向的时空坐标变换式. 在 S 系中观察，t 时刻光脉冲波前到达位置满足 $x^2 + y^2 + z^2 = c^2 t^2$，在 S' 系中观察，t' 时刻光脉冲波前到达位置满足 $x'^2 + y'^2 + z'^2 = c^2 t'^2$，故整理得

$$x^2 + y^2 + z^2 - c^2 t^2 = x'^2 + y'^2 + z'^2 - c^2 t'^2 \tag{14-9}$$

根据变换式必须是线性的，因此应具有以下形式：

$$x' = ax + bt, \qquad y' = y, \qquad z' = z, \qquad t' = ex + ft \tag{14-10}$$

将式(14-10)代入式(14-9)，并且 $\mathrm{d}x'/\mathrm{d}t' = -u$，整理得

$$a = \frac{1}{\sqrt{1 - \dfrac{u^2}{c^2}}}, \qquad b = \frac{-u}{\sqrt{1 - \dfrac{u^2}{c^2}}}, \qquad e = \frac{-u/c^2}{\sqrt{1 - \dfrac{u^2}{c^2}}}, \qquad f = \frac{1}{\sqrt{1 - \dfrac{u^2}{c^2}}} \tag{14-11}$$

因此新的变换形式为

$$x' = \frac{x - ut}{\sqrt{1 - \dfrac{u^2}{c^2}}}, \qquad y' = y, \qquad z' = z, \qquad t' = \frac{t - ux/c^2}{\sqrt{1 - \dfrac{u^2}{c^2}}} \tag{14-12a}$$

所以利用同样的方法，只要将 u 换成 $-u$ 即可得出逆变换为

$$x = \frac{x' + ut'}{\sqrt{1 - \dfrac{u^2}{c^2}}}, \qquad y = y', \qquad z = z', \qquad t = \frac{t' + ux'/c^2}{\sqrt{1 - \dfrac{u^2}{c^2}}} \tag{14-12b}$$

式(14-12)即是洛伦兹变换. 空间坐标的变换式中包含着时间坐标，而时间的坐标变换式也包含空间坐标，这是和伽利略变换不同的地方，这意味着洛伦兹变换中时间 t' 与 x, t 和 u 均有关，清楚地表明了时空不可分割，时间和空间与运动的内在联系，洛伦兹变换反映了相对论的时空观，其物理意义在 14.4 节再详细讨论.

显然当 $u \ll c$，即运动参考系的速度远小于光速时，式(14-12)简化为式(14-1)，即过渡到了伽利略变换. 因而，牛顿力学是相对论力学的一个极限情况，在宏观低速运动下，牛顿运动定律成立. 由式(14-12)可知，c 出现在分母的根号中，当 $u > c$ 时，因子 $\sqrt{1 - u^2/c^2}$ 成了虚数，因此洛伦兹变换中的空间和时间坐标失去了物理意义，这意味着自然界中任何物体在真空中的质心速度都不能大于 c，所以 $c = 3 \times 10^8$ m·s^{-1} 是自然界物体的极限速度，迄今为止，没有任何实验突破了这一结论.

例 14-1　一短跑运动员，在竞赛场地以 10 s 时间跑完 100 m，此时宇宙飞船沿跑道的竞跑方向以飞行速度为 0.98c 飞过，则在飞船中的宇航员观察运动员跑了多长时间和多长距离？

解　设地面为 S 系，飞船为 S' 系，$\Delta x = x_2 - x_1 = 100$ m，$\Delta t = t_2 - t_1 = 10$ s，由洛伦兹变换得

$$\Delta x' = \frac{1}{\sqrt{1 - 0.98^2}}(100 - 0.98c \times 10) \approx -1.47 \times 10^7 \text{ (km)}$$

$$\Delta t' = \frac{1}{\sqrt{1 - 0.98^2}}\left(10 - \frac{0.98c}{c^2} \times 100\right) \approx 50.25 \text{ (s)}$$

14.3.2　相对论中的速度变换

由洛伦兹变换可以推导出相对论的速度变换公式，设

$$v_x = \frac{dx}{dt}, \qquad v_y = \frac{dy}{dt}, \qquad v_z = \frac{dz}{dt}$$

$$v'_x = \frac{dx'}{dt'}, \qquad v'_y = \frac{dy'}{dt'}, \qquad v'_z = \frac{dz'}{dt'}$$

$$\text{(14-13)}$$

由洛伦兹坐标变换可推导出

$$\frac{dx'}{dt} = \frac{v_x - u}{\sqrt{1 - \frac{u^2}{c^2}}}, \qquad \frac{dt'}{dt} = \frac{1 - \frac{u}{c^2}v_x}{\sqrt{1 - \frac{u^2}{c^2}}} \qquad \text{(14-14)}$$

两式相除得

$$v'_x = \frac{v_x - u}{1 - \frac{u}{c^2}v_x} \qquad \text{(14-15a)}$$

由洛伦兹变换可知 $dy'/dt' = dy/dt'$，分子分母同时除以 dt，结合式(14-14)，可得

$$v'_y = \frac{v_y}{1 - \frac{u}{c^2}v_x}\sqrt{1 - \frac{u^2}{c^2}}, \qquad v'_z = \frac{v_z}{1 - \frac{u}{c^2}v_x}\sqrt{1 - \frac{u^2}{c^2}} \qquad \text{(14-15b)}$$

式(14-15)即是相对论速度变换式. 逆变换式为

$$v_x = \frac{v'_x + u}{1 + \frac{u}{c^2}v'_x}, \qquad v_y = \frac{v'_y}{1 + \frac{u}{c^2}v'_x}\sqrt{1 - \frac{u^2}{c^2}}, \qquad v_z = \frac{v'_z}{1 + \frac{u}{c^2}v'_x}\sqrt{1 - \frac{u^2}{c^2}} \qquad \text{(14-16)}$$

14.4　狭义相对论的时空观

本节介绍在洛伦兹变换下，空间和时间相对性效应的基本知识和运动学现象，需要强调

的是用观察者在各自参考系下的坐标和事件发生地的固定时钟测量同一物理事件.

14.4.1 同时的相对性

爱因斯坦认为: 凡是与时间有关的一切判断, 总是和"同时"这个概念相联系. 按相对论的观点, 在某个惯性系中同时发生的两个事件, 在另一相对其运动的惯性系中, 并不一定同时发生, 这一结论叫做同时性的相对性(relativity of simultaneity).

如图 14-5 所示, 设有一爱因斯坦火车(S'系)相对地球(S 系)以速度 u 运动, 在车厢中部有一个光信号发射器, 车厢前后各装有一个光探测器. 从静止的 S 系和运动的 S' 系中观察者来看, 光到达前后光探测器的顺序如何? 在 S' 系中观察(同时不同地), 光到达前后探测器的路程一致, 光速为 c, 所以 S' 系中观察者认为光信号同时到达前后探测器. 从 S 系中观察, 光信号仍然是以光速 c 向前和向后传播, 由于火车向前运动, 前探测器远离光源, 后探测器靠近光源, 所以光信号先到达后探测器, 后到达前探测器, 即在 S' 系中观察是同时发生的事件在 S 系中并不是同时发生的.

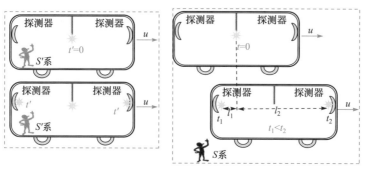

同时的相对性

图 14-5　不同参考系的光信号探测时间比较

下面由洛伦兹变换讨论同时的相对性. 设在 S' 系中发生两事件 A(x_1', y_1', z_1', t_1') 和 B(x_2', y_2', z_2', t_2'), $\Delta t' = t_2' - t_1'$, 在 S 系中(相对 S'系速度为 u), 测得两事件的时间为 t_1 和 t_2. 根据洛伦兹变换式(14-12b)可知

$$\Delta t = t_2 - t_1 = \frac{\Delta t' + \dfrac{u}{c^2}\Delta x'}{\sqrt{1 - \dfrac{u^2}{c^2}}} \tag{14-17}$$

由此可以看出, 若 $\Delta x' \neq 0$, $\Delta t' = 0$, 则 $\Delta t \neq 0$, 即在 S'系中的观察者看来, 在不同地点同时发生的两事件, 在 S 系中观察者看来两事件不再是同时发生. 若 $\Delta x' = 0$, $\Delta t' = 0$, 则 $\Delta t = 0$, 即在 S'系中同一地点同时发生的两事件, 在 S 系中观察者看来两事件才是同时发生, 反之亦然. 可知同时性与所取的惯性系有关, 因此, 不应该有与惯性系无关的绝对时间, 即"同时性"具有相对性, 否定了各个惯性系具有统一时间的可能性, 否定了牛顿的绝对时空观.

由同时的相对性可知, 事件的先后次序与它们的空间位置和两惯性系间的运动状态有关. 在经典的时空理论中, 时间的次序是绝对的. 在相对论时空观中, 具有因果关系的两个事件的先后顺序是否会改变? 如枪打鸟, 枪响鸟落地, 如果参考系的改变能够出现因果关系改变,

则会出现鸟先落地,枪再响的情况. 设 S' 系中 A 事件先于 B 事件发生,即 $\Delta t'>0$,并且 $\Delta x'<0$,那么在 S 系中两事件的顺序改变的条件是 $\Delta t=t_2-t_1<0$. 令 $|\Delta x'/\Delta t'|=v$ 是具有因果关系的两事件的进展速度,由狭义相对论可知任何物体的运动速度都不能大于光速,结合式(14-17)可得 $1-|\Delta x'/\Delta t'|\frac{u}{c^2}>0$,亦即 $\Delta t>0$ 不成立. 这就说明如果两事件有因果关系(如农业生产中,先播种后收获,人的先生后死),则它们的先后次序应当是绝对的,不容颠倒,这是事件先后这个概念所必须反映的客观内容.

14.4.2　时间延缓效应

在相对观察者静止的惯性系中,同一地点先后发生的两个事件的时间间隔称为原时或固有时间(proper time),在相对观察者运动的惯性系中观测的这两个事件的时间间隔,称为测量时间. 如图 14-6 所示,设 S' 系中,A' 点有一发光信号源和接收器,在 y' 轴距离 A' 为 d 处放一反射镜 M,信号源发出的光脉冲经过 M 反射后又被接收器接收. 光源发光和接收器接收光信号,在 S' 系中光信号路径为 $A'MA'$,用固定于 S' 系中的时钟测量这两个物理事件的时间间隔为 $\Delta t'=2d/c$. 在 S 系中观察,发光事件位于 A 处,接收信号事件位于 B 处,光信号经过的路径是 AMB,光信号总路程为 $2L=2\sqrt{d^2+(u\Delta t/2)^2}=c\cdot\Delta t$,因此可以求出

$$\Delta t=\frac{2d/c}{\sqrt{1-\frac{u^2}{c^2}}}=\frac{\Delta t'}{\sqrt{1-\frac{u^2}{c^2}}} \tag{14-18}$$

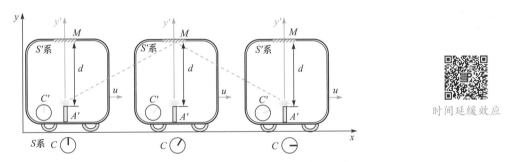

时间延缓效应

图 14-6　两惯性参考系中观察光信号运动路径示意图

显然 $\Delta t>\Delta t'$,固有时间最小. 同地发生的两个事件,在一个与事件发生参考系做匀速直线运动的惯性系中观察时间间隔变大,这称为时间延缓效应(time dilation effect),时间延缓效应还可以表示为运动的时钟走得慢些(钟慢),也称为时间膨胀. 例如,在与 S' 系中一系列静止同步钟的"1秒"相比,S 系中时钟(运动时钟)的"1秒"变长,进一步说明如果 S' 系与 S 系的相对速度为 c,则 S' 系中的 1 秒,在 S 系中看来则是无穷大.

式(14-18)也可以由洛伦兹变换推出. 如图 14-6 所示,设 A'(S'系坐标原点)与 $A(x_1)$ 相遇时为第一事件,A' 与 $B(x_2)$ 相遇时为第二事件,在 S' 系中观察,两事件发生在同一地点,即 $x_2'=x_1'=0$,时间间隔为 $\Delta t'=t_2'-t_1'$;在 S 系中观察,两事件发生在不同地点,即 $x_2\neq x_1$,由洛伦兹变换式(14-12b)得 t_2 和 t_1 的表达式,再将 $x_2'=x_1'=0$ 代入,可得 $\Delta t=\Delta t'/\sqrt{1-u^2/c^2}$.

因为任何过程都是由一系列相继发生的事件构成的,所以时间延缓效应表明:在一个惯

性系中观测,运动惯性系中的任何过程(包括物理、化学,甚至生命过程)都按照同一因子变慢. 运动时钟的变慢完全是相对论的时空效应,与钟的具体结构和其他外界因素无关. 运动时钟变慢在粒子物理学中有大量的实验证明. 例如,μ子的寿命实验,μ子在高空大气顶层形成,静止平均寿命为 2.15×10^{-6} s,运动速度 $u=0.9966c$,若无时间膨胀效应,走 640 m 就消失了,地面观测不到. 考虑相对论效应,在地面上看其寿命膨胀约为 10 倍,衰变前可飞行 6400 m,在我国云南的观测站就观测到了 μ子的存在.

例 14-2 一宇宙飞船以 $u=1 \times 10^4$ m·s^{-1} 的速率相对地面匀速飞行,飞船上的钟走了 5 s,地面上的钟测量经过了多少时间?若 $u=1 \times 10^5$ m · s^{-1},$u=1 \times 10^6$ m · s^{-1},$u=0.95c$,地面上的钟测量分别经过了多少时间?

解 原时 $\Delta t'=5$ s,则根据时间延缓效应

$$\Delta t = \frac{\Delta t'}{\sqrt{1-\dfrac{u^2}{c^2}}} = \frac{5}{\sqrt{1-\left(\dfrac{1\times 10^4}{3\times 10^8}\right)^2}} \approx 5.0000000028 \text{ (s)}$$

同理

$$u=1\times 10^5 \text{ m · s}^{-1}, \qquad \Delta t = 5.00000028 \text{ s}$$

$$u=1\times 10^6 \text{ m · s}^{-1}, \qquad \Delta t = 5.000028 \text{ s}$$

$$u=0.95c, \qquad \Delta t = 16.5 \text{ s}$$

所以,当 $u \ll c$ 时,$\Delta t \approx \Delta t'$,低速宏观物体遵循经典物理学规律,也就是我们日常所感知的世界. 而当速度达到 3×10^5 m · s^{-1} 以上时,时间延缓效应才会显示出来.

14.4.3 长度收缩效应

在任一惯性系中,测得相对于该系静止的物体长度为原长或固有长度,测得相对于该系运动的物体的长度称为测量长度. 如图 14-7 所示,设有一个高速运动的车(S'系),相对于地面(S 系)以速度 u 匀速行驶,车内固定一把尺子,尺子相对于车的长度为固有长度 (L'),求地面上测量尺子的长度(L). 在 S 系中观察,如果 t 时刻尺子前端 B′ 经过 x_1 点,$t+\Delta t$ 时刻尺子末端 A′ 经过 x_1 点,而 B′ 经过 $x_2=x_1+u\Delta t$ 点,测量运动尺子的 A′ 端和 B′ 端这两个事件必须是同时发生,它们的空间位置的距离,就是 S 系中的尺子的长度 L,因此 $t+\Delta t$ 时刻 $L=x_2-x_1= u\Delta t$. 在 S'系中观察,A′点走过的距离为 L',所用时间为 $\Delta t'=L'/u$,根据时间延缓效应 $\Delta t' = \Delta t / \sqrt{1-u^2/c^2}$ (此处由于 S 系中,B、A 分别经过 x_1 这两个事件发生在同一地点,故 Δt 为固有时间,$\Delta t'$是运动时间),S 系测量尺子的长度为

$$L = u\Delta t = u\Delta t'\sqrt{1-\frac{u^2}{c^2}} = L'\sqrt{1-\frac{u^2}{c^2}} \tag{14-19}$$

即 $L < L'$,地面测量运动的尺子长度缩短了. 在与物体做相对运动的惯性系中观测,物体在运动方向上的长度,比固有长度要短,称为**长度收缩效应(length contraction effect)**. 这一关系也

可以用洛伦兹变换推导出来.

由图 14-7 可知，尺子静止于 S' 系，固有长度为 $L' = x_2' - x_1'$，由洛伦兹逆变换有 $x_2' = (x_2 - ut_2/c^2)/\sqrt{1 - u^2/c^2}$，$x_1' = (x_1 - ut_1/c^2)/\sqrt{1 - u^2/c^2}$，在 S 系中测量尺子长度为 $L = x_2 - x_1$，$t_2 = t_1$. 因此 $L = L'\sqrt{1 - u^2/c^2}$，得到了与式(14-19)相同的结果.

长度收缩是指尺子沿相对运动方向变短，在与相对运动方向垂直的方向，尺子的长度并不发生变化. 如果尺子的长度方向与运动方向有夹角，可以将尺子沿运动方向和垂直运动方向进行分解，沿相对运动方向发生相对论效应，尺子长度收缩，而垂直于运动方向尺子长度不变，再将两个方向的尺子长度合成，即为相对尺子运动的参考系中观察到的尺子的形状. 相对论"尺缩效应"是相对论的时空属性，并非棒的材料真的收缩了. 由于长度只在运动方向上收缩，所以物体的形状、体积、密度等也会相应发生变化.

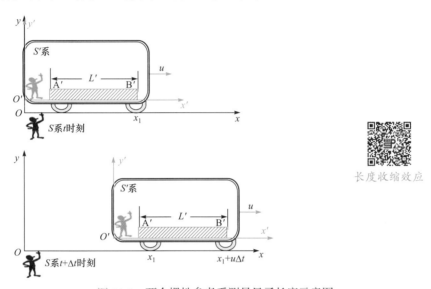

长度收缩效应

图 14-7　两个惯性参考系测量尺子长度示意图

例 14-3　一固有长度为 $L_0 = 100$ m 的宇宙飞船，沿船长方向相对地球以 $u = 0.80c$ 的速度在一观测站的上空飞过，观测站中的人测量飞船的长度是多少？船中宇航员测量船身通过观测站的时间间隔分别是多少？

解　在观测站中观察，宇宙飞船的运动长度为

$$L = L_0\sqrt{1 - \frac{u^2}{c^2}} = 60\,\text{m}$$

因此飞行时间为

$$\Delta t = \frac{L}{u} = 2.5 \times 10^{-7}\,\text{s}$$

在宇宙飞船中观察

$$\Delta t' = \frac{L_0}{u} = 4.1 \times 10^{-7}\,\text{s}$$

例 14-4 如图 14-8 所示，一列车速为 $u=0.5c$，长为 200 m 的高速运动的车，经过长为 175 m 的桥. 问车过桥时，分别在 S 和 S' 的观察者看来，桥长可否容纳全车长?

解 在 S 的观察者看来，桥长 $L_{0桥}=175$ m 为原长，车长为相对运动长度

$$L_{车} = L_{0车}\sqrt{1-\frac{u^2}{c^2}} \approx 173.2\,\text{m} < 175\,\text{m}$$

所以在 S 系中的观察者看来桥长可容纳车长.

在 S' 系中的观察者看来，车长 $L_{0车}=200$ m 为原长，桥长为相对运动长度

$$L_{桥} = L_{0桥}\sqrt{1-\frac{u^2}{c^2}} \approx 151.6\,\text{m} < 200\,\text{m}$$

所以在 S' 系中的观察者看来桥长不可容纳车长.

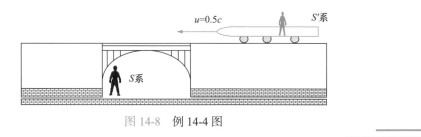

图 14-8 例 14-4 图

14.4.4 两种时空观对照

爱因斯坦认为：物理学的客观世界本质上是一个四维结构，由它分解出来的三维空间和一维时间，对不同的观察者来说是不同的. 时间和空间是互补的一对，是紧密联系的物理实在. 这一革命性的拓展，将空间和时间融为一个整体，真正谓之时空. 相对论时空观是人们对时空认识的一个飞跃.

牛顿的经典时空观认为：时间、空间是绝对的，绝对是指时间、空间与物质运动无关，与参考系无关；空间和时间也是彼此独立的，空间的度量与时间无关，时间的度量与空间无关，同时性也是绝对的. 绝对时空观反映在伽利略变换之中，适用于宏观物体的低速(与光速相比)运动，是低速情况下相对论时空观的近似.

狭义相对论时空观认为：①时间、空间有着密切的联系，时间、空间与物质运动是不可分割的；②不同惯性系各有自己的时间坐标和空间坐标，并相互发现对方的钟走慢了、对方的"尺"缩短了；③做相对运动的两个惯性系中所测得的运动物体的速度，不仅在相对运动的方向上的分量不同，而且在垂直于相对运动方向上的分量也不同；④光在任何惯性系中的传播速度都等于 c，并且是任何物体运动速度的最高极限；⑤在一个惯性系中同时发生的两事件，在另一惯性系中可能是不同时的. 狭义相对论时空观反映在洛伦兹变换之中，适于研究宏观物体的高速(与光速相比)运动和微观粒子的运动.

14.5 狭义相对论动力学基本关系式

通过前面的讨论，我们知道在不同惯性系内，时空坐标遵守洛伦兹变换关系，狭义相对

论的相对性原理要求一切物理规律都应该在洛伦兹变换下保持各自的形式不变. 牛顿运动方程对伽利略变换是不变式, 而在洛伦兹变换下不能保持不变的形式. 那么牛顿力学中的物理概念, 在相对论中都面临着被重新定义的问题.

14.5.1　相对论中的质量和动量

经典力学认为, 物体的质量 m 是恒定的, 与运动速度无关, 在恒力的作用下, 物体的加速度亦恒定, 若作用时间足够长, 物体的运动速度 $v = v_0 + at$ 可以超过真空中的光速, 这说明牛顿第二定律不满足狭义相对论的假设, 经典力学在高速领域遇到了不可克服的困难. 需要寻找一种与狭义相对论一致的新的动力学规律, 这种新的动力学规律应该满足: ①表达式在洛伦兹变换下应保持不变, 从而能够正确地描述高速运动的规律; ②当速度远小于光速时, 能够很自然地过渡到经典力学; ③质量守恒、动量守恒定律和能量守恒定律是普遍性的定律, 按照爱因斯坦相对性原理, 它们在不同的惯性系中应有相同的形式.

物体的运动速度不能无限增加, 那么物体的质量是否随着速度而变化? 当物体以速度 u 运动时, 物体的质量 m 不再是常量, 由于空间各向同性, 设质量只依赖于速度而与方向无关, 即相对论质量(relativistic mass)$m = m(u)$, 并且当 $u/c \to 0$ 时, $m \to m_0$, m_0 称为静止质量, 即经典力学中的质量. 如图 14-9 所示, 设两个完全相同的小球 A、B 做完全非弹性正撞, 静止质量均为 m_0. 在地面参照系(S 系)中观察: A 球以速度 u 沿 x 向右运动, 质量为 $m(u)$, B 球静止, 质量为 m_0; A、B 做完全非弹性正撞(碰后粘合成一体), 质量守恒和动量守恒有 $mu = (m + m_0)v_x$; 而在相对地面沿 x 方向以速度 u 运动的参照系 (S'系)中观察: A 球是静止的, 质量为 m_0, B 球以 $-u$ 运动, 质量为 $m(u)$; 由动量守恒有 $-mu = (m + m_0)v'_x$; 联立洛伦兹速度变换式(14-15a), 可以得出相对论质量 $m(u)$

$$m = \frac{m_0}{\sqrt{1 - \dfrac{u^2}{c^2}}} \tag{14-20}$$

上式表明物体质量与速度有关, 在不同惯性系中大小不同, 物体相对于惯性系静止时质量最小. 早在 1901 年考夫曼在对 β 射线的研究中就观察到了质量随速率的变化. 后来又为许多实验事实所证实. 如图 14-10 所示, 高能加速器中的粒子随着能量增加, 速率可接近光速, 但从没有达到或超过真空中的光速. 当速度达到 $2.7 \times 10^8 \, \mathrm{m \cdot s^{-1}}$ 时, 质量达到 $2.3 \, m_0$. 当 $u \ll c$ 时, $m \approx m_0$, 物体的质量等于其静止质量, 表明牛顿力学是相对论力学在速度非常小时的近似.

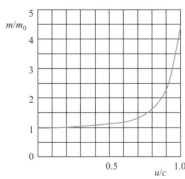

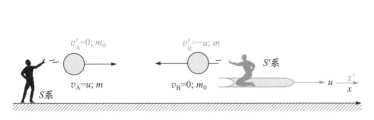

图 14-9　质量随速率变换关系推导示意图　　　　图 14-10　质量随速率的变化示意图

当 $u > c$ 时，无论 m_0 是否为 0，公式中都会出现虚数，m 无意义. 再一次证明真空中的光速是物体运动的极限速度. 当 $u=c$ 时，若 $m_0 \neq 0$，则 $m \to \infty$ 无意义. 所以 $m_0 \neq 0$ 的物体，其速率的最大值只能是接近光速 c 而不能等于 c. 反之，如果物体的速度等于 c，则这种物体的静止质量只能为 0，即以光速运动的物体是没有静止质量的.

因此相对论动量和相对论力学基本方程分别为

$$p = mu = \frac{m_0 u}{\sqrt{1 - u^2/c^2}} \tag{14-21}$$

$$F = \frac{\mathrm{d}p}{\mathrm{d}t} = \frac{\mathrm{d}}{\mathrm{d}t}\left(\frac{m_0}{\sqrt{1 - u^2/c^2}} u\right) \tag{14-22}$$

式(14-22)满足相对性原理，保证动量守恒定律在洛伦兹变换下，对任何惯性系都保持不变性. 当 $u \ll c$ 时便过渡到经典力学的 $F=m_0 a$ 形式.

14.5.2 相对论中的动能和质能

设物体在合外力 F 的作用下，由静止开始运动，由动能定理有

$$E_k = \int_0^r F \cdot \mathrm{d}r = \int_0^r \frac{\mathrm{d}(mu)}{\mathrm{d}t} \cdot \mathrm{d}r = \int_0^m u^2 \mathrm{d}m + \int_0^u mu\mathrm{d}u \tag{14-23}$$

又根据式(14-20)得 $\mathrm{d}m = \dfrac{m_0 u \mathrm{d}u}{c^2(1 - u^2/c^2)^{3/2}}$ ，则

$$E_k = \int_0^m c^2 \mathrm{d}m = mc^2 - m_0 c^2 \tag{14-24}$$

E_k 形式与牛顿力学中的形式截然不同. 根据泰勒公式展开 $E_k = m_0 c^2 (1 + u^2/2c^2 + 3u^4/8c^4 + \cdots)$ ，在 $u \ll c$ 时，$E_k \approx m_0 u^2/2$ 过渡到牛顿力学形式.

式(14-24)中 $m_0 c^2$ 和 mc^2 的物理意义是什么？爱因斯坦提出 $m_0 c^2$ 为物体静止能量 E_0，宏观静止物体的静能包括热能、化学能，以及各种微观粒子相互作用所具有的势能等. 例如，电子的静能：$E_0 = m_0 c^2 = 0.511$ MeV. mc^2 为物体的总能量，$E = mc^2$ 称为 "质能关系" (mass-energy relation). 质点相对论动能等于质点以速率 u 运动时所具有的能量 mc^2 与质点静止时所具有的能量 $m_0 c^2$ 之差.

相对论力学承认能量守恒是自然界的普遍规律. 物体处于静止状态时，也蕴涵着相当可观的静止能量. 相对论中的质量不仅是惯性的量度，而且还是总能量的量度. 如果一系统的质量发生变化，能量必有相应的变化. 对一个孤立系统而言，总能量守恒，总质量也守恒. 孤立系统内部进行一个过程时，总能量不变，动能和静止能量之间可以相互转化，由 $E=E_k+m_0 c^2$ 可知，当 $\Delta E = \Delta E_k + \Delta(m_0 c^2) = 0$ 时，$\Delta E_k = -\Delta(m_0)c^2$，其中 $-\Delta m_0$ 称为 "质量亏损" (质量的减量). 因此在原子核反应过程中，有显著的质量变化 Δm，因而伴随发生十分可观的能量变化，这就是核能(俗称原子能). 质能关系首次揭示了质量与能量不可分割，并建立了物质的质量和能量两个属性的量值关系，是近代物理的重要理论支柱，也是人们打开核能宝库的钥匙.

14.5.3 相对论中的能量和动量的关系

由式(14-24)中定义的质能关系和式(14-21)定义的动量消去 u，可得相对论中动量和能量关

系式 $(mc^2)^2=(m_0c^2)^2+m^2u^2c^2$，即

$$E^2 = E_0^2 + p^2c^2 \qquad (14\text{-}25)$$

这一关系构成了如图 14-11 所示的直角三角形. 根据式 (14-24) 式 (14-25) 可知相对论力学中动量和动能关系为 $E_k^2 + 2E_k m_0 c^2 = p^2 c^2$. 当 $u \ll c$ 时，$E_k \ll m_0 c^2$，略去 E_k^2，则 $E_k = p^2/2m_0$ 变化为经典力学形式.

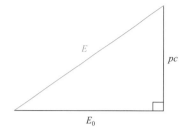

图 14-11　相对论的动量-动能关系图

例 14-5　质子以速度 $u=0.80c$ 运动，静止质量 $m_0=1.672\times10^{-27}$ kg，求质子的运动质量、总能量、动能和动量.

解　质子的运动质量

$$m = \frac{m_0}{\sqrt{1-\dfrac{u^2}{c^2}}} = \frac{1.672\times10^{-27}}{\sqrt{1-\dfrac{(0.8c)^2}{c^2}}} \approx 2.787\times10^{-27} \ (\text{kg})$$

质子总能量

$$E=mc^2=1563 \ \text{MeV}$$

质子静能量

$$E=m_0c^2=938 \ \text{MeV}$$

质子动能

$$E_k=mc^2- m_0c^2=625 \ \text{MeV}$$

质子动量

$$p = mu = \frac{m_0 u}{\left(1-u^2/c^2\right)} = 6.68\times10^{-19} \ \text{kg}\cdot\text{m}\cdot\text{s}^{-1}$$

或 $cp = \sqrt{E^2 -\left(m_0c^2\right)} = 1250$ MeV，得 $p=1250$ MeV/c，其中 MeV/c 是核物理中的动量单位.

14.5.4　光子的能量、动量、质量

根据 14.5.1 节讨论可知光子静止质量 $m_0=0$，因此静止能量 $E_0=m_0c^2=0$，光子只有动能 $(E=E_k)$，由 $E^2=p^2c^2$ 得光子的能量为 $E=pc$. 由光的波粒二象性知 $E = h\nu$，其中 h 为普朗克常量，ν 为光子频率，所以光子的动量可以表示为 $p=E/c=mc$ 或 $p = h\nu/c = h/\lambda$，λ 为波长.

由式 (14-20) 得到光子的 $m=0/0$，没有物理意义. 但可以由 $E=mc^2$，得到 $m = E/c^2 = h\nu/c^2$，可通过光的频率测定光子的运动质量.

由于没有静止的光子，光子不能选作参考系. 从光速不变原理来看，在各个惯性系中光速都是 c，就已经排除了光子选作参考系. 从能量角度来看，若选光子为参考系，在该参考系中光子静止，动能为零；又因为光子静能为零，其总能量就是零，光子就不存在了.

14.6 广义相对论简介

广义相对论是研究关于时空性质与物质分布及运动的相互依赖关系，以及物质在时空中如何进行引力相互作用的理论. 广义相对论是近代宇宙论的理论基础, 也是宏观物质运动研究领域的重要理论基础.

14.6.1 广义相对论的诞生背景

1. 狭义相对论存在的缺陷

爱因斯坦认为狭义相对论无法解决两个问题：①如何定义惯性参考系？一个不受力的质点在某参考系下静止或做匀速直线运动, 则该参考系为惯性系(牛顿第一定律); 但何为"不受力"? 在惯性系中保持静止或匀速直线运动的物体不受力. 这是互为前提的命题! 狭义相对论只适用于惯性系, 为什么惯性系具有这样的地位？狭义相对论无法解释. 爱因斯坦的解决办法是完全抛弃惯性系的概念, 而把相对论理论推广到一般参考系(非惯性系)中去! 但在非惯性系中有"惯性力"的存在. "惯性力"该如何处理？②如何包括万有引力？20 世纪初人们只知道两种相互作用：引力和电磁作用, 电磁作用和相对论符合得很一致, 可是狭义相对论未能解决引力问题, 因此万有引力定律无法纳入狭义相对论.

2. 引力质量与惯性质量

质量如何定义？牛顿在《自然哲学的数学原理》中曾阐述"质量就是物质的量, 正比于重量"; 但他又说"质量正比于惯性", 这两种阐述实际上分别从引力的角度和惯性的角度定义质量, 因此他已经意识到引力质量和惯性质量不同, 但在数值上相等. 引力质量 m_g 由万有引力 $F=GMm_g/r^2=m_gg$ 定义, 其中 $g=GM/r^2$. 惯性质量 m_i 由 $F=m_ia$ 定义, 对于自由下落的物体, 加速度 a 可以用运动学办法测出. 两者相比 $m_ia=m_gg$, 实验测得在很高精度范围内 $a=g$, 所以 $m_g=m_i$. 爱因斯坦认为, 惯性质量和引力质量的定义是完全不同的, 但它们的数值却完全相同, 这绝不是偶然的, 其中必有更深一层的理由, 只有归结为两个概念在本质上真正相同之后, 科学才有充分理由来规定这种数值上的相等.

14.6.2 广义相对论基本原理

1. 等效原理

爱因斯坦进一步思考：如何在加速参考系(非惯性系)中借用牛顿定律形式研究物体的运动？是否引力(场)和惯性力(场)本质上是一个东西？如图 14-12 所示, 设计一个巧妙的思想实验揭示引力场与惯性力场的内在联系. 在场强为 g 的引力场中静止或做匀速运动的密封舱(a)中, 球受引力 $F_g=m_gg$, 密封舱是惯性系, 则根据牛顿第二定理 $F_g=m_ia'$, 因 $m_g=m_i$, 得 $a'=g$, 因此小球相对密封舱做自由落体运动. 在自由空间(无引力场)以 $a=g$ 加速上升的密封舱(b)中考查小球的运动情况, 小球受惯性力 $F_惯=-m_ia$, 根据非惯性系下质点动力学 $F_惯=m_ia'$, 则 $a'=g$, 因此小球相对密闭舱仍是以加速度 g 向下做加速运动的. 舱内的观测者不能测出密封舱是处于引力场中, 还是处于无引力作用的匀加速运动状态. 由此可得出结论：小球在有引力场的惯性系和无引力场的加速参考系中的运动规律相同，无法区分.

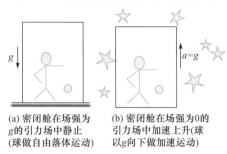

图 14-12　引力(场)和惯性力(场)等效性

因此，爱因斯坦总结出了奠定广义相对论基础的原理——等效原理(1915 年). 弱等效原理：一个处于引力场中的静止参考系等效于一个无引力场的加速参考系，所有力学规律在任何参考系下都是等价的. 强等效原理：在引力场中任何一个时空点上，人们总能建立一个局域惯性系，一切物理规律在这个参考系中服从狭义相对论理论.

可以找一个非惯性系使得在该系内引力和惯性力互相抵消，物理系统运动像是在一个"不受力"且"未加速"的参考系中运动，在某一时空点的邻域小体积内引力场可视为均匀，从而可通过参考系的加速运动消除其中各点的引力影响，这种在局部空间范围消去了引力场的参考系称为局部惯性系，例如，在引力场中自由下落的升降机. 在一个局部惯性系中，引力的效应消失了，其中所有物理定律和在远离任何引力物体的真正的惯性系中一样.

2. 广义相对性原理

事实上，到目前为止的一切实验研究都没有找到惯性质量和引力质量之间的差别，这提示我们：加速运动的参考系和万有引力，两者之间可能存在某种深刻的联系. 基于等效原理，在非惯性系中引入引力场的概念，就有可能将狭义相对性原理推广到任意参考系. 为解决这个问题，提出了著名的广义相对性原理：任何参考系对于描述物理现象来说都是等效的. 换句话说，在任何参考系中，物理定律的形式不变. 作为相对性原理的推广，广义相对性原理可以表述为"广义协变原理"：物理方程在一般的引力场中也成立，严格地讲，这里"成立"是指满足两个条件，无引力场时与狭义相对论的定律形式一致. 而且方程是协变的，即在一般坐标变换$(x,y,z,t \rightarrow x',y',z',t')$下保持它的形式不变.

14.6.3　广义相对论时空观

1. 非欧几何

在经典数学和物理中，人们所认知的几何是平直空间中的几何，即欧几里得几何(欧氏几何)，采用笛卡儿坐标描述一个 n 维弯曲空间，至少需要 $n+1$ 维平直空间. 经过罗巴切夫斯基(Lobachevsky)、黎曼(Riemann)等数学家的研究发展出了描述时空弯曲的几何，即非欧几何，不借助于 $n+1$ 维平直空间，直接在 n 维空间中研究其弯曲性质. 非欧几何具有与欧氏几何不一样的特点，如两点间大圆弧距离最短、两条平行线会相交、三角形内角和不等于 π 等. 如何理解有曲率的四维空间，这是很难想象的. 事实上，三维空间有弯曲，也已经难以想象了. 我们可以借助图 14-13 回到二维空间去理解什么是弯曲(不平坦). 对非欧几何的复杂的数学描述，

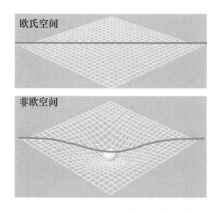

图 14-13　欧氏空间和非欧空间示意图

本书不予详述.

2. 广义相对论的建立

在熟悉了非欧几何后，运用相对论知识，爱因斯坦推导出了如下运动方程(爱因斯坦场方程)：

$$R_{\mu\nu} - \frac{1}{2} g_{\mu\nu} R = \frac{8\pi G}{c^4} T_{\mu\nu} \tag{14-26}$$

式(14-26)中左边为时空(几何)部分，右边为物质部分. 其中 μ、$\nu = 0,1,2,3$ 表示三维空间和一维时间，$R_{\mu\nu}$ 为里契张量，$g_{\mu\nu}$ 为度规张量，R 为里契标量，$T_{\mu\nu}$ 为(物质的)能量动量张量.

爱因斯坦所给出的广义相对论基本方程把几何学与引力论融合为一个整体，把时空与物质运动融合为一个整体. 在场方程中把反映时空曲率的量与反映物质分布和运动的量(能量和动量)联系起来. 场方程是由一组非线性偏微分方程组成的，方程包含了万有引力常数 G 和光速 c，自然地引入了物质引力对时空的影响. 方程求解很困难，爱因斯坦当时求得一些近似解，提出了三个检验广义相对论的实验：引力红移、光线偏折、轨道进动，均得到验证.

3. 非惯性系中的弯曲时空

爱因斯坦推测引力效应可能是一种几何效应，这是思想上的飞跃. 万有引力不是一般的力，而是时空弯曲的表现. 如何将引力几何化？比如在惯性系，物体不受力则保持匀速直线运动，而在非惯性系，物体受力，则有可能做曲线运动. 即力可以改变物体运动的轨迹. 设圆盘以角速度 ω 匀速转动，则边缘处惯性离心力较大，根据等效原理，引力场较强. S' 系是与盘边缘 P 点相连的局域惯性系，S 系是一个惯性系，所有点均沿切线方向运动. P 点绕转轴以半径 r 作一圆周，由洛伦兹变换 $r = r', \mathrm{d}l = \sqrt{1 - r^2\omega^2/c^2}\,\mathrm{d}l'$，则在 S 系中测量圆周长 $L = \sqrt{1 - r^2\omega^2/c^2}\,L'$，从而

$$L' = \frac{L}{\sqrt{1 - \dfrac{r^2\omega^2}{c^2}}} > L = 2\pi r = 2\pi r' \tag{14-27}$$

因此在转动的非惯性系中圆周长 $L' > 2\pi r'$，非惯性系的空间是弯曲的. 根据等效原理，转动参考系等效为引力场，引力场强是 $g = \omega^2 r$，引力场中场强越强，空间弯曲越严重. 爱因斯坦指出由于引力起源于质量，时空弯曲起源于物质的存在和运动，但弯曲的时空又是存在于其中的物质运动的动力，因此时空弯曲与物质的存在和运动互为因果. 物体使周围空间、时间弯曲，在物体具有很大的相对质量(如一颗恒星)时，这种弯曲可使从它旁边经过的任何事物(包括光线)改变路径.

如图 14-14 所示，在 S' 系(大质量物体 M)确定时空点处的标准钟测得的是原时 $\mathrm{d}t'$，同样在确定时空点处的标准尺测得的是原长 $\mathrm{d}r'$. 惯性系 S 由无限远处靠近的过程中，通常(弱引力)我们认为时空是平直的，其中狭义相对论成立，所以 $\mathrm{d}t = \mathrm{d}t'/\sqrt{1 - u^2/c^2}$，$\mathrm{d}r = \sqrt{1 - u^2/c^2}\,\mathrm{d}r'$，

那么飞来的惯性系 S 到达 r 处的速度由能量守恒 $\frac{1}{2}mu^2 + (-GMm/r) = 0$，得到 $u^2 = 2GM/r$，因此 r 处的观测时间和 r 邻域的运动长度分别为

$$dt = \frac{dt'}{\sqrt{1 - \dfrac{2GM}{c^2 r}}}, \qquad dr = \sqrt{1 - \frac{2GM}{c^2 r}}\, dr' \tag{14-28}$$

此式表明，在 S 靠近的过程中，场各处引力不同，空间和时间各处不同，引力场中不同位置处的时空标度不同，造成时空弯曲. 引力场越强、引力势越低处的钟越慢(时间延缓)、径向尺越短，空间曲率越大.

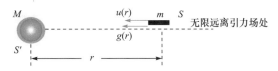

图 14-14　引力造成时空变化的示意图

广义相对论时空观：时空是由位置分布状况决定的引力场的结构性质，只有在无引力场存在时，时空才是平直的(欧几里得空间). 有引力场存在时，时空是弯曲的(黎曼几何)，引力场强度分布与空间曲率分布一一对应. 当用弯曲空间取代引力场后，受引力场作用的质点就成了自由质点，沿弯曲空间中的短程线运动.

按照广义相对论，在局部惯性系内，不存在引力，一维时间和三维空间组成四维平坦的欧几里得空间；在任意参考系内，存在引力，引力引起时空弯曲，因而时空是四维弯曲的非欧黎曼空间. 爱因斯坦找到了物质分布影响时空几何的引力场方程. 时间空间的弯曲结构取决于物质能量密度、动量密度在时间空间中的分布，而时间空间的弯曲结构又反过来决定物体的运动轨道. 在引力不强、时间空间弯曲很小的情况下，广义相对论的预言同牛顿万有引力定律和牛顿运动定律的预言趋于一致；而引力较强、时间空间弯曲较大情况下，两者有区别. 自广义相对论提出以来，预言的水星近日点反常进动、光频引力红移、光线引力偏折以及雷达回波延迟都被天文观测或实验所证实.

知 识 拓 展

相对论理论的临床应用

人们以为相对论这样很深奥的物理理论，主要应用于高速状态、微观世界和宏观世界的基础研究，似乎离我们的日常生活很遥远，没有什么实际应用价值. 其实不然，除了前面介绍的卫星定位系统外，原子弹、放射线治疗、粒子加速器的制造和使用，都需要借助于相对论效应. 其中，粒子加速器产生高能粒子制造的同位素，用于临床治疗或造影，是目前肿瘤放射治疗、同位素示踪医学诊断、消毒等主要的放射源.

粒子加速器是利用不同形态的电场，将各种不同种类的带电粒子加速到更高能量的电磁设备，加速器利用具有一定能量的高能电子(速度达到亚光速)与大功率微波的微波电场相互作用，从而获得更高的能量. 高能粒子既可以直接引出，对肿瘤进行放射治疗，也可以通过打击

重金属靶、X 射线，做 X 射线医学诊断和治疗. 目前国际上使用最多的医疗加速器是直线电子加速器和回旋粒子加速器.

在直线电子加速器中粒子被加速后，根据质量速度关系式，质量就会增大，当粒子接近光速时，直线电子加速器不能明显提高粒子的速度. 由于相对论效应，粒子会将电能转化成质能，因此须使用微波(高频)共振腔来提高电场的转换速率以抵抗相对论效应，从而提高粒子的能量或者质量. 直线电子加速器因其造价和体积均大幅度减少，已经在临床大量普及.

回旋粒子加速器中的相对论效应会使粒子质量发生改变，从而回旋共振周期将增长，因此需重新计算 D 形盒两极的交变电场频率等参数才能保证粒子每个周期都被加速. 当粒子速度接近光速时，回旋粒子加速器需提供更多的能量才有可能让粒子继续运行，而这时可能已经达到回旋粒子加速器机械上的极限. 对于同样的动能，质量越小的粒子速率越大，相对论效应也越显著. 因此回旋粒子加速器更适用于加速较重的粒子. 目前国际上已经开展了利用质子和碳离子加速器进行治疗的最新技术设备.

医用粒子加速器作为恶性肿瘤的主导放射设备，其研制和生产在当今国际医药界方兴未艾，已经成为衡量国际科技实力的标准之一. 为推进健康中国建设，提高人民健康水平，响应建设世界科技强国的号召，因此提升国产医用粒子加速器的研发水平刻不容缓. 这就要求我们尽早掌握相对论基础理论，在构筑强大的科技实力和创新能力方面作出贡献，为实现科技兴国和健康中国的伟大梦想添砖加瓦.

知识拓展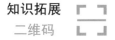
二维码

医用粒子加速器中的相对论效应

习　题

14-1　以速度 v 相对地球做匀速直线运动的恒星所发射的光子相对于地球的速度是多少？为什么？

14-2　在参考系 S 中，一粒子沿直线运动，从坐标原点运动到了 $x=2\times10^8$ m·s^{-1} 处，经历时间为 $\Delta t=1.00$ s，试计算该过程对应的固有时.

14-3　观察者甲和乙分别静止于两个惯性参考系 K 和 K' 中，甲测得在同一地点发生的两个事件的时间间隔为 3 s，而乙测得这两个事件的时间间隔为 5 s，求：

(1) K' 系相对于 K 系的运动速度；

(2) 乙测得这两个事件发生的地点的距离.

14-4　π 介子是不稳定粒子，从粒子产生到衰变所经历的时间称为粒子寿命. 测得静止 π 介子的平均寿命 $\tau_0=2\times10^{-8}$ s. 某加速器产生的 π 介子以速率 $u=0.6c$ 相对实验室运动. 求 π 介子衰变前在实验室中通过的平均距离.

14-5　桥洞宽为 w，一高速运动的船垂直于桥洞在河面上行驶，船的固有宽度为 $l_0(l_0>w)$，相对桥洞的速率为 u，若站在桥上的观察者认为此船的两侧可同时进入桥洞，问 u 的最小值是多少？

14-6　设在宇航飞船中的观察者测得脱离它而去的航天器相对其的速度为 1.8×10^8 m·s^{-1}，

同时，航天器沿同一方向发射一枚空间火箭，航天器中的观察者测得此火箭相对它的速度为 $1.2 \times 10^8 \, \mathrm{m \cdot s^{-1}}$. 求：

(1) 此火箭相对宇航飞船的速度为多少；

(2) 如果以激光光束替代空间火箭，此激光光束相对宇航飞船的速度又为多少？请将上述结果与伽利略速度变换所得结果相比较，并理解光速是运动物体的极限速度.

14-7　设某微观粒子的总能量是静止能量的 q 倍，问其运动速度的大小是多少？

14-8　(1) 在速度 v 满足什么条件下粒子的动量等于非相对论动量的三倍；

(2) v 满足什么条件粒子的动能等于它的静止能量的两倍.

(天津医科大学　刘淑静)

参 考 文 献

陈仲本, 况明星. 2018. 医用物理学[M]. 2 版. 北京: 高等教育出版社

盖立平, 土保芳. 2019. 医学物理学(案例版)[M]. 3 版. 北京: 科学出版社

洪洋. 2018. 医用物理学[M]. 4 版. 北京: 高等教育出版社

郝明. 2009. 心脏除颤设备的原理及应用[J]. 中国医学装备, 6(11): 43-45

韩丰谈, 朱险峰. 2010. 医学影像设备学[M]. 北京: 人民卫生出版社

吉强, 王晨光. 2016. 医用物理学[M]. 北京: 科学出版社

吉强, 洪洋. 2016. 医学影像物理学[M]. 4 版. 北京: 人民卫生出版社

计晶晶, 陈霞. 2016. 医用物理学[M]. 北京: 高等教育出版社

喀蔚波. 2012. 医用物理学[M]. 3 版. 北京: 高等教育出版社

李宾中. 2016. 医学物理学[M]. 2 版. 北京:科学出版社

孟燕军, 秦瑞平. 2016. 医学物理学[M]. 北京: 科学出版社

马文蔚. 2014. 物理学[M]. 6 版. 北京: 高等教育出版社

潘志达, 盖立平. 2013. 医学物理学(案例版)[M]. 2 版. 北京: 科学出版社

石继飞. 2019. 放射治疗设备学[M]. 北京: 人民卫生出版社

舒幼生. 2011. 力学(物理类)[M]. 北京: 北京大学出版社

王磊, 冀敏. 2018. 医学物理学[M]. 9 版. 北京: 人民卫生出版社

汪长岭, 朱兴喜, 黄亚萍, 等. 2018. 内窥镜成像新技术原理及应用[J]. 中国医学装备, 15(4): 125-129

武宏. 2015. 医用物理学[M]. 4 版. 北京:科学出版社

武宏, 章新友. 2016. 物理学[M]. 7 版. 北京: 人民卫生出版社

渊小春, 王喆. 2014. 大学物理[M]. 上海: 同济大学出版社

张汉壮, 王文全. 2015. 力学[M]. 3 版. 北京: 高等教育出版社

周革利. 2017. 医学检验技术与临床应用[M]. 长春: 吉林科学技术出版社

Giambattista A, Richardson B M, Richardson R C. 2015. 物理学: 卷1: 力学和热学[M]. 刘兆龙, 罗莹, 冯艳全, 译. 北京: 机械工业出版社

附录　二维码

物理学基本常数表

希腊字母读音及
常用意义对照表

矢量运算基本法则

常用三角函数公式

索　引